U0390785

作者简介

齐俊斌 男，1963年3月生，瑶族，广西恭城人，中国共产党党员，在职研究生学历，副教授。曾任桂林医学院党委组织部部长、人事处处长，临床医学院、附属医院党委书记，现任桂林医学院党委副书记。

齐俊斌◎著

医学伦理学

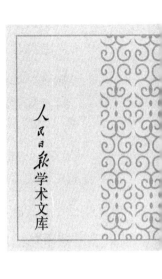

人民日报学术文库

人民日报出版社

图书在版编目（CIP）数据

医学伦理学／齐俊斌著 . —北京：人民日报出版
社，2017. 3
ISBN 978－7－5115－4609－8

Ⅰ. ①医… Ⅱ. ①齐… Ⅲ. ①医学伦理学
Ⅳ. ①R－052

中国版本图书馆 CIP 数据核字（2017）第 063227 号

书　　名：医学伦理学
著　　者：齐俊斌

出 版 人：董　伟
责任编辑：刘天一
封面设计：中联学林

出版发行：人民日报出版社

社　　址：北京金台西路 2 号
邮政编码：100733
发行热线：（010）65369509　65369846　65363528　65369512
邮购热线：（010）65369530　65363527
编辑热线：（010）65369844
网　　址：www. peopledailypress. com
经　　销：新华书店
印　　刷：三河市华东印刷有限公司

开　　本：710mm×1000mm　1/16
字　　数：260 千字
印　　张：15. 5
印　　次：2018 年 1 月第 1 版　　2018 年 1 月第 1 次印刷

书　　号：ISBN 978－7－5115－4609－8
定　　价：68. 00 元

前　言

医学伦理学是医学院校学生必修的一门重要德育教育课程，它对医学生修炼职业道德素质，提高医学人文修养，培养良好的职业行为习惯，有着十分重要的作用。

"医乃仁术"，医学中蕴含着深刻的伦理思想，医学伦理也贯穿整个的医学实践中。随着医疗技术的不断发展，医患关系也在不断变化，医学伦理问题也在不断增加。学习医学伦理学，从狭义上讲，就是培养医德修养，掌握如何处理医患矛盾的技能和方法；从广义上讲，就是培养德才兼备的医疗队伍，是建设社会主义精神文明的一部分。总之，医学伦理学的首要任务就是帮助医务工作者更大限度地达到科学技术与伦理价值的统一。

本书紧密结合高等院校医学生的学习特点进行编写，共分为十一章，分别讲述了伦理学与医学伦理学、医学伦理学的发展史、医学伦理学的基本理论与主要观点、医学伦理的基本原则规范和范畴、医患关系中的伦理、预防医学工作中的伦理、临床诊疗工作中的伦理、临床护理工作中的伦理、生命伦理学、前沿医学技术伦理、医学伦理学的评价等，内容全面，知识新颖。

本书在编写的过程中，参考和引用了国内外大量的有关研究成果和文献资料，博采众长，由于篇幅所限，未作一一注明，在此，特向有关作者表示衷心感谢。同时，本书的编写也得到了人民日报出版社的大力支持，在此深表谢意！

由于本人水平所限，本书疏漏和错误之处在所难免，真诚期待学界同仁和广大师生批评指正！

齐俊斌

2017 年 8 月

目 录
CONTENTS

第一章

绪　论

本章重点：
- 职业道德和医学道德的含义
- 伦理学与医学伦理学的概念
- 学习医学伦理学的意义
- 学习医学伦理学的方法

第一节　职业道德与医学道德

一、职业道德

（一）职业道德的定义与特征

职业离不开工作，工作实际上就是与各种人打交道的职业活动过程。正是在这样的过程中，人们就会对从事不同职业活动的人提出一定的要求。同时，长期从事某种职业活动的人也通过职业训练逐渐养成了特定的职业心理、习惯和职业责任心、荣誉感，从而也就形成了职业道德。

职业道德就是从事各种不同职业的人们在其特定职业活动中所应遵循的职业行为规范的总和。它是从业者在职业活动范围内应当遵守的与其职业活动相适应的行为规范，是一定社会范围内道德基本要求在不同的职业活动中所表现出的特定行为规范。它主要体现在职业理想、职业态度、职业义务、职业纪律、职业良心、职业荣誉、职业作风和职业技能等方面。

1. 职业理想。即人们对职业活动最佳目标的追求和向往，是人们的世界观、人生观、价值观在职业活动奋斗目标上的集中体现。它是形成职业态度的基础，是从业者创造职业成就，实现职业目标的精神动力。

2. 职业态度。即人们在一定社会环境的影响下，通过职业活动和自身体验所形成的对岗位工作相对稳定的劳动态度和心理倾向。它是从业者精神境界、职业素质的重要体现。例如：从业者在职业活动中礼貌待人、诚实守信、表里如一、做老实人、说老实话、办老实事等就是职业态度的具体表现。

3. 职业义务。即人们在职业活动中自觉地履行对他人、社会应尽的职业责任。我国的每一个从业者都有维护国家和人民的利益，为人民服务的职业义务。就如医生对病人有救死扶伤的义务，教师对学生有教书育人的义务等一样。

4. 职业纪律。即从业者在岗位工作中必须遵守的规章、制度、条例等职业行为规范。例如：汽车驾驶员严禁酒后开车，机关人员必须廉洁奉公、甘当公仆，公安、司法人员必须秉公执法、铁面无私等。这些规定和纪律要求是从业者做好本职工作的必要条件。

5. 职业良心。即从业者在履行职业义务中所形成的对职业责任的主观意识和评价能力，是从业者依据自己必须履行的道德要求对自身的行为动机进行自我检查、对行为活动进行自我监督、对活动结果进行自我评价的能力。人们所从事职业岗位的职业义务不同，其职业良心的表现形式也往往不一样。例如：商业人员的职业良心是"诚实无欺"，医生的职业良心是"治病救人"。

6. 职业荣誉。即社会对从业者职业道德行为的价值所作出的褒奖和客观评价，以及从业者在主观认识上对自己职业道德行为的一种自尊、自爱的荣辱意向。当一个从业者职业道德行为的社会价值得到社会的认可时，就会由此产生一种荣誉感。它是职业义务、职业责任、职业良心和职业行为的价值体现和价值尺度。

7. 职业作风。即从业者在职业活动中表现出来的相对稳定的工作态度和职业风范。从业者在职业岗位中表现出来的尽职尽责、奋力拼搏、艰苦奋斗的作风等，都属于职业作风的范畴。它是一种无形的精神力量，对从业人员取得事业的成功具有重要作用。

8. 职业技能。即指从业者从事职业劳动和完成岗位工作应该具有的业务素质，包括职业知识、职业技术和职业能力。职业技能是展示职业道德素质的重要平台。

（二）职业道德的特征

职业道德作为职业行为的准则之一，在职业活动中所起的作用与其他职业行为准则对职业活动的影响不完全一样，它具有体现自身性质的鲜明特征。

1. 鲜明的行业性。只要有社会分工的地方，必然有行业差异性，也就有突出各自行业特征的道德要求。商业领域对从业者的道德要求是"公平买卖，童叟无欺"；教育行业对教师的职业道德要求是"教书育人，为人师表""传道、授业、解惑"；医务行业对医生的职业道德要求是"救死扶伤、治病救人"等。因而职业道德具有鲜明的行业性特征。

2. 适用范围上的有限性。一方面，职业道德只适用于走上职业岗位的成年人；另一方面，尽管职业道德也有共同的特征和要求，存在通用职业道德的内容，如敬业、诚信、互助等，但在某一特定的行业和具体的岗位上，必须有与该行业和该岗位相适应的具体的职业道德规范。这些特定的规范只在特定的职业范围内起作用，只能对从事该行业和该岗位的从业人员的行为起到约束作用，而不能对其他行业和岗位的从业人员起到规范和约束作用，例如"教书育人，为人师表"的职业道德要求不适用于医务工作者，而医务工作者"救死扶伤、治病救人"的职业道德要求也不适用于教师。因此，职业道德的适用范围不是普遍的，而是特定的、有限的。

3. 表现形式的多样性。第一，受社会分工的影响，职业道德的存在和表现形式必然是多样的。经济的高速发展促使社会分工越来越细，越来越专。今天，行业种类并不限于古人归纳的三百六十行，而是有成千上万行，这样，职业道德的内容也必然千差万别；第二，各行各业为了使职业道德在实践操作层面上更具有针对性和实效性，都根据自己的行业特点，归纳整理出适应本行业的行业公约、规章制度、员工守则、行为须知、岗位职责等，将职业道德的基本要求规范化、具体化、通俗化。这样，职业道德在形式上也表现出极其丰富的多样性特征。职业道德自身内容和存在形式的不断丰富，将使职业道德的多样性在新的历史时期得到进一步拓展。

4. 强制性。职业道德除了通过传统习惯、社会舆论和从业人员的内心信念对从业人员的职业行为进行调节之外，它的另一个最重要特征就是与职业责任和职业纪律紧密相连，具有一定的强制性。当从业人员违反了具有一定法律效力的职业章程、职业合同、职业责任、操作规程等从而给企业和社会带来损失或危害时，职业道德就将用其具体的评价标准对违规者进行处罚。轻则受到经济和职业纪律处罚，重则移交司法机关，由法律进行制裁，这就是职业道德强制性的表现所在。

5. 稳定性与连续性。职业的相对稳定性和延续性，决定了与反映职业特征相适应的职业道德也具有相对的稳定性和连续性，只要一定的职业连续存在下去，与这一职业相适应的职业道德就会延续并存在下去。如商业"童叟无欺"的职业道德、医务行业"救死扶伤、治病救人"的职业道德等，千百年来为从事这些行业的人们传承和遵守。

6. 与物质利益具有直接关联性。当一些企业通用的职业道德规范，如爱岗敬业、诚实守信、团结互助、勤劳节俭等纳入具体操作层面时，企业一般都要将它与自身的行业特点、要求紧密结合在一起，变成更加具体、明确、严格的岗位责任或岗位要求，并制定出相应的奖励和处罚措施，与从业人员的物质利益挂钩，强调责、权、利的有机统一，便于对工作进行监督、检查、评估，有利于促进从业人员更好地履行自己的职业责任和义务。

二、医学道德

（一）医学道德的内涵

医学道德，简称为医德，是一种特殊的职业道德，是指医务人员在医疗卫生服务的职业活动中应具备的道德品质。它是社会一般道德在医药卫生服务领域中的具体体现，是医务人员在长期的医疗卫生实践中逐渐形成的比较稳定的职业心理素质和职业习惯，是调节人与人之间、人与社会之间关系的行为规范的总和。

医学道德是人们在长期的医疗卫生服务活动中产生、积累和发展起来的，具有很强的实践性。医学道德与其他职业道德相比，社会对其有更高的要求，在整个社会道德体系中占有重要的地位。这是因为医务人员的工作直接关系到人们的健康和患者的生死存亡，关系到百姓的悲欢离合。所以，古今中外著名的医学家都十分强调和重视医德修养。例如，古希腊的医学鼻祖希波克拉底（公元前460—前377年）认为，只有有德行的医师才是最好的医师，医师应该是受人尊敬的人。我国唐代著名的医学家孙思邈（581—682年）认为，人的生命比黄金还贵重，一个医生除了医学的知识和技能外，还应当具有不求名利、不辞辛苦地为患者服务的精神。这些论述至今仍有深刻的教育意义。当今，大凡优秀的医务人员，都是对医学技术精益求精，对患者高度负责，全心全意为患者服务的典范。他们能够把高尚医德和精湛医术相结合，把救死扶伤、解除患者疾病、维护患者健康，视为自己的神圣职责。

（二）医学道德的特点

1. 医学道德的实践性与稳定性。医学道德产生于医疗卫生服务实践中，它的发展与医学职业活动相伴随，离开医学实践活动则无所谓医学道德。在长期的医疗卫生服务实践中，在稳定的职业心理和职业习惯基础上形成的医学道德，具有鲜明的实践性和很强的稳定性。

2. 医学道德的全人类性。医学道德的全人类性是指医学道德在不同国家、不同时代、不同阶级的道德体系中都具有某些共同的特征。医学道德的这一特点，是由医学科学和医学职业的特点决定的。首先，医学是研究人的机体与疾病做斗争的科学知识体系，它是为全人类健康服务的科学。医学本身是没有阶级性的，它积累了数千年以来的人类同疾病做斗争的理论、知识和技能，对任何国家、任何民族、任何肤色的男女老幼都适用。因而，他们有着共同的基本道德原则，即救死扶伤、实行人道主义。其次，生老病死是人类生命的自然规律，各种致病因素对人体的侵袭以及各种医疗技术的应用和实际效果，也不受阶级关系的直接制约。预防疾病，求医祛病，增强体质，延年益寿，这是全人类的共同愿望。它要求医务人员具有为全社会服务的医德观念，把救死扶伤、治病救人、提高全人类的健康水平作为自己的神圣职责。最后，医学道德体现了医学人道主义思想。世界医学协会、世界卫生组织以及国际医学科学组织委员会等制定了许多医学伦理文件、公约、宣言，其中的许多规定和建议明显地体现了医学人道主义思想。总之，医学道德的原则是以医学科学发展为依据的，容易为社会全体成员所接受，因而具有全人类性的性质。

3. 医学道德的继承性与连续性。医学是人类同疾病做斗争的工具，人类在运用医学理论、知识和技术的过程中，逐渐形成和积累了一些应用于一切阶级社会的公共准则。医学道德根源于一定时代的经济关系中，但由于医学本身不涉及阶级政治利益，即使在阶级社会的医德中，也可存在某些反映社会、科学进步的符合公众利益的因素，呈现出医德的某些共性，并且往往是世袭相传的。例如，我国唐代著名的医学家孙思邈在《备急千金要方》中提出："不问其贵贱贫富"均"普同一等，皆如至亲"。古代医学家的治病救人，维护人的生命价值的高尚医德，以及后人不断积累、补充的医德准则，均成为后世医务人员的楷模，成为适用于一切社会的人类宝贵的文化遗产。

（三）医学道德的作用

1. 维护作用。医学实践活动以维护人的身心健康为服务对象和目的。医德水平之高低，服务质量之优劣，直接关系到人的生活质量和生命安全。因此，那些具有高尚医德、精湛医术、关心患者、爱岗敬业，又有高度责任心的医务人员，就能真正起到人类健康"保护神"的作用。

2. 协调作用。道德是社会关系的调节器。在医疗服务活动中，医学道德的原则和规范要求医务人员发挥团队精神，协调好彼此之间、医患之间以及与社会之间的关系，在尊重患者、关心患者、爱护患者的基础上，与患者一道战胜疾病，共同为维护人类健康服务。

3. 约束作用。高尚的医德修养是医疗职业活动的客观要求，也是医务人员应努力追求的崇高道德境界。在医疗服务实践中体现为医务人员能够自我约束各种不道德行为，自觉地把救死扶伤作为自己的神圣义务和使命，形成内心的坚定信念，进而做出合乎医德要求的医疗行为。

4. 促进作用。医学道德作为一种特殊的意识形态，它既是医学实践的产物，又能动地反作用于医学实践活动，因而对提高医疗服务质量、改善医院管理、发展医学科学，以及促进整个社会道德风尚和精神文明建设等都具有重要作用。

第二节　伦理学与医学伦理学

一、伦理学

（一）伦理学的含义

伦理学是一种道德哲学，是对人类道德生活进行系统思考和研究的一门科学。伦理学起源于公元前 4 世纪，由古希腊著名的哲学家亚里士多德创立。我国关于伦理学的思想，起源于公元前四五百年，即春秋战国时期。伟大的思想家、哲学家、教育家老子及孔子都有关于伦理道德的思想论述。老子著有《道德经》；孔子有"仁爱"学说，倡导"忠恕"之道、"德治和教化"等思想。

伦理学以道德为研究对象，是一门研究道德的起源、本质及其发展规律的科学。伦理学作为一门专以道德为研究对象的科学，是人类社会分工及社会文明发展的结果。其内容主要有：道德的起源、发展和变化的规律；道德的本质及社会作用；道德与上层建筑中其他因素的关系；道德的教育、评价和修养等。随着现代社会经济、政治和文化的发展，人与人、人与社会、人与自然之间的关系将变得更加广泛和更加复杂，其道德方面的问题在人们生活中显得越发突出。伦理学研究所涉及的内容将更广泛、更深入。伦理学所要解决的问题很多，但最基本的问题是道德与利益的关系问题。它包括两个方面：一是经济利益与道德的关系，即是经济决定道德，还是道德决定经济；二是个人利益与社会整体利益的关系，即是个人利益服从社会整体利益，还是社会整体利益服从个人利益。伦理学的一切问题，都是围绕这一基本问题的两个方面展开的。

（二）伦理学的分类

现代伦理学的分支学科主要有以下几种。

1. 理论伦理学。它是研究伦理学的基本理论的伦理学分支学科，现代西方理论伦理学的主体是元伦理学。

2. 描述伦理学。它是根据历史材料，描述和研究各种社会、民族、阶级、社会集团实际存在的道德关系、道德观念、道德规范等的学科，是伦理学学科形态之一。

3. 规范伦理学。它是研究人的行为准则，探究道德原则和规范的本质、内容和评价标准，规定人们应该如何行动的理论的学科。它与理论伦理学、元伦理学等都是相对的一个学科形态。

4. 比较伦理学。它根据不同地域、时代、民族和各种文化的道德实践，主要研究各种道德异同及其物质文化背景，与描述伦理学近似。

5. 实践伦理学。它重点研究道德活动，即道德实践的伦理学理论，其内容广泛，涉及犯罪与惩罚、非暴力反抗、自杀、流产、安乐死、环境治理，以及经济领域的公正和国际关系中的道义等问题。它是现代西方伦理学的一个流派。

6. 应用伦理学。它是以伦理学原理为依据，着重研究现实生活中伦理道德问题，在实践中验证和发展规范伦理学的理论和原理的学科，如医学伦理学、生命伦理学、环境伦理学、科技伦理学、经济伦理学等。它与实践伦理学近似，体现在它的许多分支学科领域，归属于实践伦理学。

二、医学伦理学

（一）医学伦理学的含义

医学伦理学是研究医学道德的科学。它是一种特殊的意识形态和特殊的职业道德，既具有其一般社会道德共性，又有着与医疗卫生工作直接联系的职业道德特点。它是在医疗卫生工作中形成，并依靠社会舆论和内心信念指导的，用于调整医务人员与服务对象以及医务人员相互关系的行为规范的总和。

（二）医学伦理学研究对象

医学伦理学的研究对象从本质上说，主要是医学领域中的道德现象，而道德现象又是道德关系的具体体现。因此，医学伦理学的研究对象主要包括如下内容：

1. 医务人员与患者之间的关系。简称医患关系。在诊疗工作中，医务人员与患者之间的关系是最基本、最首要的关系。从总体上说，这种关系是服务与被服务的关系。这种关系是否正常、协调、和睦，将直接制约着医学实践活动的进行，直接关系到医学目的的实现，关系到患者的安危和医疗质量的高低，影响到医院的医疗秩序、医疗质量和社会的精神文明建设。因此，医患关系是医学伦理学的核心问题和主要研究对象。综观医德史，无论是传统医学伦理学、现代医学伦理学，还是生命伦理学，无一不把医患关系作为主要研究对象。现代医学伦理学研究认为，在强调重视医务人员的行医道德责任的同时，必须倡导就医者的道德责任，这是协调、维持正常医患关系问题的两个方面。而处理好医患关系的基本原则和首要条件则是防病治病，救死扶伤，全心全意为人民的健康服务。

2. 医务人员之间的关系。简称医际关系，包括医生与医生、医生与护士、医生与医技人员、医生与行政管理人员及后勤人员之间等众多的关系。在医疗实践中，医务人员之间的广泛的联系，是构成医院人群有机整体的一个重要组成部分。这些关系是否协调，直接影响到医疗卫生工作能否正常进行，直接关系到医务人员能否最大限度地为病人服务。因此，医务人员彼此之间相互尊重、支持与密切协作，既是关心病人利益的体现，也是医疗工作正常开展、提高诊疗质量的重要保障。处理好医务人员之间的关系至关重要，尤其是医护关系，它直接影响着医生、护士、病人三者正确关系的确立。团结协作，各负其责，彼此监督是处理医务人员之间关系的基本原则。

3. 医疗卫生部门与社会的关系。医疗卫生单位是社会的一个组成部分，一切医疗活动都是在一定社会关系中进行的。医疗卫生工作关系到人的生老病死，涉及千家万户的幸福和悲欢离合。这一职业特性，要求医疗卫生部门的决策，医务人员在为病人康复、为社会保健服务过程中，既要照顾病人的局部利益，又要兼顾整个社会的公共利益。当病人的局部利益与社会的公共利益发生矛盾时，诸如遇到器官移植、变性手术、计划生育、严重缺陷新生儿的处理、卫生资源的分配等伦理难题，不仅要考虑某个病人或局部的利益，而且还要顾及对他人、后代及社会的责任。假如这些问题的处置不从国家、社会的利益考虑，就很难确定医务人员的行为是否道德。医院与医务人员认真履行社会义务和主动承担社会道德责任，是处理好医疗卫生部门与社会关系的基本准则。当然，医学事业是全社会的工作，离不开社会各部门的关心和支持。预防保健、救死扶伤，既是医疗卫生部门的职业责任，也是社会各部门的责任。

4. 医务工作者与医学科研的关系。医学科研的开展，无论对疾病的预防、诊断，还是各项医疗措施的改善提高，都起着重要的推动作用。而医学科研的进行也直接关系病人的健康利益。在临床诊疗中，作为一名医务人员，既担负着诊断治疗的任务，又有参与医学科研的权利和义务。随着医学科学的发展和医学高新技术在临床上的广泛应用，现代医学中出现了许多伦理难题，如人体实验、尸体解剖、生殖技术、安乐死、基因的诊断与治疗等，何种情况下参与是道德或不道德的？如何对待病人本人的知情同意权？何种情况下实验性治疗是允许或不允许的？这些问题既涉及一般的道德问题又涉及医学科研中特殊的道德问题。因此，医学科研的发展对道德冲击引起的许多问题，都需要我们在道德理论上加以研究，这也是医学伦理学研究的重要课题。严谨的治学态度，实事求是的工作作风，对人民健康负责的精神，则是医务人员医学科研工作的基本道德准则。

（三）医学伦理学的研究内容

医学伦理学的研究内容十分广泛，就主体而言，概括起来，主要包括医学道德基本理论、医学道德基本规范体系、医学道德基本实践、生命伦理问题四个方面。

1. 医学道德基本理论。包括医学道德的产生、发展及其规律；医学道德的本质、特点及其社会作用；医学道德的理论基础；医学道德与其他学科的相互关系等。

2. 医学道德基本规范体系。包括医学道德的基本原则、具体原则；医生、病人、护士等之间的基本道德规范；医务人员在不同领域（医疗、预防、教学、科研等）的基本道德规范，在不同科室（内科、外科、妇产科、儿科、医技科室等）的具体道德规范；医学道德的基本范畴。

3. 医学道德基本实践。包括医学道德评价、医学道德教育、医学道德修养等。

4. 生命伦理问题。包括器官移植问题、生殖技术问题、基因诊断与治疗问题、人体实验问题、安乐死问题等。

三、医学伦理学与相关学科的关系

（一）医学伦理学与医学的关系

医学伦理学与医学有着密切的联系，两者都以维护、促进人类的身心健康为目的。但两者又都有各自特定的研究对象和内容，只能相互影响、相互渗透、相互补充而不能相互取代。医学是生命科学中综合自然、社会及人文科学的一门应用科学，是以人的生命为对象，研究人类生命过程及如何同疾病做斗争。医学伦理学是在医学基础上依据一定社会、职业道德要求建立起来的，担负着教育培养医务人员高尚道德的重要任务；旨在研究医学领域中的道德现象，是揭示人们在探索人类生命与疾病做斗争过程中，人们相互关系的道德准则与规范的一门应用性科学。这里不难看出，医学的发展必须有医学伦理学给予支持和保证；而医学的发展也为医学道德奠定了新的物质基础和科学技术基础，并对医学道德提出更高的要求，以解决新技术提出的新的伦理难题。随着现代医学文明的不断进步，像安乐死、器官移植等被越来越多的人所接受，这标志着社会文明的进步和道德水准的提高。

（二）医学伦理学与医学心理学的关系

医学伦理学是对医患关系、医际关系等伦理道德的研究。医学心理学主要是研究人的心理因素在人类健康与疾病转化过程中的作用和规律，进而有效地施行心理治疗，使病人尽快康复，促进人类健康的一门科学。尽管二者研究的侧重点不同，前者侧重研究医学道德规范，后者侧重研究医疗活动中的各种环境因素对人们身心健康的影响。然而，二者又不可分离。医学伦理学研究的这些关系是人们心理变化的客观条件，医学伦理学所涉及的关系直接影响病人及其他社会人群的心理变化；同时，医学心理学对病人心理状态的了解及其调适方法，也是医学伦理学确定医患关系的重要依据。医学心理学对病人心理的了解和研究，必须以良好的医患关系为前提；而良好医患关系的建立，又有赖于从事医学心理学研究的医务人员的高尚医学道德。可见，医学伦理学有助于医学心理学的研究，而医学伦理学也需要医学心理学的支持和补充，二者密不可分。医学心理学的研究成果也表明，人体疾病的发生、发展和康复，除有各种致病的生物因素和理化因素以外，与人的心理健康因素也有一定的关系。医务人员对病人的态度、工作方法等也直接影响病人的心理状态和健康。所以，医学伦理学与医学心理学对解除病人痛苦的作用是相辅相成、休戚相关的。

（三）医学伦理学与医学法学的关系

医学法学和医学伦理学都是调节人们行为的准则和规范，其目的都是维护社会正常秩序，保证医疗实践活动的顺利开展。二者虽然都以规范形式出现，目的一致，但其起作用的方式及研究的对象则不同。医学法学是运用法学理论和原则，研究解决医学理论和实践中与法律相关的一门医学和法学交叉的学科，侧重研究医学理论和实践中引申出的一些法律问题，保障依法行医，使医疗事故和医疗纠纷等按照相应的法律得到仲裁。其特点是通过法律手段，使医学中许多超越伦理的问题得到强制性的制约和无条件的依法解决。医学伦理学则不同，它是通过社会舆论、传统习惯和人们的内心信念发挥作用的。医学道德作用的范围比医学法学广泛得多。因为在医疗护理实践中发生的许多问题，有些虽然影响很坏，但只要尚未犯法，这些问题只能受到医学道德的谴责，而法学则无能为力。然而，凡是法律要惩罚的，都是医学道德所谴责的。二者在内容上互相吸收，在功能上互相补充。

（四）医学伦理学与医学美学的关系

医学伦理学与医学美学密切相关又不可相互替代。医学伦理学是论述医学职业道德的科学，它研究探讨医务人员行为的善与恶。医学美学的研究对象是医学职业生活中的美与丑，包括医学在为病人、为社会提供服务的过程中，医务人员、病人和社会人群三者之间的审美关系及由此产生的医学审美意识、审美实施、审美评价和审美教育等。前者以善恶为评价标准，并依靠社会舆论、内心信念、传统习惯来维系，提高医疗质量；后者以美丑为评价标准，要求从美学的角度去体验和满足病人的审美需求。二者相互联系，医学道德认为是善的，一般的总是美的；医学道德认为是恶的，一般的也是丑的，反之亦然。善与恶，美与丑是相比较而存在，既没有离开恶的丑，也没有离开善的美。

（五）医学伦理学与卫生法学的关系

卫生法学是以医学卫生事业中的法律、法规为主要研究对象的学科，是一般法学原理在医学中的应用，主要研究医疗卫生立法问题。医学伦理学和卫生法学是相互关联的。二者都是上层建筑的一部分，都以调节医疗卫生活动中人们的相互关系、维护社会秩序为目的。它们是密切联系、不可分割的。一方面，医学伦理学的主要任务之一就是教育医务人员自觉遵守国家法律，并同一切违法犯罪行为做斗争；另一方面，社会主义法律对于加强医务人员的医德修养，遵守社会主义医德规范也具有十分重要的积极意义。卫生法学与医学伦理学共同为调整医疗关系、维护医疗秩序和人民健康服务。但是，医学伦理学与卫生法学的区别也是非常明显的。法是由国家用强制手段来保证和实施的，医学伦理道德则主要依靠社会舆论、传统习俗和人们内心信念来维持，其作用范围更为广泛。因此，在医疗实践中，我们要把开展医德教育同法制、法规的宣传教育相结合起来，这样才能使之相互促进，达到更好地维护医疗秩序的效果。

第三节　学习和研究医学伦理学的意义和方法

一、学习和研究医学伦理学的意义

（一）有利于促进社会主义精神文明建设

社会道德在许多情况下是通过职业道德的特殊形式表现出来的，社会主义精神文明与一切愚昧、无知、腐朽、落后是不相容的。在建设社会主义物质文明、政治文明的同时，努力建设社会主义精神文明，这是全国人民在新的历史时期的共同任务。从全社会的角度来看，社会主义精神文明程度的提高，依赖于社会各行各业道德水平的提高与良好行风的形成。医疗卫生行业是整个社会的窗口行业，而医疗工作又是一个特殊的职业，涉及千家万户，关系到每个人的生老病死和家庭的悲欢离合，与人民群众有着密切的关系，具有广泛的社会性。医务人员如果能以精湛的技术和高尚的道德情操，一丝不苟地为病人治疗，不仅能使病人获得安全感、安慰感，使病人早日康复，而且病人和家属还可以从高尚的道德、优质的服务中得到启迪，受到感染，产生感情上的共鸣，并通过他们把这种感情传递到家庭、单位和社会，促进全社会的精神文明建设。

（二）有利于推动医学科学事业的发展

大量的实践证明，医学伦理学的道德观念与医学科学的发展总是密不可分的，二者相互影响、相互制约、相互促进。一方面，医学道德观念的转变受医学科学发展水平的制约；另一方面，医学科学的发展又受旧的医学观念的束缚。新的伦理观念的提出和建立，必然推动医学科学理论和医疗卫生实践的发展，而医学科学的发展和新的医疗技术的应用，又对传统的医德观念提出了挑战。医学科研中，会经常遇到一些和伦理相矛盾的问题，如人工流产、器官移植、残缺新生儿的处置及克隆人等。正确解决这些问题，将有利于医学的发展。当今医学科学的飞速发展，影响和改变着人们的伦理道德观念，提出了许多伦理新课题。如人工授精、试管婴儿的成功带来的家庭伦理问题，优生学、遗传学的发展提出的缺陷儿的标准及对待问题，脑死亡新概念引起的死亡标准和安乐死问题，等等。医学伦理学只有不断汲取医学科学发展的新成果，建立和形成伦理观念，才能具有活力，并对医学科学产生有益的影响，推动医学科学的发展。

（三）有利于提高医务人员自身的道德素质

医务工作是崇高的职业，医务人员要做好医务工作必须具备三个条件，即精湛的医疗技术、高尚的医学道德、必备的医疗设备。能否充分发挥医疗技术和先进设备的作用，则取决于医务人员道德水平的高低。就医务人员的素质而言，包括多个层面，道德素质则在医务人员整体素质中起着举足轻重的作用。通过对医学伦理学特定内容的学习，可以使医学生和医务工作者提高医学道德理论水平，在医德行为过程中进行道德之自评，始终选择从"善"而为之。大量的事例证明，只有道德高尚的人，才能正确地、自觉地处理好医患关系、医务人员之间的关系，才能刻苦钻研专业知识技能，自觉抵御不正之风的侵袭，更好地履行为病人解除痛苦的义务。学习医学伦理学，可以了解医学道德的历史发展轨迹，感受历史上的国内外的医学家献身医学事业、全心全意为病人服务的高尚医学道德，坚定投身医学事业、全心全意为人民健康服务的信念。

（四）有利于提高医疗质量和医院管理水平

医院首要的问题是医疗质量的问题。而医疗质量的提高依赖于多种因素，其中医务工作者道德水平的高低至关重要。许多医疗差错、医疗事故的发生，不是因为医院条件差或医务人员技术水平不高，而是由于责任心不强、道德素质低和医院管理混乱造成的。因此，医德水平状况直接关系到整个医疗质量。医务人员树立了良好的医德医风，就会以高度的社会责任感、优质的服务去处置各项诊疗工作，促进病人的康复，增进病人的健康，力争取得最佳治疗效果。实践证明，医务人员的服务态度和语言，对疾病的发展和转归有很大影响，既可以治病，又可以致病。美好的语言、和蔼可亲的态度可以稳定病人的情绪，坚定治疗信心和对医务人员的信赖感。同时，医务人员具有良好的道德素质就会自觉地遵守医院各项管理制度，就会积极开展多层次、全方位的人文关怀，使病人在一个温馨的环境中获得人性化的服务，也会使医院的各项工作井然有序，促进医院各系统的功能得以充分发挥。

二、学习和研究医学伦理学的方法

（一）坚持辩证唯物史观

医学伦理学以医德为研究对象，医德作为职业道德在内容上有较强的时代性和历史性；医德作为上层建筑，也要受一定经济关系的制约。同时，医德又是医学科学的直接产物，必然与当时的医学科学水平相适应。另外，现有的任何一个医学伦理观念，都是以往的道德思想发展的继续。所以，必须把医德问题放在相应的历史条件下加以客观的考察，要根据当时的经济、政治、风俗习惯和医学科学发展水平等历史现状，具体地分析和研究各种不同的伦理观念和行为规范，继承和发扬优良的医德传统。

（二）坚持理论联系实际

理论联系实际是马克思主义活的灵魂，也是学习和研究医学伦理学的根本原则和方法。这种方法要求我们密切地关注国内外医学伦理学的发展态势，运用辩证唯物主义的观点分析和解决医疗卫生领域中的热点问题。一方面，我们要认真学习和研究医学伦理学的基本理论及相关学科的知识，同时要注意了解医学科学的发展状况；另一方面，要把所学的医学道德理论、规范运用到医学实践中去指导自己的行动，避免学用脱节，做到知行统一，积小善为大善。同时要紧密联系我国卫生界的医学道德实际，注意调查研究医学实践中产生新的道德问题，不断更新旧的道德观念，以适应医学模式转变的要求。

（三）坚持面向未来适应发展

医药卫生事业的发展，将需要大量高层次的医学"实用型"人才。而医德修养与提高是优化医学高校形象、培养高素质医学人才所必需的。加强医学高职高专的医学伦理学教育与教学，是对医学生进行医德教育的重要内容与方法，也是与国际医学教育接轨的最佳途径。因此，医学生在医学伦理学的学习中，要有意识地更新自己的理念，主动适应新的医学模式要求。尤其是我国扩大对外开放和加入世贸组织后，在各方面将会出现更多的机遇与挑战。当然，也会面临许多的伦理难题。我们要及时抓住机遇，迎接挑战，密切关注医学伦理热点、难点问题，认真履行医学职责，遵守医德规范，争做人民群众的健康卫士，为医学事业、为人民健康献出毕生的精力！

第二章

医学伦理学的发展史

本章重点:
- ●中国古代、近代、现代医学伦理思想
- ●国外医学伦理思想的历史演变
- ●国外现代医学伦理学学科发展概况
- ●国外医学伦理学学科发展阶段的划分

第一节　中国医学伦理思想的历史演变

在人类发展史上,医学伦理学和医学伦理思想是伴随着人类的医疗实践的发展而发展的。探究现代医学伦理学发展的基本规律,掌握其发展的概况,对于我们全面了解医学伦理学发展的特点,继续深入研究、发展现代医学伦理学具有非常重要和现实的意义。

中国是一个有"礼仪之邦"美称的文明古国。中国的医学伦理思想随着医学实践的发展而不断发展。概括地说,中国的医学伦理思想经历了古代医学伦理思想、近代医学伦理思想与现代医学伦理思想三个发展阶段。

一、中国古代医学伦理思想

中国传统医学源远流长、博大精深,伴随其产生的医学伦理和实践极为丰富,其发展过程可以分为四个时期。

(一)萌芽时期

中国古代没有专门的医学伦理学科和专著,但有丰富的医学伦理思想,中国古代医学伦理思想,主要体现在古代医学典籍的序言或独立的篇章之中,其他的著作中也有体现。

《帝王世纪·路史》中记载:"伏羲氏……画八卦……乃尝味百药而制九针,以拯天枉焉。"《淮南子·修务训》里说:"神农氏……尝百草之滋味,水泉之甘苦,令民知所避就。当此之时,一日而遇七十毒。"《通鉴外记》也说道:"民有疾病,未知药石,炎帝始味草木之滋,尝一日而遇七十毒,神而化之,遂作方书,以疗民疾,而医道立矣。"尽管伏羲、神农、炎帝这些人物是神话传说中的,但从一个侧面说明了我国古代医学道德思想的基本特点、状况及其萌芽状态。

(二)形成时期

奴隶社会,由于社会生产力的发展,社会分工进一步具体化,出现了体力劳动和脑力劳动的分工,医生这个职业此时便产生了。据《周礼》记载,周代已出现了专司医业的医生,随之便建立了我国最早的医德制度。《周礼·天官·医师》中写道:"医师,掌医之政令,聚毒药以共医事,凡邦之有疾病者……则使医分布治之,岁终则稽其医事,以制其食,十全为上,十失一次之,十失二次之,十失三次之,十失四为下。"这既包含了对医疗技术的评价,也包含了最古老的医学道德思想和道德评价。为什么"次"呢?《素问·徵四失论篇》注释:"所以不十全者,精神不专,志意不理,外内相失,故时疑殆。"意思是说医师所以不能取得十全的疗效,是由于医生在治病时,不专心致志,缺乏认真的分析思考,没有把外在的临床表现和内在的病理变化联系起来,因此时常疑虑不决,造成过失。由此可见,当时对医生的考核,不单纯是技术的考核,而且还包括医师的思想品德、医疗作风和态度方面的考核。

到了春秋战国时期,在我国古代哲学和伦理观念的影响下,随着经验医学的兴起,医学人道思想,即生命神圣论已经有了相当的发展。"医乃仁术""仁爱救人"等医学伦理思想出现了,此时的医德思想要求医师重视人的生命,要以"无伤"为原则。孟轲言:"无伤也,是乃仁术。"(《孟子·梁惠王上》)此时,中国医德思想还强调用药要慎重。《孟子·滕文公上》曰:"若药不瞑眩,厥疾不瘳。"《礼记·曲礼》曰:"君有疾饮药,臣先尝之;亲有疾饮药,子先尝之。医不三世,不服其药。"

成书于战国时期的我国第一部医学典籍《黄帝内经》,阐明了中国古代朴素唯物主义医德观。其内容包括《素问》《灵枢》两大部分,它以朴素的唯物主义思想作为医学理论体系,以整体观念为原则,阐述了有关病理、诊断、防疫、治疗等医学问题。与之相适应的，在医学道德方面也有专门论述。如《素问·阴阳应明大论》中指出："治病必求于本。"所谓"求于本"在诊断上要求"必知始终"；在治疗上要求"各司其属"，以所利而为之。如《灵枢·师传篇》专论了医生的责任和良心；《疏五过论篇》将五种行医过失列举出来，并指出医生必须具备四个方面的医德；《素问·徵四失论篇》专论了医生在临床诊疗中易出现的四种失误，以诫医生。这几篇关于医学道德的专论，成为后世医生的必修课，并经他们的言传身教，逐渐形成了具有约束力和优良传统的我国古代医德。所以，可以说《黄帝内经》的问世，不但确立了我国古代医学理论体系的雏形，而且也标志着我国传统医德的初步形成。

（三）发展时期

到了东汉时期，名医张仲景著有闻名的《伤寒杂病论》一书，其序言是具有很高价值的医德文献。序言对医学的性质和宗旨、医学道德、医学的发展都做了精辟的论述，指出治病应不分贫贱富贵，"上以疗君亲之疾，下以救贫贱之厄，中可保身长全"。他以救人活命为己任，以仁爱救人为准则，指导自己的医疗实践活动。他在《伤寒杂病论·自序》中指出要以"精究方术"与"爱人知己"的精神，反对那种"孜孜汲汲，唯名利是务"的居世之士，"自非才高识妙，岂能探其理至哉"。张仲景还指出应当"勤求古训，博采众方"，并结合临床实践的方法，进一步继承发扬前人的医学成就，以推动医学的发展。张仲景的医德思想，推进了中国古代医德思想的向前发展。

三国时期的江西名医董奉，隐居庐山，专为贫民治病，不取报酬，病人痊愈后，凡来感谢者，病轻者嘱其种杏树一棵，病重者嘱其种杏树五棵，不到十年，董家周围的杏树蔚然成林，杏子成熟后，董奉把杏子换成粮食济贫，这一故事广泛传颂，后被称为"杏林佳话"，流传至今。今天，病人时常用"杏林春暖"来表示对医生的敬意，也表示了一种良好的医患关系。

隋唐是我国封建社会发展的繁荣时期，名医辈出，医德更加完善与规范化。孙思邈（581—682 年）是这一时期我国传统医德的集大成者。他写的《备急千金要方》，就是以"人命至重，有贵千金，一方济之，德逾于此"的意义而命名的。这不仅是一部医学名著，也是一部包含深邃医学伦理思想的著作。其开卷序例《论大医精诚》，主张医家必须具备"精"和"诚"两个方面。所谓"精"就是要具有精湛的医术；所谓"诚"就是指医生应具有高尚的品德。他指出学医的人要"先发大慈恻隐之心，誓愿普救含灵之苦"，要平等待患，"不得问其贵贱贫富"，对患者要"普同一等""一心赴救"，不得浮夸自吹，诋毁同行。总之，他比较全面地论述了医生的个人品德、专业学习态度、对待病患的态度、与同道的关系等方面的医学道德准则，而且，他还紧密联系临床实践，使伦理渗透于医理之中，进行医德教育与评价。其巨著既是中国医学之典籍，也是中国医德史上的光辉文献，对后世医德发展产生了深远的影响。

（四）初步成熟

到了两宋时代，随着医学科学的不断发展，传统医德活动的内容日益丰富，医学伦理思想有所突破和创新。林逋著的《省心录·论医》重视医德评价，把那些在医疗活动中贪图钱财、沽名钓誉和粗疏轻率的行为，斥之为"庸医"。医学家张杲著有《医说》告诫病家，不得"轻以性命托庸医"，把"治病委之庸医比之不慈不孝"。由此可以看出，张杲的医学伦理思想开始从患者的角度来进行论述和主张，扩大了医学伦理思想研究的视角。

金元时期，医学界有四大学派，即寒凉派刘完素；攻下派张从正；补土派李杲；养阴派朱震亨。四大派形成了当时医学界百家争鸣的局面，充分体现了他们勇于创新的精神。这四大家各树一帜，突破旧的学说，提出新的见解，改变了泥古不化和墨守成规的面貌，对医学的发展起到了较大的推动作用。刘完素认为评价一个医生应从医道和医德两个方面考虑，"医道以济世为良，而愈病为善"，根本的一点就是济世和愈病。他认为："欲为医者，上知天文，下知地理，中知人事，三者俱明，然后可以语人之疾病。不然则如无目夜游，无足登涉，动致颠殒，而欲愈疾者，未之有也。"刘完素十分重视深入民间，扶危济困，同病家有密切联系，家门前经常求诊者众，深受人民群众热爱。他曾三次拒绝朝廷的征召，不愿当宫廷御医，坚持行医民间，因此被御赐"高尚先生"。

金代医学家张从正，攻下派倡导人。他主张爱病人但不讨好病人，顺潮流但不随大流。他据个人临床实践指出，迷信巫神是绝对治不好病的，呼吁医生们努力钻研医学。他对情志疗法颇有研究，用行为疗法证明迷信和宿命论的谬误。他十分重视医患关系，认为治病"必标本相得，彼此相信"，既要相信病人主诉，又要注意分析病情，谨慎从事。

金代医学家李杲，是补土派的代表，他"忠信笃敬"，与人交往"无戏言"，说到做到，生活严谨，作风正派，十分自爱。他反对虚妄，重视客观，为传后人医术呕心沥血，挑选教授学生十分重视其医德。

元代医学家朱震亨，提出"阳常有余，阴常不足"之论，被称为养阴派的代表人物。他主张生活俭朴，诚恳正直，严于律己，宽以待人。要求对病人热忱，同情病人疾苦，凡病家有请，"虽雨雪载途，亦不为止"。一次，朱震亨出诊刚刚回来，又有病人家属前来请求出诊，家人想拒绝，朱震亨表示，"病人痛苦不安，度刻如岁，当医生的怎能自图安逸呢？"说完立即不顾劳累再次出诊。金元四大家的医德思想，各有特色，但都深远地影响了我国医德的发展。

我国的医学道德规范、医学道德教育、医学道德理论发展到明朝已日臻完善、成熟。明代医学家龚廷贤著《万病回春》，提出"医家十要"和"病家十要"两则。"医家十要"为：一存仁心，二通儒道，三精脉理，四识病原，五知运气，六明经络，七识药性，八会炮制，九莫嫉妒，十勿重利。这"十要"表明龚廷贤心目中医家的理想模型。"病家十要"为：一择明医，二肯服药，三宜早治，四绝空房，五戒恼怒，六息妄想，七节饮食，八慎起居，九莫信邪，十勿惜费。"病家十要"说明他心中理想病患模型，是能够积极配合药物治疗、心理治疗、行为治疗的人。这两个"十要"是对医患双方提出的一种道德规范，具有较高的伦理价值和实际意义。

清代医学家在医德规范的探索与实践方面，既继承了前人医德学说的精华，又有新的发挥。喻昌著的《医门法律》，结合临床阐述了四诊及辨证论治的法则，明确地对医生提出了在诊断与治疗病人时的医德规范和是非标准，因而可以说是一本临床医学伦理学书籍。清代医学家王清任是第一个接受经验医学向实验医学转变、传统医学向近代医学转变的医学家。他不受当时"封建礼教"的束缚，勇于进行解剖学研究。1799 年，今河北省唐山市一带由于瘟疫流行，很多儿童死亡，他破除迷信，冒着被许多人指责和判罪的风险，不避污秽，对百余具儿童尸体进行解剖，然后进行观察和研究，并且在沈阳和北京等地也开展了解剖学研究。经过 40 余年的努力，著成《医林改错》一书，纠正了古代医书中记载脏器结构及功能的某些错误，同时，他还大胆发表自己的著作，并且声明："非欲后人知我，亦不避后人罪我。惟愿医林中人……临证有所遵循，不致南辕北辙，出言含混，病或少失，是吾之厚望。"这种为广大病人和后世子孙着想的用心及其对科学的探索精神，都是极为可贵的。

总之，中国医学伦理思想丰富，源远流长。古代医家的仁爱救人，廉洁正直，精研医术，不畏权势，不惧艰难，创新开拓，献身医学的精神是值得我们当代人继承并发扬光大的。当然，我国由于长期处于封建社会，古代医学伦理思想中也包含着杂质与糟粕，例如因果报应思想、神学宗教思想等，我们应该抛弃。

二、中国近代医学伦理思想

近代中国一步一步地沦为半殖民地半封建社会。英国向中国输入鸦片，造成了中国严重的社会经济危机。面对鸦片的输入，医家何其伟探究古方编辑成《救迷良方》一书。道光十八年（1838 年）林则徐给皇帝的奏折"戒烟断瘾药方"就是根据何其伟的《救迷良方》而改写的。林则徐领导的禁烟运动和何其伟的《救迷良方》，"拯救了中国四百万以上吸毒者，使他们脱离了痼毒的苦海，恢复了健康，重新做人"。

近代医学伦理思想表现出救国救民的特点，从关注医学临床伦理转变为关注救亡图存，从医人转为医国，从重医德进而转为重政德。许多具有爱国情怀和民族主义思想的医生开始探索救国救民的道路，此时最杰出的代表人物有孙中山和鲁迅。孙中山，又名孙文，号逸仙，早年学医，1892 年毕业于香港西医书院，后投身民主革命。他早年行医时，曾以科学方法为难产孕妇接生，拯救了许多母婴生命。行医时他不仅对生活困难的患者免收诊金，还赠送药品，因此，行医两三个月后就声名鹊起。孙中山当时面对国家民族这个"垂危病人"，逐步认识到"医术救人，所济有限"，因而弃医，投身"医国"的民主革命活动。他从医人到医国，其伦理思想和奋斗目标是一脉相承的，其医德和政德是相互联系的。鲁迅也是怀着"医学不仅可以给苦难的同胞解除病痛，但愿还可以成为我们民族进行社会改革的杠杆"的希望而学医的，后来留学日本的经历才使他走上弃医从文的道路。

民国时期，随着西方医学在我国的传播和发展，在如何对待中西医学问题上产生了三种态度：一派主张全盘西化；一派主张完全尊古；一派主张中西会通。最后中西会通派获得最后胜利，中国的医学伦理思想也得到了发展。

宋国宾（1893—1956 年）是中国医学伦理学的先驱者。他是我国医学教育家，曾在法国巴黎学医，获博士学位。先后任震旦大学医学教授，上海医师公会主席，中华医学会业务保障委员会主席等职，并主持《医药评论》杂志工作。为使医者"自尊其业"，他立志于开展医学道德教育。为此，他拟定了《震旦大学医学院毕业宣誓》《上海医师公会医师信条》，后又于 20 世纪 30 年代著成我国第一部医学伦理学著作——《医业伦理学》（1933 年国光印书局出版），成为我国医学伦理学学科的开拓者。其伦理思想以"仁义"这一传统伦理观念为基础，阐述了医生之人格、医师与病人、医师与同道、医生与社会关系的伦理主张等。在"医师之人格"篇中，他把才能、敬业、勤业和良好的仪表言辞作为医师的理想人格；在"医师与病人"上，重视应诊、治疗、健康人事指导、手术、医业秘密等伦理问题；在"医师与同道"上，注重"敬人"与"敬己"；在"医师与社会"上，强调医师对社会、国家应尽的义务；在医学与其他有关学科的关系上，已开始注意安慰剂的作用和行为疗法等。

新民主主义革命时期，在中国共产党领导下，我国人民医师继承我国古代医家的优良道德传统，发扬救死扶伤的革命人道主义精神，建立了民主革命的新型医患关系，使中国医学道德跨入了一个新的历史阶段。1941 年毛泽东同志给延安医大的题词"救死扶伤，实行革命的人道主义"是这个时期医学道德思想的集中概括。同时，国际医学家来到中国帮助革命，也带来了医学的国际主义伦理精神，极大地促进了我国医学伦理思想的传播和发展。

加拿大医学家诺尔曼·白求恩（H. Norman Bethune，1890—1939 年），1915年毕业于麦吉尔大学，获医学博士学位，1938 年辗转来到延安，他以对人民极端负责任的精神，在太行山区、冀中平原开展医疗救治工作，克服重重困难开展战地手术，并多次将自己的鲜血输给危重的伤病员。1939 年他在一次手术中因感染而发展成败血症，因公殉职。白求恩的国际主义精神和他高超的医术，为中国人民的抗日事业做出了不可磨灭的贡献。毛泽东为颂扬其不朽的精神而发表了著名的《纪念白求恩》一文，高度赞扬他"毫不利己，专门利人"的崇高精神，从此他成为中国医务工作者学习的楷模。同时，印度医学家柯棣华、美国医学家马海德也来到中国，帮助中国人民抗日，在医疗事业上也做出了卓越的贡献，传播了医道国际主义精神，深受中国人民的尊敬。

三、中国现代医学伦理思想

新中国成立后，医学伦理学的发展经历了曲折前进的三个阶段。

第一阶段（1949—1966 年）：防病治病，救死扶伤，全心全意为人民服务的医学伦理思想和医学伦理原则，在更加广泛的领域内得到了贯彻和体现。

1949 年，中国人民政治协商会议通过的《共同纲领》第 48 条，把"提倡国民体育，推广医药卫生事业，并注意保护母亲、婴儿和儿童的健康"的任务，列为建国纲领中的一项重要内容。1952 年，党中央提出了卫生工作要"面向工农兵，预防为主，团结中西医，与群众运动相结合"的医学方针。1954 年我国

第一部宪法第 93 条就明确规定了保护人民群众的健康权利，确立了劳动者有享受休息、休养、治疗和福利设施的权利。从 1950 年起，我国政府就组织力量防治危害人民群众的最严重的疾病，在控制传染病方面，如霍乱、鼠疫、性病、血吸虫病等，以及常见病、多发病、地方病普查普治方面都取得了可喜的成绩。1965 年，毛泽东进一步提出"把医疗卫生工作重点放到农村去"的号召，农村卫生工作队伍迅速壮大，涌现出数以百万计的亦农亦医的医疗保健人员，这支遍布城乡工厂企业、穷乡僻壤的群众性卫生队伍，活跃在基层，实践初级救护，普及卫生保健常识，宣传计划生育，有力地保障和维护了最广大人民的身体健康。这一时期，卫生政策伦理思想得到了广泛传播。今天看来，公平、公正、公益的卫生政策伦理基本思想在当时得到了具体体现。

第二阶段（1966—1976 年）：由于受林彪、"四人帮"的干扰和破坏，社会主义医学人道主义精神遭到了严重亵渎，医院内的一些行之有效的规章制度被斥之为"条条框框"，被"砸烂"废止了，医护人员之间的分工被取消，混乱的工作使医院的医疗质量受到了严重影响，差错和医疗事故时常发生，医疗纠纷不断增加。甚至有个别医务人员，利用医疗职务和医疗手段，参与到制造冤假错案的错误行为之中，使社会主义医学人道主义精神和医学道德受到了严重玷污。

第三阶段（1976 年至今）：20 世纪 70 年代末，医学伦理学在中国处于复兴时期，特别是中国共产党十一届三中全会以来，党在指导思想上实行拨乱反正，恢复了实事求是的思想路线。随着社会主义精神文明建设不断加强，医学伦理学的研究得到了卫生行政部门和医学院校的重视。

1981 年 6 月，在上海召开了首次全国医学伦理道德学术讨论会。同年，中国卫生部、各高等医学院校、各省市自治区科协，开始加强医学伦理的宣传教育，重视医德医风建设。从此，全国高等医药院校普遍开设了医学伦理学（医德学）课程。

1982 年 11 月，在大连召开了第二次全国医学伦理道德学术讨论会，这次会议的主要成果是讨论了社会主义医德原则，倡议建设有中国特色的医学伦理学。同年 12 月，卫生部颁布了《医务人员医德规范及实施办法》。

1984 年 12 月，在福州召开了第三次全国医学伦理道德学术讨论会，会议着重研讨了医学伦理道德与改革问题。

1986 年 10 月，在南宁召开了第四次全国医学伦理道德学术讨论会，会议讨论的主要问题是医学伦理学的义务论、价值论、公益论的理论与实践，个人伦理与社会伦理关系的结合，道德理论与道德实践的转化与提高，以及中国伦理法规与护理伦理法规、生命伦理问题。

1988 年 10 月，第五次全国医学伦理道德学术讨论会暨中华医学会医学伦理学分会成立大会在陕西西安召开，这次会议标志着中国医学伦理学的理论队伍已经形成并走向正规化。

1991 年 6 月，第六次全国医学伦理道德学术讨论会在成都召开，会议总结了前 10 年的医学伦理道德的建设成就和学术成果，并对 20 世纪 90 年代进行了展望。同年 9 月，国家教委、卫生部、国家医药管理局、国家中医药管理局联合制定了《高等医药院校教师职业道德规范》《高等医药院校学生行为规范》《医学生誓言》，迈出了医学伦理道德走向规范化道路的第一步。

除召开全国性医学伦理道德讨论会外，全国各地相关学术机构还不定期地举办了各种研讨会。各种专题研讨会对拓宽医学伦理学的研究范围，深化现代医学伦理学的研究内容，促进医学伦理学的学科发展，都具有重要的意义。

20 世纪 80 年代以后，我国医学伦理学的相关学术出版物和研究机构不断出现，有力地推动了我国现代医学伦理学学科的发展和深化。中国西安交通大学医学院主办的《中国医学伦理学》，是我国医学伦理学研究的重要阵地。中国自然辩证法研究会主办、中国科学技术协会主管的《医学与哲学》，也大量发表医学伦理学的研究论文，成为我国医学伦理学研究的重要刊物之一。华中科技大学同济医学院主办的《医学与社会》、北京市法庭科学技术鉴定研究所主办的《法律与医学杂志》、卫生部政策与管理研究专家委员会和云南省卫生厅主办的《卫生软科学》等杂志，都发表了许多医学伦理学、医学法律法规方面的论文，也是我国医学伦理学研究的重要刊物。

在医学伦理学学术出版物不断涌现的同时，大量的医学伦理学专业研究机构和学术团体也不断出现。1988 年 10 月成立的中华医学会医学伦理学分会，是中国医学伦理学方面的群众性学术组织，是中华医学会体系内的专科学会之一。中华医学会医学伦理学分会成立后，开展了广泛持续的学术交流，举办了多次医学伦理学教师培训班，为高校和医院培训医学伦理学教学人才；通过调查研究和较为充分的讨论，先后制定并公布了《医院伦理委员会组织条例》《病人的医疗权利与义务》《器官移植的伦理原则》等大量的可资借鉴和研究的伦理规范；开展了大量的国际学术交流，先后多次邀请日本、美国、加拿大、德国等国学者来我国访问讲学，扩大了我国医学伦理学的国际影响。同时，一批生命伦理学研究中心在东南大学、武汉大学、华中科技大学等单位成立，极大地促进了我国现代医学伦理学的研究。

第二节 国外医学伦理学的发展概况

国外医学伦理学的发展，我们可以从医学伦理思想与学科发展两个方面来加以了解和把握。

一、国外医学伦理思想的历史演变

1. 古希腊医学伦理思想

大约在公元前 6 世纪至公元前 4 世纪，古希腊医学形成，以后成为欧洲医学的基础。西方医德思想最早、最著名的代表人物是被称为西医之父的希波克拉底（约公元前 460 —前 377 年）。他是古代希腊医学思想的集大成者。他敏于观察，善于思考，吸收了东方医学和其他医学学派的成就以及民间医学的长处，提出了自己的医学学说。他提出的"体液学说"和机能整体的观点，初步奠定了西方医学的科学基础。他不仅确定了自己的医学体系，而且确立了自己的医学道德规范体系。

希波克拉底不仅使希腊医学摆脱了宗教迷信的束缚，走上了科学发展的道路，而且提出了医生应当具备的美德和优良品质，建立了医生行医的行为伦理准则。著名的《希波克拉底誓言》（简称《誓言》）成为西方医学道德的典范，对后世产生了极为深远的影响。《誓言》中提倡的不伤害原则、为患者利益着想的原则、保密原则、尊重同道原则，成了西方医学伦理的价值核心思想。他的医学著作被后人编辑成《希波克拉底全集》，这部集子中收集了他的《誓言》《原则》《操行论》《论医生》《论可贵的品行》等著名的医学伦理学思想的宝贵文献。其中，《誓言》作为西方医学伦理学的典范，一直沿用至今，达两千多年之久，可谓经久不衰。

概括地说，以希波克拉底为代表的古希腊医学伦理思想主要有：（1）尊师如父母；（2）接济患者急需犹如兄弟；（3）行医的目的是为病患谋幸福；（4）平等对待病患；（5）敬重医学同道；（6）作风正派；（7）保守职业秘密；（8）

举止高雅，给患者以信心。

2. 古罗马医学伦理思想

公元前 1 世纪，古罗马医学全面继承和发展了古希腊医学，在医学伦理思想方面，也继承和发展了古代希腊的思想。这一阶段最著名的医学家及医学伦理思想家是盖仑（约 129—200 年）。

盖仑是一位具有独立思考精神的医学家和哲学家。他提出医生的合理的知识结构应该是精通哲学的三个分支：逻辑学，即如何思维的科学；物理学，即自然的科学；伦理学，即为什么的科学。医生具备了这些知识就能获得患者的信赖和钦佩。他认为，从理想上讲医生从事医疗实践的目的是爱人类而不是爱利益，因为科学探索与金钱追求是相互排斥的。他在《最好的医生也是哲学家》一文中指出："我研究医学，抛弃了娱乐，不求身外之物……作为医生不可能一方面赚钱，一方面从事伟大的艺术——医学。"

盖仑还对医学中的医患关系十分重视。他认为在疾病治疗过程中，患者的合作和信任是十分重要的，这种合作与信任能通过医生在临床上的适当方式建立。他指出医生能通过谨慎的、患者所能接受的语言，通过指出患者已知道但尚未告诉医生的事情，以及通过预后判断，使患者对其产生信任。同样，要准确地评估医生的能力可通过比较他的预言和实际治疗效果而得出答案。尽管理解患者、明了疾病是不容易的，但盖仑声称：只要医生通过严密的观察和认真的思考，就能将不确定性减到最小。此外，盖仑十分重视医生的行为在治疗中的价值，认为适当的治疗行为包括道德上的善和医疗上的有效。

古罗马的医学伦理思想除了体现在医学家盖仑的思想中外，还有一些医学伦理思想体现在古罗马的法律之中。例如《十三铜表法》中就记载：禁止在城市中进行尸体埋葬，不得饮用河水而要饮用泉水；孕妇死时应取出腹中之活胎儿等。在公元 160 年安多尼王朝时所颁布的法令中，有任命救治贫民之医师的条文。在查士丁尼制定的法典中，有劝告医生侍奉富贵者时，力避逢迎献媚，而应将救治贫民视为乐事的规定。

这一时期的医学伦理思想中，也有我们今天应该抛弃掉的宗教迷信的成分。盖仑医学体系的一个基本特征是将自然看作有目的的，自然的行为具有完美的智慧，自然不做无用功。盖仑认为，造物主创造的每个结构都是为了满足于一定的功能需要，通过解剖学研究可以发现和证实物主的智慧、力量和完美。盖仑虽然注重逻辑思维，试图建立一个可证明的科学，但是，他同时也意识到逻辑证据的局限性，因此他承认创世者的存在。今天看来，这显然是不正确的。

3. 古印度医学伦理思想

古代印度也是文明的发源地之一，其医学伦理思想是世界东方伦理思想的重要组成部分。医学伦理思想在古代印度有悠久的历史，成书于公元前 600 年的医学经典《阿输吠陀经》（又译《寿命吠陀经》《生命经》），其中就包含着不少医德思想。公元前 5 世纪名医"印度外科鼻祖"——苏斯拉他著的《苏斯拉他集》和公元前 1 世纪的名医"印度内科鼻祖"——科拉加著的《科拉加集》，其中包含的医学伦理思想具有广泛的影响。他们对医学本质、医师职业和医学伦理都做了精辟的论述。

苏斯拉他的医学伦理思想可归纳为：（1）为医须具备四德，即正确的知识、广博的经验、聪敏的知觉和对患者的同情心。（2）医生要尽一切力量为患者服务，甚至牺牲自己的生命。（3）医生应有良好的仪表、习惯和作风。（4）医生要全面掌握医学知识和技术。（5）在外科治疗中，医生要和助手密切配合，挑选助手时要选那些聪明能干、乐于助人、和蔼忍让的人。（6）军医除了学识应高深外，还应兼有高尚的道德，并为神明所喜悦。

科拉加反对医学商品化，他提出一系列医学伦理标准，要求一个医生在开始接受行医培养的时候，就应学习这些标准。他曾说："医生治病既不为己，亦不为任何利欲，纯为谋人类幸福，所以医业高于一切；凡以治病谋利者，有如专注于沙砾，而忽视金子之人。"这些论述都体现了医学的人道主义精神。当然，古代印度医学伦理思想中也有封建的宗教伦理思想的糟粕成分。

4. 古阿拉伯医学伦理思想

在医学伦理思想中，有突出建树的代表人物是阿拉伯名医迈蒙尼提斯（Maimonides，1135—1204 年），他是犹太人，著有《迈蒙尼提斯祷文》。《迈蒙尼提斯祷文》的中心思想是作为一个医生一切要为病人着想，不能有贪欲、吝念、虚荣，不为名利侵扰，"事功难且巨，愿神全我功。若无神佑助，人力每有穷。启我爱医术，复爱世间人。存心好名利，真理日沉沦。愿绝名利心，服务一念诚。神请求体健，尽力医病人。无分爱与憎，不问富与贫。凡诸疾病者，一视如同仁"。体现迈蒙尼提斯的医学伦理思想方面的著作还有《摩西箴言》《养生法》《论毒物》等。

5. 近代西方的医学伦理思想

公元 476 年罗马帝国灭亡，欧洲奴隶制瓦解。此后的 1000 多年里，欧洲处于中世纪黑暗时代，科学文化和艺术都被宗教迷信所控制而停滞不前。基督教和经院哲学思想渗透到医学领域，医学的发展被引向引证、注释权威著作的道路，变成了经院式的医学。作为与医学密切相关的医学伦理思想和观念也同样受到了宗教的影响，严重阻碍了医学伦理道德的向前发展。14—16世纪，是欧洲文艺复兴时期，文艺复兴运动冲破了中世纪封建宗教统治的黑暗，代表新兴资产阶级生产力和生产关系的思想家提出了人道主义的口号，批判了以神道为中心的传统观念。资产阶级人道主义思想唤起了良知、自由、平等、博爱的思想潮流，使它们不断渗透到医学领域，人类伦理思想包括医学伦理思想发展到一个重要时期。人道主义思想促进了以实验医学为基础的医学科学的迅速发展，从而也大大促进了人类医学伦理思想的向前发展。

17世纪，英国医学家威廉·哈维（1578—1657年），在塞尔维特等前人研究成果的基础上，经过长期研究，用实验方法发现了血液循环，不仅纠正了流行1500年之久的盖仑的错误理论（认为人有两种血液流动，即从肝脏出来的血液，通过静脉来营养身体各部；从心脏出来的血液，则通过动脉来分布生命的灵气），而且对基督教的宗教神学思想统治也是一个有力的打击。他于1628年发表了《动物心血运动的解剖研究》一文，恩格斯称赞说，哈维由于发现了血液循环而把生理学（人体生理学和动物生理学）确立为一门科学。

1865年，伯尔纳著的《实验医学导论》在法国巴黎问世。1543年，比利时解剖学家，人体解剖学奠基者维萨里（1514—1564年）发表了划时代的《人体的构造》一书，第一次正确地描述了静脉和人类心脏的解剖，纠正了古罗马盖仑关于人体构造的200多处错误，给予了人类全新而正确的人体构造认识，也极大地冲击了当时欧洲宗教神学观点。

近代医学牢固地在生物科学的基础上发展了起来。医学的发展和医疗卫生事业的社会化，使医务人员的医德行为准则从个体走向群体，从临床走向科研、实验、社区等，内容不断充实，影响面也越来越大。针对这些医学伦理新课题，不少医学家和伦理学家进行了研究。此时德国柏林大学医学家胡佛兰德（1762—1836年）发表的《医德十二篇》是其中的代表作。《医德十二篇》中提出了救死扶伤、治病救人的十二条医德要求，在西方世界广为流传，被称为《希波克拉底誓言》的发展。

英国医学家、医学伦理学家帕茨瓦尔（1740—1804年）1791年为英国曼彻斯特医院起草了《医院及医务人员行动守则》，并在此基础上于1803年出版了世界上第一部《医学伦理学》（Medical Ethics）著作。帕茨瓦尔《医学伦理学》一书，首次提出了"医学伦理学"的概念，虽然他没有正面给医学伦理学下定义，但从有关的材料可以分析出他对医学伦理学概念的理解。在这本书中，帕茨瓦尔提出了应由古典医德学重视行医者个人德性和医生与患者关系转换为强调医生群体执业行为的标准化和医方内部关系的和谐；应由古典医德学过分强调医生的道德义务与责任转换为法律对医疗活动的调节作用。他认为，职业伦理学是"人性的知识"与"广泛的道德责任"之间的综合，医学伦理学的一般体系是使无论是官方正式的行为还是医学领域之间相互的交往都受文雅和正直原则指导。这种观点在19世纪被广泛接受。从此，医学伦理学作为一门学科走上了广泛研究、影响日益深入的发展道路。1847年，新成立的美国医学会（American Medical Association，AMA）制定的伦理准则，其主要内容也是直接引自帕茨瓦尔的《医学伦理学》，从中可见《医学伦理学》的广泛影响。帕茨瓦尔《医学伦理学》的出版，标志着医学伦理学学科的诞生。1864年，在日内瓦成立了万国红十字会，1884年订立了《万国红十字会公约》等，这样使医学伦理迈步走向成熟，趋向系统化、规范化、理论化。

二、国外现代医学伦理学学科发展概况

20世纪以来，由于自然科学和社会科学突飞猛进地发展，使得医学对社会的伦理影响、作用、冲突加剧，引起社会各方面的重视。第二次世界大战期间，纳粹医生大量违反医学人道主义精神的罪行，震惊了医学界和伦理学界，战后，医学伦理学得到了应有的重视，各国加强医学伦理学的研究，把它作为医学院校的一门课程开设的趋势迅速发展，一些国家或地区相继成立了医学伦理学的专门研究机构或组织，各类学术出版物也不断涌现，各种专题学术研讨会纷纷在世界各地举办，医学伦理学学科发展呈现出前所未有的繁荣景象。

20世纪80年代，医学伦理学在西方的医药院校已成为了一门标准化的课程。一系列国际医学伦理文献和法律文献相继产生。各国纷纷制定准则，将医学伦理以条例、宣言、誓词等形式肯定下来，作为约束医疗行为和评价道德的标准。其中影响较大的有：1947年，美国医学会（AMA）制定了医师道德标准；1949年世界医学会全体大会在伦敦举行，通过了《国际医德守则》；1953年7月国际护士会议采纳了《护士伦理学国际法》；1965年国际护士协会通过了《国际护士守则》，并于1973年作了重要修改；1964年，在芬兰赫尔辛基召开的第 18 届国际医学大会，通过了《赫尔辛基宣言》（以人类为对象的医学研究的伦理学准则）；1975 年 10 月第 29 届世界医学大会在东京召开，通过了《东京宣言》（关于对拘留犯和囚犯给予折磨、虐待、非人道对待和惩罚时，医师的行为准则）；1968 年，在澳大利亚悉尼召开的第 22 届世界医学大会通过了《悉尼宣言》（关于人的死亡的五项标准）；1977 年在美国夏威夷召开的第 6 届世界精神病学大会，通过了《夏威夷宣言》（关于对待精神病人的医学伦理准则）；1996 年 3 月，国际人类基因组组织在德国海德堡会议批准通过了《国际人类基因组组织关于遗传研究正当行为的声明》；1997 年 11 月，联合国教科文组织通过了《世界人类基因组与人权宣言》；1997 年国际人类基因组组织伦理委员会在英国伦敦会议上，通过了《国际人类基因组组织伦理委员会关于 DNA 取样：控制和获得的声明》；1999 年，国际人类基因组组织伦理委员会发表了《人类基因组组织伦理委员会关于克隆的声明》，等等。

与此同时，现代医学伦理学的学术出版物和研究机构也不断涌现。西方现代医学伦理研究和在实践中的应用，已被越来越多的国家和地区重视，许多新的医学伦理研究课题正为世界所瞩目，也大大地推进了社会医学伦理观念的深入和整个世界医学伦理水平的提高。

同时，世界上还成立了许多著名的现代医学伦理学的研究中心或学会。美国有著名的哈斯廷斯研究中心，该中心成立于 1969 年，当时称"美国社会、伦理学和生命科学研究所"，1971 年改为现名。该中心致力于医学、保健、环境对于个人及社区和整个社会影响的伦理学问题的研究。该中心研究内容已涉及死亡、人口控制、遗传咨询、行为控制、卫生政策、职业伦理学和应用伦理学等诸多方面，并且通过组织各种专项讨论会、学者讲学、提供政策建议等多种形式发挥其作用。美国还设有著名的肯尼迪伦理学研究所，该所出版的《生命伦理学百科全书》《医学伦理学原理》《生命伦理学原则》《医生的习惯》《当代生命伦理学问题》等学术著作对现代医学伦理学的发展都产生了积极的推动作用。在学会与其他组织机构方面，著名的有：国际生命伦理学学会（世界生命伦理学联合会），联合国教科文组织生命伦理学委员会，国际人类基因组组织伦理委员会等，这些学会的成立极大地提高了公众对现代医学伦理学的敏感性，推动了现代医学伦理学的向前发展。

概括地说，国外医学伦理学学科发展表现出以下几个特点或趋势：

1. 研究领域不断扩大。20 世纪以前传统医德学的研究范围局限在医疗工作中医生与病人、医生与医生个体间关系，主要论述医生的行为规范、义务职责和道德品质（美德）。20世纪以后，随着医学科学的分化及卫生保健事业的社会化，现代医学伦理学的研究对象从医患关系（特别是临床医患关系）、医际关系扩展到医社关系，研究领域从医疗临床扩展到预防保健、康复护理、医学科研、教学教育以及医药卫生管理各个方面。20世纪70年代以后，医学模式理论诞生，现代医学模式在实践中逐步转变，生命科学取得了长足的进展，把医学伦理学的研究推向了一个新的阶段。

2. 医学伦理观念不断更新。医学伦理学学科不断向前发展的过程中，其积极的成果就是医学伦理观念不断更新。从传统的义务论、美德论扩展到社会公益论；从传统的生命神圣论转变为生命质量论，进而转变为生命价值论；从反对堕胎、节育到计划生育、优生优育观念的深入人心；从强调医学是治病救人、延长生命、战胜死亡到增进维护人类健康，注重提高生命质量，追求尊严死亡、安乐死；从医生的绝对权威地位到主张建立"参与式"的医患关系模式；从义利对立观到义利统一论，所有这些新的医学伦理观念的逐步发展和建，使医学伦理学的面貌为之一新。

3. 教学研究空前活跃。世界各国都将医学伦理学列入医学院校的课程教学体系，并努力使之成为一门标准化的课程，不少国家还开设了医学伦理学的专业系科，培养硕士、博士高层次人才。美、英、法、日、加拿大、澳大利亚等国相继成立医学伦理学等人文医学的独立研究机构，广泛开展医学伦理学的各种专题研究，教学研究表现出空前活跃的态势。

4. 医学伦理道德逐步走向法规化道路。第二次世界大战以后，人们逐步认识到，只依靠伦理道德的教化作用，不足以实现伦理学的主张，必须使伦理道德有法律法规的保障，因此，第二次世界大战后，国际上通过了一系列医学伦理的法律法规化的文献，实际上就是医学伦理道德实现法律法规化转变的开端，今天看来，这一转变的步伐仍有加快的趋势。

5. 作用与地位日益提高。国际卫生组织及各国政府、卫生机构设立了数目众多的"医学伦理委员会"与"生物技术伦理委员会"，发挥其决策、指导、协调、监督等职能，对医学行为与卫生政策进行规范、约束和监控，促进了人类社会对伦理的关注，对伦理的敏感度，也加深了国际社会对伦理的理解和关注，灌输了医学伦理的观念，在全球范围内引发了一次又一次激烈的争论，如20世纪60年代关于脑死亡和器官移植的伦理争论，70年代关于安乐死问题的伦理争论，80年代关于人工生殖技术的伦理争论，90年代关于基因技术和克隆人的伦理争论。可见，现代医学伦理学日益发挥了其不可替代的作用和功能，其作用和地位日益提高。

三、国外医学伦理学学科发展阶段的划分

从国外医学伦理学发展阶段的角度来划分，医学伦理学学科的发展大致经历了传统医学伦理学、生物医学伦理学和生命伦理学三个阶段。

1. 传统医学伦理学

以临床医患关系为主要研究对象，研究领域局限在临床医疗内，强调医生的义务、责任和美德，受宗教神学思想影响较大，又可称之为医德学。从时间上看，传统医学伦理学主要是指欧洲文艺复兴以前的医学伦理学。这一时期影响最大的医学伦理思想是古希腊的希波克拉底的医学伦理思想。希波克拉底的医学伦理思想影响了整个传统医学伦理学时期。这个时期医学伦理学的基本理论是美德论、义务论、生命神圣论。

2. 生物医学伦理学

文艺复兴以后，科学革命给机械工业、物理学、化学、生物学带来了巨大成功，医学的发展奠定在生物学、解剖学、生理学巨大成功的基础之上，因此，这一时期的医学称为"生物医学"时期，此时的医学伦理观念也深受"生物医学"观念的影响，因而便称之为生物医学伦理学。哈维的心血运动论最终取代了盖伦的关于血液运动的学说，以后在机械论为主导哲学思想的指导下，以解剖学和生理学为主的实践医学在18世纪取得了突飞猛进的发展。19世纪的病理学有了长足的进步。实验医学家头脑中产生了尊重科学、尊重事实的理念，宗教神学的伦理道德观念日益淡薄，他们认为医学的最高任务莫过于延长人的寿命。一系列新的科学的诊断和治疗疾病方法的产生，为医生关心同情患者、治疗疾病、解除患者痛苦提供了科学的现实基础和条件，这都是医学人道主义的集中体现。这一时期，医学伦理学虽然也研究医患关系，但并不局限于此，研究范围扩大了，从临床走向保健、预防、康复医学，生物实验医学中人体实验道德成了生物医学伦理学的紧迫课题；生物医学技术发展本身及其所带来的伦理观念的变化，焦点集中在生死两端，如生殖技术、生育控制、残废新生儿处置和安乐死等新的伦理问题。生物医学伦理学这一概念，一般认为是美国学者比彻姆（T. L. Beauchamp）和查尔德仑斯（J. F. Childress）首次提出来的，他们

合著了《生物医学伦理学原则》一书，在书中首次提出了生物医学伦理学的概念。他们认为："生物医学伦理学作为一门应用伦理学，是一般道德理论、原则、规范在医疗实践与卫生保健实施以及医学和生物医学研究中的应用。"生物医学伦理学的基本原则是医学人道主义，基本理论是公益公正论、权利论、生命质量论、生命价值论。

3. 生命伦理学

一般认为，生命伦理学一词最早由美国威斯康星大学的生物学家和癌症研究者波特（V. R. Potter）在1970年提出。他在1971年出版了一本重要著作《生命伦理学——通向未来的桥梁》，在书中明确提出了"生命伦理学"的概念，并认为生命伦理学是"一门把生物学知识和人类价值体系知识结合起来的新学科"，它在科学和人文学科中间建起一座桥梁，帮助人类生存，维持并促进世界文明。同年，英国学者瑞南·吉伦（Raanan Gillon）在《应用伦理学百科全书》中，列出了生命伦理学词条，认为生命伦理学研究产生于生物学实践领域（包括医学、护理、兽医在内的其他卫生保健职业）中的伦理学问题。它的研究范围很广，除了生物科学研究中的伦理学，还包括环境伦理学（涉及环境污染、人与动物以及自然界中其他部分之间的适宜关系）、性、生殖、遗传和人口中的伦理问题以及各种社会政治道德问题，如失业、贫穷、歧视、犯罪、战争和迫害对人群健康的负面效应。

生命伦理学最先产生于美国，有其独特的历史背景。生命伦理学的诞生建立在20世纪医学科学发展的基础上。20世纪医学的发展可从医疗技术的科学含量程度、卫生保健费用投入的规模、享受服务人群的数量、医务人员和专家队伍、医疗服务系统的复杂性等多个方面看出其历史背景。生命伦理学正是在这一背景下应运而生的。生命伦理学是传统医学伦理学、生物医学伦理学的继续发展，它并不是不研究传统医学伦理学、生物医学伦理学的内容，只是其研究的范围更加广泛而已。生命伦理学的基本原则是"人本主义"，其基本理论除继承生物医学伦理学时期（阶段）的公益公正论、生命质量论、生命价值论外，还发展了环境论、境遇论、动植物权利论。

生命伦理学的概念虽然诞生在美国，但是这一概念提出以后，为许多国家的医学伦理学家引用和采纳。自20世纪中叶以来，随着现代医学的发展和医疗技术、手段、设备的更新，在与人的生命活动各阶段密切相关的医疗实践中，伦理、社会、法律等问题层出不穷。例如"试管胚胎"养育的婴儿长大后寻找生父的权利问题；由其他人工生殖技术诞生的后代是否享有各种相关权利的问题；人体器官、精子、卵子等的出售与商业化倾向问题；器官移植受者的身份认定问题；寻求胎儿优生、流产与胎儿性别鉴定问题；脑死亡条例的制定及实施问题；安乐死与临终关怀问题；基因技术与基因歧视、克隆人问题等，许多仍是争论不休、悬而未决的问题，有待进一步深入探索与研究。近些年来，人类基因组研究带来的一系列伦理、社会、法律问题更是引起全球的关注。科学家预测：21 世纪是生命科学的世纪。而生命科学的进展，生物技术更广泛的应用，不仅会给人类展现更美好的希望曙光，同时也带来了更多的伦理难题，给生命伦理学的理论研究和实践提供了更大的空间。

第三章

医学伦理学的基本理论与主要观点

本章重点：
- ●掌握医学伦理学的基本理论
- ●了解医学伦理学的主要观点
- ●把握医学伦理学的主要问题
- ●熟悉医学伦理学的学科特点
- ●认识医学伦理学的社会作用

第一节　医学伦理学的基本理论

医学伦理学作为引导医学生、医务人员加强医学道德修养、培养良好医学道德品质，更好地维护与促进医学与社会卫生事业发展进步的新兴交叉边缘学科，是在生命论、美德论、义务论、后果论等理论的引导与支撑下建构的。同时，医学伦理学作为应用伦理学的分支学科，又必然要关注医学伦理道德规范的研究与建设。

医学伦理学作为医学与社会科学中的伦理学交叉形成的学科，有着自己独特的理论基础。医学伦理学的学科属性决定了生命论、美德论、义务论、后果论等理论构成了它的理论基础。要很好地学习研究医学伦理学，就必须认真学习与掌握医学伦理学的这些基本理论。

一、生命论

人类对自身生命的认识经历了漫长的过程。生命论是围绕如何看待人的生命而确立的理论，也是人类社会发展到一定阶段，生产力发展到一定水平，人类生存及发展需要得到基本的满足和自身价值得到实现后的产物，其主要包括生命神圣论、生命质量论及生命价值论。生命之所以神圣，就在于生命有质量、有价值。

（一）生命神圣论

1. 生命神圣论的含义。生命神圣论起源于神灵主义医学模式时期。在当时的人们看来，人是最高主宰"天"的奴仆，人的生命是至高无上的"天"赋予的，生命被赋予了神授色彩。既然人是由神圣的天所赐，那么人的生命也必然是神圣的，人们不能随心所欲地放弃和作践自己的身体和生命。毕达哥拉斯曾说"生命是神圣的，因此我们不能结束自己和别人的生命。"随着科学进步和人们认识水平的提高，这一理论的根据逐渐发生了变化，转而认为生命的神圣性就在于生命本身，人的生命是神圣不可侵犯、至高无上、极其重要的，对人的生命过程进行干预，对人口数量和质量实施控制都是应该反对的。

2. 生命神圣论的伦理意义。生命神圣论作为传统医学道德的理论基础，在医学伦理学发展史上曾起到积极作用。它使人们树立了珍重生命的观点，有利于人类的生存和发展；促使医学科学和职业的产生并促进其发展。但是，随着医学科学的日益发展，生命神圣论的局限性日益显现：第一，生命神圣论具有抽象性，缺乏辨证性。从历史上考察，人的生命并不是绝对神圣不可侵犯的；在现实生活中不难发现，人的生命也不是绝对神圣不可侵犯的。第二，如果把生命神圣论绝对化，那么在现实生活中必将大量出现能否控制人口数量、能否实施生育控制措施、能否停止对患者的抢救、能否对生命进行研究、能否摘取人体器官进行移植等医学伦理难题。事实上并非一切状态的生命都是神圣的，生命神圣与否应当取决于生命的质量与生命的价值。

（二）生命质量论

1. 生命质量论的含义。生命质量论是伴随着20世纪50年代生物医学工程技术的发展而逐渐产生的一种生命伦理观点。生命质量论认为生命质量是指某一生命就生物学生命的意义上是否具备作为人的基本要素，主要是指人的生命的自然质量，从医学角度讲，是从体能和智能两方面加以判断和评价。

2. 生命质量论的内容。生命质量分为：第一，主要质量——指个体生命的身体或智力状态。根据这一生命质量标准，生命质量论认为，诸如严重的先天心脏畸形和无脑儿，其主要质量已经非常低，因此，已经没有必要进行生命维持。第二，根本质量——是与他人在社会和道德上相互作用上的生命的意义和目的。

根据这一生命质量标准，生命质量论认为，诸如极度痛苦的晚期肿瘤患者、不可逆的昏迷患者已经失去了与他人在社会和道德上的关系，失去了生命的意义和目的，因此，已经没有必要进行生命维持。第三，操作质量——是利用智商或诊断学的标准来测定智力和生理状况。根据这一生命质量标准，有的生命质量论者认为，智商高于140的人是高生命质量的天才，智商在70以下的人属于心理缺陷，智商在30以下者是智力缺陷较为严重的人，智商在20以下的就不算是人。

生命质量论的出现，从理论上弥补了生命神圣论的不足，人类完全可以根据整体利益，有条件地而且人道地干预人的生命过程，医学的最终目的不应当是机械地保全人的性命，更重要的是要发展和完善人的生命。生命不是绝对神圣的，应通过生命质量评价衡量生命价值，有价值的生命才是神圣的，无质量、无价值的生命并不神圣。

（三）生命价值论

1. 生命价值论的含义。所谓生命价值论，是指根据生命对自身和他人、社会的效用如何，而采取不同对待的生命伦理观。生命价值论为全面认识人的生命存在意义提供了科学的论证，它的出现和发展，标志着人类的生命观和伦理观念有了历史性的转变，它比生命神圣论、生命质量论在视野上更加开阔，在情感上更加理智，在思维上更加辩证。

2. 生命价值的类型根据不同标准，生命价值可以分为不同的类型：第一，根据生命价值主体的不同，生命价值分为内在价值和外在价值。内在价值就是生命具有的对自身具有效用的属性，是生命具有的对自身的效用；外在价值就是生命具有的对他人、社会具有效用的属性，是生命具有的对他人、社会的效用。第二，根据生命价值是否已经体现出来，生命价值分为现实的生命价值（现实价值）和潜在的生命价值（潜在价值）。现实价值指已经显现出生命对自身、他人和社会具有效用；潜在价值指生命目前尚未显现、将来才能显现出对自身、他人和社会的效用。第三，根据生命价值的性质，生命价值分为正生命价值、负生命价值和零生命价值。正生命价值是指生命有利于自身、他人和社会的效用的实现。即对自身、他人和社会有积极效用；负生命价值是指生命有害于自身、他人和社会的效用的实现，即对自身、他人和社会有消极效用；零生命价值（无生命价值）是指生命无利无害于自身、他人和社会的效用的实现，即对自身、他人和社会既没有积极效用又没有消极效用。

生命质量论和生命价值论的出现弥补了生命神圣论的部分缺陷，完善了人类对于生命的医学伦理理论，因此具有重大的现实意义：为我国的人口政策提供了伦理依据；为人类的生育控制措施提供了伦理依据；为人类停止对不可救治患者的抢救提供伦理辩护；为对生命进行研究提供了伦理依据。

二、人道论

（一）医学人道主义的含义

医学伦理学中的人道论是研究医学领域内人道主义的一种道德理论。医学人道主义是贯穿医学伦理学发展始终的一条红线和理论基石。

人道论，即人道主义论。人道主义有狭义和广义之分。狭义的人道主义是指欧洲文艺复兴时期，新兴资产阶级反封建、反宗教神学的一种思想文化运动。广义的人道主义一般泛指主张维护人的尊严、权利和自由，重视人的价值，要求人能得到充分自由发展等思想。人道主义这一概念，从其社会意义来看，属于伦理学的范畴。医学人道主义，从属于广义人道主义的范畴，是古今中外医德传统的精华，也是医学道德要研究的重要内容。

所谓医学人道主义，是在医学领域内，特别是医务人员与病人的人际关系中，以爱护、关心病人健康，重视病人生命，尊重病人的人格与权利，维护病人的利益和幸福为宗旨的伦理原则。医学人道主义主张关心全社会人员的健康状况，不断提高全人类的人口质量。从历史上看，医学人道主义思想贯穿于人类社会的全过程，由于社会历史条件的限制和医学科学发展水平的不同，表现出不同的形式和特点。它包括古代朴素的医学人道主义、近代实验医学时期的医学人道主义和当代医学人道主义。医学人道主义的发展是一个从不完善到逐步完善的过程。

（二）医学人道主义的核心内容

医学人道主义内容非常广泛，但其核心内容是尊重病人。具体体现在三个方面：

1. 尊重病人的生命，这是医学人道主义最基本的思想。生命是神圣的，人的生命只有一次，不可逆转。治病救人是医务工作者的天职，历代医家都十分强调重视病人的生命，从而形成了医德史上的生命神圣观。如《黄帝内经》所含，王地"万物备悉，莫贵于人。"

2. 尊重病人的人格。病人作为人都应有人的尊严，理应得到医务人员的尊重和维护。特别是对精神病人、传染病人及残疾病人更应如此。在历史上这样的病人曾遭非人道待遇，有的被长期关押，甚至被枪杀活埋。当代医学人道主义特别强调对残疾病人、精神病人等人格的尊重，绝不可以歧视、虐待、侮辱他们。

3. 尊重病人平等医疗的权利。在医学面前人人平等是医学人道主义所追求的目标，尊重病人的医疗权利就是对病人不分亲疏远近，一视同仁，给予同样的医疗服务。对战俘、在押犯也应给予必要的医疗措施，以体现医学人道主义精神。尊重病人的生命价值，包括病人的生命质量和生命价值。这些内容为医学伦理学奠定了坚实的理论基础。

三、美德论

（一）美德论的含义

美德论也称德行论或品德论，它主要研究做人应该具备的品格、品德。换言之，美德论是告诉人们什么是道德上的完人以及如何成为道德上的完人。美德则是一种道德意识概念，它是对个人或集体固有的、美好的、稳定的道德品质的概括和肯定性的评价。各个时代的不同国家、民族都有许多传统美德。而不同时代、不同阶级对美德有不同的理解，如我国封建社会，忠君被统治阶级奉为美德，而农民则把勤劳看作美德；古希腊的智慧、勇敢、节制、正义为四大美德，中世纪基督教伦理学则以信仰、希望、仁爱为三种基本美德。

（二）医学美德论的内容

在医学中美德的内容十分丰富，有些已成为医学伦理学的原则和规范的重要内容。所谓医学美德，是医务人员在长期的社会和医疗实践中不断修养、锻炼而逐渐形成的一种稳定的行为品质。医学美德的主要内容包括：（1）仁爱慈善，即讲人道，同情、尊重、关心病人。（2）公正诚实，即对病人一视同仁、平等相待。讲实话，办实事，有了差错敢于承认并及时纠正。（3）审慎认真，即在行为之前的周密思考与行为过程中的小心谨慎、认真负责。（4）勇于进取，即刻苦钻研医疗护理技术，敢于承担风险。（5）廉洁正派，作风严谨正直，不谋私利。

（三）医学美德品质的修养与训练

医学美德修养是指医务人员在医德品质、情感、意志、习惯等方面按照一定的道德原则和道德规范进行的自我改造、自我陶冶、自我锻炼和自我培养的功夫，以及所达到境界和思想品质。它可以分解为两层含义：一是动态的"下功夫"，即按照医德原则和规范所进行的学习、体验、对照、检查、反省等心理活动和客观的医疗实践活动；二是静态的"已达到的功夫"，即经过长期的努力之后所形成的医德的品质、情操和道德境界。

医学美德修养的内容主要包括医德理论的修养、医德意识的修养、医德行为的修养等。医务人员应具有的道德品质不是与生俱来的，而是经过后天逐步培养形成的，即长期医德修养的结果。大量事实表明，接受同样的医学道德教育，对从事同一工作的医务人员效果往往不尽相同：有的接受教育后很快能使之转化成自己的医德品质和行为；有的则对教育内容理解片面，落实迟缓；有的则把教育内容当成耳旁风，甚至无动于衷。出现这些情况的原因很复杂，但是个人主观上是否重视医学美德修养，是否自觉加强这方面的锻炼，无疑是一个重要原因。

一个人的道德品质既非天生，也非"闭门思过"之果，而是在社会实践中，在与他人的道德关系中逐步养成的。古人云："无恒德者不可从医。"引申开来，从医者须有恒德，这是医学职业所要求的。一个合格的医学人才，除要具有较全面的医学专业知识、文化素质和精湛的医疗技术外，必须具有高尚的医德，二者缺一不可。依照医学道德原则和规范自觉地检点、反省、锻炼自己，医学美德形成的关键。医学生正处在道德品质形成的重要阶段，更需要加强自身的道德品质修养，才能在复杂的社会环境中分清良莠、扶正压邪、扬善抑恶，才能自觉抵制违反道德的不良行为，进而提高自己的医德品质。

四、义务论

(一) 义务论的含义

义务可与责任、使命、任务等同。道德义务就是人们在道义上应负的责任，是一定社会阶段的道德原则和道德规范对人们的道德要求。义务论就是关于责任的理论，具体研究的是准则和规范。医学道德义务论就是确定医务人员的行为准则和规范，把医务人员的行为限于合理范围内的道德理论，回答什么是医务人员的道德责任。

(二) 医学道德义务的他律性与自律性

医学道德中，义务论所强调的是医务人员对每个病人的责任感，包括他律责任感和自律责任感。他律责任感，即在一定外力的强迫之下，表现为被动，是责任感的初级表现。自律责任感，是道德责任感的高层次表现，它是出于自觉自愿，主动为病人做出奉献。道德义务的他律性强调的是外在的客观要求，如果把这种客观的要求内化为人们的主观道德自觉意识，即一种高度的责任感，这就是道德义务的自律性；道德义务的他律性一旦升华为道德主体的道德责任感，就完全摆脱了一般义务所具有的那种消极性。

道德义务所表达的形式就是应该做什么，不应该做什么，强调对病人的生命存在和健康利益的责任。对病人负责，视为对病人的义务和责任，必须无条件服从。一个有责任感的医务人员能善于体察病人的痛苦和需求，主动创造条件去满足病人的实际需求，认真履行道德义务。

（三）义务论的历史意义与局限性

义务论作为医学伦理学的核心内容，在过去相当长的一段时间内，强调的是医务人员对病人个体道德责任感。它以医务人员应该做什么、不应该做什么的形式出现，非常容易被广大的医务人员接受和效仿。义务论的医德目标主要集中在美好动机和个人行为的严谨方面，反对任何不把病人权益作为首要宗旨的道德选择。这种医德要求在当时的医德建设中产生了很大的积极作用，使医学赢得了人们的尊敬和信赖，促进了医务人员的医德修养和良好的医德品质养成，培养了一批批全心全意为人民健康服务的医务人员。

然而，随着医学科学技术的迅速发展，特别是医学科学的进步，医德义务论的内容正在面临着严峻的挑战。一方面，医学科学在其发展中提出许多伦理学的难题和道德标准问题诸如基因工程、安乐死问题等，客观上要求人们做出选择和回答。另一方面，当代卫生制度、医疗保险改革中遇到的许多困难也要求以正确的道德标准来保证改革措施的公平性和合理性。义务论单纯地强调对病人个人负责的道德观念已受到冲击，暴露了很大的局限性，如忽略了对病人应尽义务和对他人、对社会义务的统一，忽视了医疗动机与医学效果的统一，忽视了医生和病人义务的双向性等。这种医德价值取向上的重义轻利倾向，在市场经济时代面临着功利论的挑战。正是基于这些原因，人们提出了效果论的问题。

五、功利论

（一）医德功利论的含义

所谓功利，就是功效和利益，功利论也称功利主义。这种理论认为，判定人们的行为在伦理上正误的标准要看行为的效用如何，是一种以人们行为的功利效果作为道德价值基础或基本的评价标准。它与义务论是对立的。传统的医务活动一直以人道主义、为病人尽义务作为自己的道德准则，视人的生命为最宝贵和最神圣的，医务人员最基本的职责就是关心病人的生命，只有竭尽全力挽救病人的生命才是道德的，这种医学人道主义排斥一切医德功利主义的伦理观。

（二）正确理解医德功利内容

随着生命科学和医学的进步，提出一系列的医德功利问题，冲击了整个社会对生与死、生命神圣与生命质量等传统观念，甚至对传统医学目标——延长生命、治病救人开始产生怀疑。医学究竟应不应该以最先进的科学技术成就无条件地延长那些日益衰微、质量低下、对自己和社会都是一种沉重负担和痛苦的生命呢？选择医疗保健制度时，如何协调国家、企业、保健服务提供者与享受者之间的权利与义务呢？如何有效地利用卫生资源，减少或杜绝浪费呢？面对这些问题，医务人员在进行医德选择时，首先遇到的是效用、人们的利益，包括对社会、对人类的利益问题，于是传统的医德观陷入了困境。而功利主义主张以实际功效和利益作为道德标准，无疑有助于解决上述问题。

医德功利论在医学伦理学中的应用是主张以医务人员的行为是否满足病人和社会大多数人的利益为标准的一种伦理观。它坚持满足病人健康功利与医务人员的功利、医疗卫生单位的功利、社会的功利的统一；坚持医疗卫生单位经济效益与社会效益的统一。所以，医德功利是调整医务人员个人利益、集体利益和社会利益之间关系的道德准则。

1. 医德功利主张个人利益与群体利益的统一。医德功利既反对完全以功利主义观点看待生命，又不只是单从人道主义情感出发，而是要充分考虑医疗行为后果对病人、对社会的影响。当个人利益与群体利益发生矛盾时，个人利益要尽量服从集体利益，个人的功利应以群体和社会的公共利益为基础。但不主张以损害一方的利益来保护另一方的利益，强调兼顾二者的利益。

2. 医德功利主张眼前利益与长远利益的统一。医务人员在为病人诊治过程中，在重视病人的价值和生命神圣的基础上，既要考虑眼前利益，更要重视长远利益，坚持功利原则。在尊重关心病人个人利益的同时，尊重和关心自然、生态和整个人类社会。

3. 医德功利主张要从精神生活和物质生活两方面理解功利。医务人员同其他行业的人一样,也有改善自己物质文化生活的欲望和追求,但必须通过积极的救死扶伤,做出更大贡献而获得。医务人员不仅要从物质生活方面获得利益,还应追求更为高尚的精神方面的功利。医务人员为病人解除痛苦,虽付出了代价,但精神是充实的,而这种精神的享受又是任何物质享受无法替代的。

4. 医德功利主张要正确评价个人功利。个人获得功利的大小要以个人对集体和社会的贡献为依据,这样才能真正体现按劳分配的分配原则。

六、公益论

(一)医德公益论的含义

公益来自公正,公正是传统的医学美德。公益的思想在古代就产生了,由于那时生产力水平极为低下,人们的狩猎、耕种都是共同的行为,劳动果实平均分配,这样就逐渐形成了原始人群要求平等的情感。医学伦理学中的公益论主张从社会和人类利益出发,公正合理地配置卫生资源和公正合理地解决医疗实践中出现的各种利益矛盾。它强调以社会公众利益为原则,是社会公益与个人健康利益相统一的医学伦理理论。公正原则的重要内容之一是平等。医学中的公正强调医疗卫生领域内体现公平对待、均衡、效益等,以符合公共利益即大多数人的利益作为医疗选择的依据。医务人员不仅要平等地对待同事,而且要一视同仁地对待病人,让所有病人平等地享有医疗保健权。

(二)医德公益论的主要内容及意义

医德公益论的内容包括社会公益、人类公益、后代公益、医患群体的公益。其实质是要求医务人员将对病人的责任与对社会、人类、后代的责任统一起来,要求在制定卫生发展战略、卫生政策时,符合公正、合理的原则,并强调在医疗服务中坚持经济效益与社会效益并重、社会效益优先的原则。这是合理配置卫生资源最基本的道德要求,也是衡量一种卫生政策的道德尺度。

把公益论引入现代医学伦理学,能更好地解决当代医学伦理学所面临的个人伦理与社会伦理之间的矛盾,包括照顾个人健康与保护全民健康之间的矛盾、医药卫生资源的有效利用与资源的公平合理分配之间的矛盾、向现有人口提供完善的医疗服务与对后代未来的医疗技术发展之间的矛盾。解决这些或类似上述矛盾,单靠义务论是不能解决的。公益论克服了义务论的某些不足与局限,更符合多数人的利益,更具有社会意义。它使医务人员的责任视野扩大到社会与未来领域,加重了社会责任,既有利于当代人的健康利益,使人人得以享受医疗卫生保健，还有利于人类及其后代，有利于解决现代医学发展中的伦理难题而推动医学科学的发展，也有利于人类生存环境的改善，为子孙后代服务。但是，公益论在目前的情况下难以彻底实现，尚需比较长时间的努力，最终总有一天会实现。

第二节　医学伦理学的主要观点

一、生命神圣观

（一）生命神圣观的定义

生命神圣观是尊重人的生命价值的观念，是强调人的生命价值至高无上，人的生命神圣而不可侵犯的医学道德观。它是人类社会发展到一定阶段，生产力发展到一定水平，自身生存和发展的最基本需求得到满足后自身价值实现的产物，是医学伦理学的主要观点。

（二）生命神圣观产生的基础

1. 医学活动本身的内在要求医学作为一种独立的社会职业，古人把它的社会目标概括为"使人生"，也就是救人生命、使人活命；将它的社会含义定义为"医者，生人之术也"。由此可知，自古以来，医学都是以维护人的生命健康、防病治病为己任的。人的生命只有一次，在天地万事万物中是最珍贵的。

2. 自然科学、医学科学和欧洲文艺复兴运动加速了生命神圣观的产生。随着近代自然科学的发展，近代试验医学的发展使生命的奥妙逐渐被揭示，为维护和尊重生命奠定了科学基础。欧洲文艺复兴运动兴起，在与封建主义及宗教统治的斗争中，文艺复兴的斗士们对压抑人性、摧残生命等不珍视生命的行为及制度进行了批判，人们对自身价值的重视和争取自由、平等、尊重人权和人格的观念被唤醒，这就形成了生命神圣观发展中必要的政治和理论依据。随后一场以"人"为中心的人文主义运动，倡导人性论、人权论，使人们对于生命神圣的观点进一步系统化、理论化。

（三）生命神圣观的历史意义

生命神圣观与医学职业相伴而生，在推动医学及医学伦理学发展的过程中有重要的历史意义。

1. 在道德层面上强化了医学宗旨，强调尊重和维护人的生命并服务于人的健康是医务人员的重要职责。

2. 它为医学道义理论的形成及发展奠定了思想基础。它要求人们热爱和珍惜生命，尊重患者的人格、平等待人、济世救人，这些思想精华仍然是当代医学伦理学的基本理论观点，应当发扬光大。

（四）生命神圣观的局限性

随着医学现代化的发展，医学的社会价值越来越大，尤其是出现了生命质量观和生命价值观后，生命神圣观的历史局限性就逐渐暴露出来了。

1. 生命神圣观缺乏成熟的理性基础生命神圣观是建立在对个体的纯粹生物学意义的朴素情感基础上，忽视了人的生命质量和人的社会学生命。这对人类控制人口数量、提高人口质量的伦理观念产生了阻碍。

2. 生命神圣观是一种抽象化的生命观生命神圣观强调生命的价值和意义，强调对生命的尊重，但它具有模糊性和矛盾性。一是它把生命神圣和生命价值及质量分开了，事实上并非一切状态的生命都是神圣的。生命是否神圣取决于生命价值与生命质量的统一。二是生命神圣观只重视个体生命意义而忽视了人类整体利益的重要性。例如一味反对堕胎或避孕，表面看来是尊重生命，但在人口过度增长的国家来看，却侵害了人们整体的利益。

二、人道观和人权观

（一）医学人道观和人权观的含义

医学人道观是指在医学活动中，特别是在医患关系中表现出来的同情和关心患者、尊重患者的人格与权利、维护患者利益、珍视人的生命价值和质量的伦理思想和权利观念。人权观是在 14 至 16 世纪，由欧洲文艺复兴时代的一些先进的思想家提出来的。他们为了摆脱封建主义和宗教神学思想的束缚，主要主张维护人的尊严、权利和自由，尊重人的价值，最终实现资产阶级的政治解放。其目标是寻求人的思想解放，从而让人们获得更多的权利。可见，医学人道观与一般人权观既相互联系，又有区别。

（二）医学人道观和人权观的历史发展

医学人道思想和人权思想是在长期的医疗实践中产生并发展的。由于受到社会历史文化环境和医学自身活动的限制，医学人道主义在不同时代具有不同的特点及表现形式。医学人道思想经历了古代朴素的医学人道思想、近代医学人道思想和现代医学人道思想等几个发展阶段。

古代医学人道思想具有朴素的道德情感和明显的反抗等级制度的进步意义。其理论基础是个体患者的义务论和宗教的因果报应学说。

近代医学人道思想是资本主义历史时期的医学人道思想和人权观。它是在反对封建专制主义的医疗等级制度的斗争中形成的，具有明显的反对封建等级制度及神学的科学精神，有明显的进步意义。由于科学和生产力的发展，近代医学的发展为医学人道观及人权观的实施提供了条件。近代医学人道思想和人权的理论基础是生命神圣论、个体疾病义务论、资产阶级的人性论和人权论。

现代医学人道观和人权观是在 19 世纪末 20 世纪以来的医学人道和人权发展的新阶段。现代医学人道观强调把医学看成是全人类的事业，坚决反对利用医学作为政治斗争工具来残害人类。它使医学人道、人权思想更加全面具体。现代医学人道观和人权观的理论基础是义务论、公益论、公正论、生命质量价值论。自此以后，医学人道观和人权观更加成熟、更加理性。

（三）医学人道观和人权观的核心内容

1. 尊重患者的生命这是医学人道观最基本、最根本的思想。唐代名医孙思邈曾言"万物悉备，莫贵于人""人贵之重，有贵千斤"，体现了人是天地万物之间最有价值的。人的生命只有一次，所以医者应当珍重生命，尊重人的价值和权利，尽力救治患者。

2. 尊重患者的人格尊重患者的人格有两个重要依据：第一，患者不仅具有正常人的权利，而且还有一些特殊人的权利；第二，尊重患者人格是提高医疗质量及效果的必然要求。

3. 尊重患者平等的医疗权利人人享有基本医疗保健权利，这是医学人道观、人权观最基本的主张和重要目标。医疗条件的不平等不等于医疗权利的不平等。医疗活动中应排除非医疗因素，包括政治、经济、文化和宗教等的干扰，使每个患者都能得到人道的、平等的对待和实现医疗目标。

4. 尊重患者的生命价值在尊重患者生命质量的前提下，同样要重视患者的生命价值，因为没有价值的生命就是不完整和没有意义的生命。

三、生命质量观与生命价值观

生命质量论主张以人的体能和智能等自然素质的高低、优劣为标准，衡量生命存在对自身、他人和社会的意义，是强调人的生命存在质量状态及其价值的观点和理论。

（一）生命质量和生命价值的含义

生命质量主要是指人的生命的自然质量，是指某一生命就生物学生命的意义上讲是否具备作为人的基本要素。从医学伦理学角度上讲，人的生命是一种自觉的合理的存在，是生物学生存和社会学生存的统一。生物学属性是人生命的基础和载体，没有生物学生命就没有人的生命存在，而社会学属性是人的生命的本质和特征，不具备社会学生命的人的生命是没有完整意义和价值的生命。

生命质量是 20 世纪 50 年代，随着生物医学工程技术的发展而逐渐产生的，它是现代医学（生命）伦理学的核心观点，并为改善人类生命及生存条件提供伦理依据。它的提出标志着人类生命观迈向成熟，更加理智。

生命质量观产生的历史条件首先是医学科技的进步，现代医学生物技术的发展，使人类能够有效地用技术或用道德来干预人类的生命过程，如辅助生殖技术、器官移植技术、生育控制技术、基因治疗等。其次是强烈的社会需求，随着社会的现代化，许多有害因素将制约人类的发展，其中最突出的问题是人口问题、资源和环境问题，而焦点问题是人口问题。如果不控制人口数量，提高人口质量、人类自身发展甚至生存都将遭到威胁。基于上述原因，新的生命质量观及价值观必将会出现，这是一种历史的必然。

从医学角度讲，对生命的质量可以从体能和智能两方面来加以判断和评价。有学者将人的生命质量分为 3 类，即主要质量、根本质量和操作质量。主要质量是指个体的智力发育或身体状态有时可能低到不应该继续维持生存的程度，例如严重的先天畸形和无脑儿。根本质量是指生命的意义与目的，即体现在与他人、社会的相互作用关系中生命活动的质量。当这些质量低到失去生命意义和目的时，是否还应当继续维持？操作质量是以客观方法测定的生命质量。例如国外运用智力测定法衡量人的智力状况。生命质量也可用患者痛苦和意识丧失的程度来衡量，例如晚期癌症患者、不可逆性的昏迷患者等，其生命质量是非常低下的。

生命质量是和人的本质密切相关的。人是具有思维能力，能运用工具进行实践操作的动物，这些都是在一定的社会关系中进行的。是否具有意识和一般的实践能力，是衡量生命质量的主题标准，即内在标准。能否实现社会化，在社会关系中发挥其生命的作用，是衡量生命的外在标准。用这些标准判断生命质量，并使其与医疗决策和卫生方针相联系，是建构医学伦理学的重要内容。

生命价值主要指生命的社会价值。即从人的社会学生命角度出发，判断个体生命对他人和社会的意义。这种观点认为，生命个体必须在社会生活中承担社会角色，有意识，并能为他人和社会做出贡献，这才是生命的价值。它提倡生命的取舍与生命的价值要相联系。

对于生命价值的判断不外乎两方面：一是生命本身的质量，是生命的生物学价值；二是生命对他人和社会的意义，是生命的社会学价值。由此可见，生命质量是生命价值的基础和前提。

（二）生命质量观和生命价值观的历史意义

1. 生命质量观和生命价值观的出现使医学价值观更深刻、合理，标志着人类的生命观和伦理理念有了历史性的转变。它是人类要求改善自身素质，以求更大发展的反映，是人类自我意识的新突破。

2. 生命质量观和生命价值观的确立使医学伦理学研究方法和理论基础更科学、更进步，使医学伦理学的研究方法和理论基础发生了重大变革。它将传统医学伦理学单纯强调维护生命的理论格局，拓展到完整的伦理新格局，把个体、群众及人类的生命利益联系起来，把动机与后果联系起来，把珍惜生命与尊重生命质量和价值联系起来，从而使医学伦理学体系更加科学化和完善化。

3. 生命质量观和生命价值观为化解当代医学道德难题铺垫了理论基础，为解决当代医学道德难题提供了理论武器。在现代医疗中，生育辅助技术、基因治疗、器官移植术等的开展出现了尖锐的道德冲突，这是生命神圣观和道义论所解决不了的，而生命质量观和生命价值观就能为医学新技术的推广和运用提供伦理辩护，从而对一些医学道德难题做出正确的伦理论证。

（三）生命质量观和生命价值观的内容及主要特征

1. 生命神圣取向上，人类可以根据整体利益，有条件且人道地干预人的生命过程，医学目标不只是机械地保全人的性命，更重要的是发展和完善人的生命质量和价值。

2. 在医学价值取向上，应从社会公共利益和长远利益的角度来判断生与死的价值。医学价值的目标是既要维护个体的生命权益，还要服务于人类社会的整体利益。

3. 在义务价值取向上，强调对患者的责任和义务与对国家、社会、集体之间的责任和义务相统一。

4. 在时空价值取向上，强调将人类的长远利益和现实利益、整体利益和局部利益相结合，视野应更开阔、更深远。

第三节　医学伦理学的主要问题

一、医学伦理学的核心问题

医学伦理学是关于医学道德的学问。而医学道德则是医疗卫生活动中，调节人与人、人与社会之间关系的行为规范的总和。换句话说，医学伦理学是一门着重研究医疗卫生领域人际关系道德调节的学问。这里讲的人际关系是一个宽泛的、广义的概念，它包括医疗卫生服务者和服务对象的关系，即医患关系；医疗卫生单位和医疗卫生行业内部关系，即医际关系；医疗卫生单位与社会的关系以及医学和人类的关系等。

在上述人际关系中，最为重要、居于核心地位的是医疗卫生服务的提供者和服务对象之间的关系。其实道理很简单，如果没有医疗卫生和预防保健的社会需求，没有生老病死、五劳七伤、百病缠身、求医问药的多种多样的服务对象，医疗卫生事业还有存在的必要吗？正是人类社会，特别是服务对象的强烈需求，才使医学成为一门重要的科学技术，才使医疗卫生成为一个重要行业，才使医学事业成为一种重要的社会建制。一句话，没有患者，就不需要医者；没有医患关系，就没有医疗卫生领域的其他人际关系。从这个意义上讲，医患关系在整个医疗人际关系体系中居于主导的、决定性的地位，这也正是医患关系的道德调节上升为医学伦理学核心问题的内在根据。

我们还可以从现实的角度加深以上认识。观察现实生活中的医疗人际关系，就会发现医患关系方面的问题是经常的、大量的、突出的，其道德调节任务也是复杂的、繁重的、迫切的。它不仅制约着其他医疗人际关系的状况，而且关系着医疗卫生单位和整个医疗卫生行业的形象。例如，在我国医疗卫生改革中，重视医患关系的道德调节，改革方案就会为广大群众所理解，改革措施就比较容易得到落实；反之，忽视了这一点，就会遇到疑虑重重、阻力重重的情况。这就为我们展示出医患关系道德调节成为医学伦理学核心问题的实践依据。

二、医学伦理学的基本问题

医疗卫生领域中道德和利益的关系问题是医学伦理学的基本问题。它包括经济利益和道德的关系、不同层次的利益之间的关系，如医者和患者之间的利益关系、医疗卫生行业和整个社会之间的利益关系等。前者即所谓"义利关系"，后者即所谓"局部和全局的关系"。道德和利益的关系问题成为医学伦理学的基本问题，这是因为：

1. 道德和利益的关系问题体现了伦理学研究的矛盾特殊性，道德关系实际上是一种思想化、精神化了的利益关系。马克思曾经说过"人们奋斗所争取的一切，都同他们的利益有关"。医疗卫生事业就是从生命健康利益的角度造福人类的，从一定的意义上讲，它维护的是人的最大利益；而医学伦理学则力求使医疗卫生服务更公平合理，更完美有效，以便更好地满足人们的需要，更好地维护人类的健康利益。当然，它本身并不提供物质的手段，而是作为一种精神手段，对物质手段进行某些调整和优化，使之更充分、更完美、更有效地发挥作用。医学伦理学以体现社会整体利益、根本利益和长远利益的原则、规范作为判断善恶的标准；以对他人的理解和关爱、对自身的节制和忍耐、对社会的高度负责为前提调节自己和他人、个人和社会、局部和全局之间的利益关系。医学伦理学中的人际关系，首先是一种思想观念和精神形态的人际关系——道德关系；但是，它所要达到的目标却是调节利益关系。即通过社会舆论、传统习俗、内心信念等途径，诉诸人们的理性自觉，要求人们做出必要的节制和牺牲，以维护社会整体利益，保护社会成员的生命、健康权益，达到协调人们之间关系的目的。

2. 道德和利益的关系是研究和解决其他伦理问题的前提和基础。道德和利益的关系问题曾经是伦理学史上长期争论的"老大难"问题。由于争论中往往将道德和利益推向两极对立的境地，以至于使人们陷入讲道德的时候回避利益，讲利益的时候回避道德的怪圈之中。其实，只要我们把握社会存在与社会意识的辩证关系原理，就可以看到，经济关系对道德有决定作用，而道德对经济关系又有反作用。深入研究道德问题还会发现，道德关系原本是经济关系的反映，通过道德调节的方式调节利益关系，进而协调人际关系，这不仅是伦理学研究的"文中应有之义"，而且是回答一切伦理学问题的必要前提和基础。对个人利益和社会整体利益之间辩证关系的科学认识，对解决道德原则、道德规范、行为选择、行为评价，以及道德教育和修养等方面的问题无疑有着相当重要的意义。

3. 道德和利益的关系问题贯穿于伦理思想发展的全过程。古往今来的任何一个伦理学派或伦理学家都不可能真正回避道德和利益的关系问题，他们或者直截了当地，或者曲折隐晦地表明自己的认识。例如，在欧洲伦理学史上，曾经围绕道德和利益的关系问题，展开了关于何为善或至善、何为正义和公正、何为幸福、何为高尚道德品质的长期争论，形成了两大对立的思想派别；在中国伦理学史上，围绕道德与利益的关系问题，展开了"义利之辩""理欲之辩""志功之辩""性善性恶之辩"等，也形成了相应的伦理思想流派。

第四节　医学伦理学的学科特点和社会作用

一、医学伦理学的学科特点

医学伦理学具有意识形态的一般特征，但是它又以自身的特点区别于一般的意识形态，成为一种特殊的意识形态。从医学伦理学的以下特点，我们可以对它有进一步的理解和把握。

1. 阶级性与人类性的统一。医学伦理学作为一种意识形态，必然具有某些阶级性，这是毋庸置疑的。在阶级社会中，医学道德也是受统治阶级道德制约和影响的，不可避免地打上阶级的印记。比如：

在我国几千年的封建社会中，居于统治地位的儒家道德学说，就曾对我国医德观念和医德传统的形成和发展发挥了决定性的作用，并成为传统医德的主旋律。但是，医学伦理学又明显区别于其他意识形态。它具有鲜明的全人类性，即不同社会制度、不同历史时期以及不同阶级的医德体系中，拥有某些共同的或一致的因素。这些因素往往能够代表整个社会的共同利益，特别是能够反映劳苦大众的愿望，在当时具有先进道德的属性。造成这种情况的原因主要是：在不同的历史时期，往往有着相同的医学目的（医伤治病，除疾救人等）；在不同的社会制度，往往有着近似的医患关系（医者志愿为他人健康服务，患者信赖医生并向其寻求帮助）；在阶级社会中，医学科技本身是没有阶级性的，它所追求的是造福全人类，而不是造福某个阶级或某些阶层。

总之，我们要重视医学伦理学具有阶级性和全人类性相统一这个特点。前者反映其作为意识形态的共性，后者反映其作为特殊意识形态的个性，它使得医学伦理学成为古今可以传承、中西可以借鉴的一种比较特殊的意识形态。

2. 继承性与时代性的统一。我们经常说医学伦理学是一个既古老又年轻的学科。其实比较深刻地揭示了这门学科的另一个特点，即继承性与时代性的统一。

在不同的历史时期，由于社会生产力处于不同的发展水平，医患关系的具体情况会有很大差别，医疗手段和医疗需求必然有所不同，医患矛盾的内容和形式也不一样。比如，在医学落后的古代，根本没有细菌感染的概念，更没有无菌操作之说。当时，有许多受伤者接受救治后却因感染而死，这对医患关系几乎没有什么影响。然而，在现代医学的背景下，因一般感染而死亡的情况是不允许发生的。上述情况反映了医学伦理学受历史条件的制约，有一定的时代性。

医师作为人世间最为高尚、最为纯洁的职业之一，一贯提倡最先进的职业道德观念和职业道德规范，从而使之成为一种在全社会居于领先地位的、甚至超越时代的先进道德，可以作为人类文明的精华而被后来的社会所继承和吸收，体现为一种有连续性和稳定性的道德遗产。比如，我国古代医师的仁爱救人和西方古代的为病家谋幸福等医德观念，与近代医学的人道主义思想就有着明显的历史继承关系。

总之，继承性使医学伦理学保持稳定，时代性使医学伦理学不断发展，这门既古老又年轻的学问就是在上述矛盾运动中不断成长壮大起来的。

3. 科学性与人文性的统一。医学伦理学是医学和伦理学交叉渗透的产物。它虽然属于人文社科范畴，但是却与医学紧密结合，对医学科学技术抱着尊重信赖的态度。它不是过问医学的是与非，而是研究医疗服务中的善与恶。因此，医学伦理学是建立在医学科技基础之上的一门人文学科，它本身也体现着科学性。

当然，作为一门人文学科，它的基本精神就是体现人文关怀，尽最大可能理解人、爱护人、关心人、帮助人，从调整和优化医疗人际关系的角度入手指导医学更好地造福于人类。因此，它体现为对医学科技的人文关注和积极干预。这一目标和职能使之超越医学科技自身，更为敏锐地发现医学的某些负效应和盲目之处，提出一些调整、干预、限制、改进的建议和规范。

4. 理论性与实践性的统一。医学伦理学既有着完备的理论体系，又强调学以致用、认真践履，是一门知行统一的学问。因此，对在职医务人员的职业资格和职务晋升考试中，《医学伦理学》是重要科目之一。对医务人员的管理教育中，医德医风是常抓不懈、常抓常新的重要内容；对医务人员的全面评价，医德、医风都很重要，缺一不可，特别是对医务人员的职业道德考核，既要听其言，又要观其行。实际工作中的一系列具体要求和做法，都是医学伦理学理论与职业道德建设实际相统一的反映。但是，医学伦理学又有超越时代的一面。如果说道德具有趋前性，一定要坚持理论联系实际的优良学风。

5. 规范性与辐射性的统一。医学伦理学的规范性是指它对整个医疗卫生行业和全体从业人员具有指导、约束、规范的重要作用。它就像一把无形的尺子，统一规定、统一衡量着全行业的职业道德建设的标准和状况。医学伦理学的辐射性是指它对各行各业和整个社会的道德文明建设具有一种示范作用，它以先进职业道德的形态，引导人、感化人、激励人，吸引人们追求高尚的道德情操和道德实践，从而将本行业中关心人、爱护人、救助人的人道主义精神和敬业爱岗、乐于奉献的服务精神向全社会扩散开来。

二、医学伦理学的社会作用

1. 医学伦理学对医疗卫生行业具有规范作用。它通过向医疗卫生单位和卫生人员提供统一的、科学的、可行的职业道德规范，指导和约束整个医疗卫生行业循守高尚的职业道德。它从医学道德的角度对医疗卫生工作的宗旨、属性、人际关系、工作态度、服务标准等各个方面做出统一和权威的解释，形成科学和可行的职业道德准则，使广大医务工作者有章可循，规范一致，共同体现高尚的职业道德风貌，树立良好的行业形象。

2. 医学伦理学对医务人员具有教化作用。它能够教育人、感化人、塑造人的医德品质、提高人的医德境界，进而加强医疗卫生系统的职业道德建设和精神文明建设。医学伦理学的道德思想具有先进性，其理论体系具有科学性，其原则规范具有可行性，使之具备了作为教化依据和教化工具的充分条件。而各级卫生主管部门和全社会对医德医风的高度重视，更使得医学伦理学的教化功能得到充分发挥。只要通过有组织、有计划、有督促、有检查的经常性和系统性的教育训练，以及广大医务工作者自觉的、持续的医德修养，医学伦理学的基本理论和原则、规范就会逐步被广大医务工作者所理解、所接受、所信守、所实践。

3. 医学伦理学对医疗卫生事业的发展具有促进作用。它通过向广大医务工作者灌输先进的职业道德思想，提高其医德觉悟的途径，进一步激发其敬业精神、科学精神、协作精神和奉献精神，对医疗卫生实践和医学科研产生积极的促进作用，推动着医疗卫生事业和医学科技的发展。

4. 医学伦理学对全社会的职业道德建设和精神文明建设具有辐射作用。它在用先进的伦理道德理论武装医疗卫生行业的同时，也为全社会树立了一个职业道德建设的窗口与榜样，吸引着各行各业的人们学习和效仿，对整个社会的职业道德和精神文明建设产生一种辐射作用。这一点也是医疗职业光荣、医务道德高尚的体现，值得每一位医务人员为其骄傲和自豪。

第四章

医学伦理的基本原则、规范和范畴

本章重点：
- ●医学伦理的基本原则
- ●医学伦理基本原则的含义
- ●医学伦理基本原则的主要内容
- ●医学伦理的基本规范
- ●医学伦理的基本范畴

第一节　医学伦理的基本原则

一、医学伦理基本原则的含义

医学伦理基本原则，它是指调整医学职业生活中各种医学伦理关系的根本指导思想，是规范医务人员医疗行为的基本道德准则。医学伦理基本原则在整个医德规范体系中居于核心地位，它是确定医学伦理范畴和行为规范的依据，像一根主线贯穿于医学伦理规范之中，渗透在医疗卫生工作的各个方面、各个环节。它协调着医务人员与患者之间、医务人员相互之间，以及医务人员与社会之间的各种关系，为广大医务人员树立医学伦理观念、加强医学伦理修养、选择医疗行为指明了方向，是衡量医务人员的个人行为和道德品质的最高道德标准；同时，也是整个医务系统确立医学伦理规范、开展医学伦理评价、改善医疗作风、树立执业形象的导航仪和方向标。

社会主义医学伦理的基本原则可以概括为：救死扶伤，防病治病，实行革命的人道主义，全心全意为人民的身心健康服务。提出和确立这一医学伦理基本原则的意义在于：

1. 这一原则以马克思主义伦理思想为指导，集中反映了社会主义社会的性质。既发扬了中外医学伦理的优良传统，也符合广大人民身心健康的根本利益。

2. 这一原则集中反映了社会主义国家的医务人员行为整体的基本方向，也是进行医学伦理评价和加强医德教育的标准。

3. 这一原则集中反映了医学职业活动中各种人际关系的基本类型，以及需要解决的基本问题。

二、医学伦理基本原则的主要内容

"救死扶伤，防病治病，实行革命人道主义，全心全意为人民的身心健康服务"是社会主义医学伦理的基本原则。这一基本原则有着丰富的理论内涵，它高度概括了社会主义医学伦理的精神实质，体现着社会主义医学伦理规范的具体要求。

1. 全心全意为人民的身心健康服务把"全心全意为人民的身心健康服务"确定为医学伦理的基本原则，是由我国医疗卫生事业的社会主义性质所决定的。社会主义的医疗卫生事业是一项人民的事业，理应为人民的身心健康服务。因此，"为人民的身心康服务"是社会主义医学事业的根本目的，而"全心全意"则是社会主义历史条件下向广大医务人员提出的道德要求，是社会主义社会医务人员的崇高医德境界。全心全意为人民的身心健康服务是社会主义社会医务人员的最高道德目标和道德义务。

全心全意为人民的身心健康服务，要求医务人员在道德认识、道德观念上正确处理个人利益与患者利益、集体利益和社会利益之间的关系。在个人利益与患者利益、集体利益或社会利益发生矛盾时，能放弃和牺牲个人利益，以患者利益、集体利益和社会利益为重。在道德行为的选择上，应符合保障人民身心健康这一社会主义医学事业的崇高目标。

应该说，社会主义社会为广大医务人员实现全心全意为人民的身心健康服务的崇高目标创造了良好的社会前提，但正如任何事业的成就、任何目标的达到都不会是自然而然、自发实现一样，社会主义医学伦理目标的实现，需要在医疗实践中不断加强对医务人员的医学伦理理想、医学伦理规范教育，使他们牢固树立医学伦理信念，在身体力行努力实施医德行为的同时，自觉抵制各种背离全心全意为人民的身心健康服务这一根本宗旨的行为。

2. 救死扶伤、防病治病是社会主义医疗卫生工作的中心任务和基本内容，是为人民身心健康服务的具体途径和科学手段，也是每一个医务人员的神圣职责。

"人命至重，贵于千金"。人的生命是最宝贵的。病家就医，寄以生死。医务人员担负的是救死扶伤、防病治病的神圣职责。医务人员的事业心、责任感，工作态度、技术水平握掌着人们的健康之剑，把守着人的生死之门。一个医务人员可以救人活命，也可以贻误人命；既可能维护人的健康，也会因过失损害人的身心。

救死扶伤、防病治病，要求医务人员必须要有高度的职业责任感，热爱医学科学，刻苦钻研专业技术，掌握过硬的业务本领。这就要求医务人员时刻意识到自己对他人生命和健康所负有的道德上的重大责任，以满腔热忱努力学习医学科学，刻苦钻研医学技术，把救死扶伤、防病治病外在职业要求，转化为医务人员内在的神圣责任感和钻研医学、掌握技术、为患者服务的行动。在医疗实践中忠于职守，想患者所想，急病家所急，以精益求精的高超医学技术和严格科学的工作态度，不断提高疗效，避免差错。在履行救死扶伤、防病治病的职责中体现为人民的身心健康服务的道德价值。

3. 实行革命人道主义医学中的人道主义自古有之。它源于人类生存的客观需求，与医学的研究和服务目的相一致。虽然它作为一种特殊的社会意识形态，必然要反映一定的社会卫生经济关系，但从医学所面对的疾病是全人类共同的敌人这一点上来说，医学中的人道主义可以超越时空，发挥共同的人性光辉。从医学伦理的实践来看，随医学科学的发展与社会的进步，传统医学人道主义的精华在实践中不断被继承、丰富和发展，并被及时赋予了一些新的内涵。革命人道主义，就是医学人道主义在社会主义制度下的新的更高形态，衍生出一些新的内涵。它要求医务人员尊重患者的生命价值和人格尊严，满足患者的正当欲望，平等待患，关心和爱护患者的健康，维护患者的健康权益。其核心和最高体现是对人的生命价值的尊重。

（1）尊重患者的生命价值与人格尊严：作为社会的一员，每个人都有他自身的价值和人格尊严。人的生命只有一次，人死不可复生。生命死亡的不可逆转性，使人生命的存在本身具有值得尊重的价值意义。医务人员的天职是治病救人，其在职业活动中的人道主义精神更应当首先体现在对每一位患者生命价值的尊重。在实践中，应不分民族、国籍、地位、年龄、性别、美丑、亲疏，平等待患，认真医治其躯体或精神上、心理上的创伤，挽救其生命。另外还应尊重患者的人格和权利。患病并不是过错，治病也绝不是医务人员对患者的恩赐。在社会主义制度下，人人享有最基本的健康保障的权利，患者不仅享有医疗权利，而且与健康人一样，都有自尊心。人格权是患者最基本的权利，医务人员应该尊重患者的人格。不仅要尊重每个意识清醒患者的人格，即使是意识缺失的患者，他们也有自己的人格，也必须予以尊重。

（2）尊重和满足患者的正当欲望：患病无罪，但毕竟不幸。当健康受损、疾病缠身、生命安全受到严重威胁时，解除病痛、摆脱死神的折磨，使患者主动或被动地来到医院。希望得到治疗、早日恢复健康是他们最基本的要求；希望医院环境安全、舒适、温馨，也是正当要求；要求了解自己的健康现况、医师的诊断和治疗安排，以及可能涉及的费用负担、治疗、护理配合事宜等，也是合情合理的。医务人员应当尊重病家的这些正当要求。

（3）实行人道主义：谴责和反对不人道行为实行人道主义，必须谴责和反对一切对患者的不人道行为。长期以来，人道主义优良传统一直主张对战俘、囚犯、精神病患者或因不道德行为而感染上疾病的患者给予人道待遇，反对法西斯主义、恐怖主义对人的残酷迫害。在社会主义条件下，社会主义医学伦理的基本原则更是要求医务人员不管出于何故，必须力戒对他人生命的冷漠和轻视，特别对一些无力表达自己意愿的特殊患者，如精神病患者、智力障碍者等，更应赋予极大的同情心，并在医治过程中，给予特殊的关心和照顾。

第二节　医学伦理的基本规范

一、医学伦理规范的含义

所谓规范，就是约定俗成或明文规定的标准，是具体化的道德原则。医学伦理的基本规范是指医务人员在医学活动中应遵守的道德规则和道德标准，是社会对医务人员行为基本要求的概括。医学伦理规范是医学伦理原则的展开、补充和具体实现，医学伦理原则通过医学伦理规范指导人们的言行，协调医学领域中各种人际关系。因而，伦理规范在医学伦理学中占有重要地位。医学伦理规范是一种社会观念，是在长期的医学活动和医德修养的实践中逐步形成的，并随着社会变化而发展。

医学伦理规范有条文和誓言誓词两种形式。条文的形式简明扼要，清楚明确，易于记忆、理解、接受和监督，因而易于指导医务人员的医学活动，充分发挥行为准则的作用。誓言或誓词的形式显得庄严、神圣，可以激发医务人员对医疗卫生事业的神圣感和光荣感，自觉地把社会的外在要求内化为自己的内在需要，使他们忠实地履行自己的职责。

医学伦理规范作为医学职业的道德准则具有以下特点。

1. 理想性与实践性的统一。道德的作用在于激发社会成员树立更高层次的思想境界，并向着社会所倡导的理想目标不断进取。因此，医学伦理规范具有理想性，必须贯彻全心全意为人民的身心健康服务的医学宗旨，体现医学职业崇高的道德理想，从精神上激励、鼓舞医务人员忠于职守、救死扶伤。同时，医学伦理规范又是一种行为规范，是用以指导人们行为、要求人们去践行的行为标准，具有实践性。实践的特点要求医学伦理规范要有深厚的社会根基，立足现实，适度超前，使理想性与现实性和谐统一。

2. 稳定性与变动性的统一。医学伦理规范无论是作为医务人员追求的道德目标，还是作为指导和衡量医务人员行为的行为标准，都应当保持相对稳定性，否则，会造成思想认识上的模糊、混乱和行为操作上的无所适从。同时，道德规范的稳定性并不等于固定性。不能"朝令夕改"，并不是说可以一成不变。社会主义医学伦理规范必须与社会进步以及医学科学的发展水平相适应，充分反映出时代的特点。现代医学模式的转变使医学服务结构、服务项目、服务观念等发生急剧变化，必将带来医学伦理观念、医学伦理规范的变化与发展。而在各种学说、观点纷至沓来，令人眼花缭乱之时，法律的规定无疑是处事待物的最后底线。

3. 一般性与特殊性的统一。众所周知，随着人类社会和医学科学的发展，医药卫生事业已发展成一个庞大的系统，不仅包括医疗、护理、药剂、检验、医技等临床系统，而且还包括预防、保健、康复、健康促进、计划生育等系统。这些系统的职业目标和医德责任都是围绕着为人民的身心健康服务这个共同目标的，因此，必须有反映它们共同道德要求的一般医学伦理规范。但是，各个子系统的职业活动又有各自的特点、目标和要求，职业活动的差异性决定了道德要求的具体性。因此，在医药卫生事业大框架下，各个子系统需要根据自己的特点制定一些医学伦理规范，使医学伦理规范的一般性与特殊性两者统一。

二、医学伦理规范的基本内容

1. 救死扶伤，忠于职守。医学职业肩负着防病治病、救死扶伤、保障人民身心健康的崇高使命。救死扶伤、忠于职守是对医务人员从事医务职业提出的最起码的道德要求，也是最高的行为目标。其他医学伦理规范都服务于、围绕着这一医学目标，医者天职。一项事业的成就往往源于该项事业的从业者对所从事工作的热爱和执着。维护患者生命，增进人类健康，固然是医务工作者的应有职责，但要真正做好这项工作，医务人员必须树立全心全意为患者服务的高尚思想，把救人于将死，驱人之病痛，解人之心结，看作是天下最崇高的职业。救死扶伤，忠于职守，要求医务人员在工作中，待患者如亲人，竭诚以待；遇到处在痛苦危难中的患者，应痛患者之所痛，急患者之所急，敢担风险，尽力赴救，解除患者病痛，延长患者寿命。同时，自愿为保障人民健康倾注自己极大的热情，贡献自己毕生的精力。

2. 钻研医术，精益求精。从事医学职业不仅要有满腔的热情，更需要高超的业务本领。钻研医术、精益求精是保障人民身心健康的客观需要，也是医学事业不断向前发展的动力。这一规范要求医务人员严谨求实，奋发进取，刻苦学习专业知识，不断提高技术水平。医务人员要结合本职工作不断汲取新理论、新技术，把握医学发展的新动态，敢于挑战医学难题，在实践上有所创新、有所突破。同时，在每一项医疗实践中要有足够的谨慎和细心。如观察患者、询问病史、诊断处理疾病等，都要做到细致周密、一丝不苟、精准操作。

3. 一视同仁，平等待患。一视同仁，平等待患，这是自古以来提倡的传统医德。如古代医学家提出的对待患者要"普同一等"，医治疾病要"不问贵贱"等，都是平等待患之意。当今，医学伦理规范提倡"一视同仁，平等待患"主要是指要尊重患者的人格与权利。人们习惯称看病为"求医"，但医患之间的关系本质上是平等主体之间的关系，角色不同，地位平等，人格独立。因此，一视同仁、平等待患这一规范，首先要求医务人员以平等之心、平和之态看待和处理医患关系，不居高临下，不盛气凌人。其次，对待患者不论亲疏贵贱，不分民族、性别、职业、信仰、党派和国籍等，都一视同仁。但必须注意，一视同仁、平等待患并不等于对患者"同样对待"。医务人员采取医学处置，应当从有利于患者的主观愿望出发，在客观条件许可的情况下，尊重就医者的正当愿望，满足他们的合理要求。

4. 语言文明，礼貌待人。语言文明、礼貌待人既是社会主义社会提倡的公民道德规范，也是医务人员应遵循的职业道德规范。实践证明，语言文明、礼貌待人有助于减少医患之间不必要的矛盾，使患者有依赖感和安全感。这对于帮助患者建立良好的心理状态，主动配合医疗，增进治疗效果，促使患者尽快康复有积极作用。反之，如果医务人员语言粗鲁、举止不端，不仅会使医患之间缺乏应有的信任，而且还会给患者的心理带来不良刺激，妨碍治疗和治疗效果。

这一规范要求医务人员要做到礼貌服务，在与患者交往过程中，举止要端庄、语言要文明、态度要和蔼，要同情、关心和体贴患者；在患者伤痛、伤残或死亡之际，医务人员要保持严肃和同情心，不能嬉笑打闹；在病房里，要做到"三轻"，即说话轻、走路轻、动作轻，力戒大声喧哗。

5. 廉洁奉公，遵纪守法。这一医学伦理规范要求医务人员具有清正的医风，奉献的精神。淡泊名利，奉公守法，以患者利益、集体利益、国家利益为重，不徇私情，不以医疗手段谋取个人私利。古今中外医学家都很重视这一医学伦理规范。清代名医费伯雄指出："欲救人而学医则可，欲谋利而学医不可，我欲有疾，望医之相救者如何？我之父母妻儿有疾，望医之相救者如何？易地以观，则利心自淡矣"。英国科学家弗莱明说："医药界最可怕且冥冥杀人害世的莫过于贪，贪名贪利都要不得"。这些箴言从不同角度反映出医务人员必须树立患者利益高于一切的重要性。医务人员必须明白，自己手中的医药分配权、处方权、住院权，是社会和人民给予自己履行防病治病、救死扶伤神圣职责的手段，绝不能把它作为谋取私利的筹码。

在当前市场经济条件下，提出廉洁奉公、遵纪守法医学伦理规范，要求医务人员要克服小团体观念，在不以医谋私的同时，也不能为谋取本科室、本单位的小团体利益而损害患者的利益或国家的利益。应该用自己的实际行动抵制一切不正之风，自觉维护医疗职业的崇高声誉，维护患者的利益。

6. 互学互尊，团结协作。现代医学科学技术的发展，是医务人员共同努力和密切协作的结果。任何一项医学科研成果的取得，任何一次疾病预防和控制的工作完成，任何一例危重患者的抢救成功，都是多部门、多学科、多科室的专业人员团结协作的产物和集体智慧的结晶。这就要求医学领域各系统之间要互尊互学、团结协作。医务人员在医学活动中应当树立整体观念，顾全大局，互相支持，密切配合。每个医务人员担负的工作都是整个社会医疗卫生事业的一个环节，无论哪个环节出现差错，都会给社会造成损失。

科室之间、医务人员之间应该在为患者服务的前提下互相帮助，反对互不通气、互相推诿、互相拆台的错误思想。要尊重同行的人格，尊重同行的劳动成果，相互学习、取长补短。在医疗工作中，要正确对待同行的缺点和错误，既不可以文过饰非，无原则地保护同行的利益；更不可以在患者面前评论同行，或有意无意地贬低别人、抬高自己。在患者面前评论其他医务人员的缺点和错误可能会使患者丧失对医务人员的信任，影响其治疗信心。这样做也会造成同行之间的矛盾，影响团结。

第三节　医学伦理的基本范畴

一、医学伦理范畴的含义

所谓范畴，就是反映和概括社会道德现象中的本质联系的基本概念。医学伦理的基本范畴，这是医学伦理学的最基本、最普遍的概念，是人们对医学领域中的医学伦理现象的总结和概括，反映的是个体的伦理行为、伦理品质、伦理评价、医德修养和医德教育诸方面的基本概念。医学伦理范畴是现代医学领域的各种关系在人们意识中的反映，它标志着医务人员职业认识的一定程度和水平。现代医学伦理学涉及的伦理范畴的内容，包括良心、义务、情感和保密等。

人们在医疗实践中对医学伦理现象进行观察、分析和总结，既形成了客观外在的医学伦理原则和规范，又形成了个体内在的职业道德的基本概念。医学伦理范畴反映了医学伦理原则和规范的要求，受医学伦理原则和规范的制约，医学伦理原则和规范是医学伦理范畴的基础。反之，医学伦理范畴是医学伦理原则和规范的补充，没有医学伦理范畴，医学伦理原则和规范就不可能发挥其真实的作用，就不可能转化为医务人员自觉自愿的伦理行为。

医学伦理范畴是医务人员对医德的基本概念。因此，社会的医学伦理原则和规范只有转化为个体的医学伦理范畴，才能成为医务人员内心世界的自然流露和自觉选择，才能充分地贯彻和落实。有了这一点，医学伦理原则和规范便转化为医务人员强烈的道德责任感、自我评价能力、自我约束和激励的能力，促使他们自觉地调整自己的行为，实现医学伦理原则和规范的要求。

二、医学伦理范畴的基本内容

（一）医学伦理义务

1. 义务的基本含义。义务是指人们对他人和社会所承担的责任，有道德义务和法律义务之分。医学伦理义务就是医务人员对患者、对社会防病治病的道德责任感和对医疗卫生事业的献身精神。它是由衡量个体道德的医学伦理原则和规范所确定的，是实践道德原则和规范的具体要求，又是调整人与人之间道德关系的手段。

作为医学伦理范畴的义务有两个特点：第一，与权利的非对应性。医学伦理义务不同于政治、法律以及一些政党、学会、团体章程中所规定的义务。政治、法律以及政党、学会、团体所规定的义务通常同权利相对应。要享受权利，必须尽相应义务。同样，谁履行了自己的义务，就可以享受相应的权利。但是，医学伦理义务具有单方面性，不但不是以获得某种相应的权利或报偿为前提，而是以牺牲个人利益来实现他人和社会的利益为前提的。虽然，从行为的客观效果上，有些人在履行自己的道德义务后，会受到社会舆论的赞扬以及社会或他人给予的物质奖励。但作为行为者本人，其在履行义务时的主观动机、目的上，以及在履行义务的整个过程中，都不应有丝毫希冀得到报偿的想法。第二，义务履行的自觉性。任何道德规范都不带有法律上或行政上的强制性。医学伦理义务的践行靠的是社会舆论的外力推动和医务人员内心信念的自觉维持。医务人员作为医学伦理义务的履行者，发自内心地对自己的使命、责任、职责怀有强烈的信念和坚定的意志，把它们看作是自己天经地义应该做和必须做的，把履行医学伦理义务变成医务人员自己的内在需要。所以对医学伦理义务的履行是自由的，是丝毫不受任何约束的。

2. 义务的基本内容。医学伦理义务来源于医学伦理原则和医学伦理规范。全心全意为人民健康服务是医务人员最基本的义务。每个医务人员必须把防治疾病的工作看作是无条件的，把解除患者的痛苦视作自己义不容辞的责任或义务。无论何时都应当把满足患者的健康需要摆在自己工作的首位，把抢救患者的生命当作至高无上的战斗命令，出于医务职业的道德责任感，忘掉个人得失，争分夺秒地投入紧张的抢救工作，而不能有丝毫的犹豫或怠慢。

正因为医学伦理义务要求每个医务人员把救死扶伤、防病治病的工作看作是无条件的，把挽救生命、解除痛苦看作自己义不容辞的责任。所以，医务人员在医疗过程中，绝不能拿诊断、治疗、住院、开方、给药、手术等作为谋取私利、达到个人某种目的的手段。即使自己因抢救患者付出了辛勤劳动，某些患者或其家属以物质、金钱来酬谢时，医务人员也应把这看作是对自己的赞扬、鼓励和鞭策，绝不能接受这些物质或金钱。这是因为，治病救人、解除病痛、挽救生命既不是医务人员对患者的恩赐，也不是医务人员对患者发的慈悲之心，而是医务人员不可推卸的义务。

3. 社会主义医学伦理义务的作用。①社会主义医学伦理义务能使医务人员明确服务方向，自觉地为人民服务。医务人员把救死扶伤、防病治病，全心全意为人民的身心健康服务，看作是自己对社会、对人民义不容辞的职责，就会热爱医学事业、激发专业志趣，就肯积极主动地工作，就能正确对待医患关系，把身心扑在医疗卫生事业上。②社会主义医学伦理义务能帮助医务人员正确处理公私关系。明确了医学伦理义务的特点，就能使医务人员在医学活动中摆正公与私的关系，不求名利、不图钱财、不计报酬，真正做到忠于职守、廉洁奉公。③社会主义医学伦理义务能促使医务人员自我人格的完善，自觉抵制各种不正之风，自觉严守医疗秘密，以高尚的医学伦理境界完成救死扶伤、防病治病的任务。

（二）医学伦理良心

1. 良心的基本含义。良心是指医务人员对自己行为是、非、荣、辱、美、丑的深刻感受和体验。它是医务人员在对他人关系及社会关系上发自内心的、对自己所担负的职业道德责任的自我意识和自我评价。医务人员的医学伦理良心表现为：总是以医学伦理的原则和规范为准则，对人民的健康事业忠于职守，为人民的身心健康竭尽忠诚。

良心是一定道德观念、情感、意志、价值和信念在个人意志中的统一。它的特点是，不管有无外界的压力、监督和利益的诱惑，认定自己应该这样做，而不应该那样做。良心是道德的自我法庭。依靠良心，个人可以指导、评价、检验自己的医疗行为。

2. 良心的基本内容。良心是人们内心深处的一种感情，是人们对自己行为的深刻认识。作为意识的一种形式，良心的内容是客观的，是客观物质世界在意识上的反映。医务人员的医学伦理良心，是在一个人学医、行医过程中不断受外界医学伦理原则、医学伦理规范的熏陶和自我反省中形成的，是外界在自我意识中镂刻的深刻烙印，是在客体主体化和主体客体化的过程中做出的一种自我选择、自我评价，同时又成为一种主体评价外界事物、认识和情感相统一的结合体。

医学伦理范畴的良心具有丰富的内涵。

（1）医学伦理良心要求医务人员在任何情况下都忠实于患者：由于医疗职业的专业性、技术性特点，医务人员的医疗行为很多是在患者不了解甚至失去知觉的情况下进行的。医疗方案的选择是否恰当、医学处置的意义大小如何、医疗行为有无过失等，患者一般不可能真正了解，更谈不上对医务人员的医疗行为进行监督。这时，医务人员的医学伦理良心对医务人员的行为起着督促作用。医务人员要在没有外界监督或某些利益的诱惑下，都能做到尊重患者的人格与价值，选择最有利于患者利益的方案；在进行任何操作时，做到有旁人在与无旁人在一个样，一丝不苟地完成工作；即使一时疏忽出了差错，也能及时纠正，主动汇报，敢于承担责任。

（2）医学伦理良心还要求医务人员忠实于医疗事业，具有为医疗事业献身的精神：医学事业是一项以救死扶伤、治病救人为宗旨的崇高事业，这就要求医务人员在从事医疗活动中，不仅要从小处着手，做好本职，而且还必须树立全局观念，抛弃一切私心杂念、个人名利，自觉维护医学职业形象，立志为医学事业贡献自己毕生的精力。

（3）医学伦理良心还要求医务人员忠实于社会：社会关系总是复杂、交叉的，在医患关系中，医学伦理良心要求医务人员忠实于患者，把为患者服务看作是医务人员的应尽义务。但有时，有的患者为了减少或免除个人医疗花费，向医务人员提出一些不合理甚至损害他人利益或国家利益的违法要求；有的患者为治病、住院、开好药等目的，也可能会采取送礼、行贿等有损医务形象、败坏社会风气的手段，医务人员应自觉拒绝、抵制种种不正之风，自觉维护社会利益。

3. 良心在医学伦理行为过程中的作用。良心在医学伦理行为过程的不同阶段分别起着选择、监督、评价的作用。

（1）在行为之前，良心对医务人员的行为动机起着选择作用：人的行为受动机支配。动机的高尚或卑劣会导致行为的高尚或卑劣。良心在行为做出前起着对动机的过滤作用和对行为的导向作用。良心会驱使医务人员按照社会主义医学伦理原则的要求和自己的道德义务对行为动机进行自我检查，对符合内心道德要求的动机予以肯定，对不符合内心道德要求的动机进行抑制或否定，从而确立正确的动机。

（2）在行为过程中，良心起着监督作用：良心作为一种集认识与情感于一体的观念存在，对符合医学伦理要求的情感、意志、信念以及行动的方式和手段会给予激励；对不符合医学伦理要求的情感、欲念或冲动则以"良心发现"的形式，及时纠正和克服，从而改变其原来的行为方向和方式，以避免有违道德原则和规范的行为发生。良心的这种监督作用使医务人员能自觉保持正直人格，提高自身的医德修养。

（3）在行为之后，良心具有评价的作用：良心可以使医务人员反省自己的医疗行为，对自己的行为后果做出肯定或否定的评价。良心会使医务人员对履行道德义务的医疗行为感到内心满足和欣喜，对没有履行道德义务的医疗行为感到不安、自责、内疚与悔恨，甚至陷入极度痛苦之中。这种行为后的不同道德体验会促使医务人员扬善避恶，在今后的医学伦理行为中发扬优点，改正缺点，做出高尚的医德行为。

（三）医学伦理情感

1. 情感的基本含义。情感是人对客观事物态度的体验。它具有独特的主观体验形式和外部表现的形式，是人的内心世界对客观事物或周围人群喜怒哀乐的体验，是人们对外界刺激肯定或否定的心理反应。

医务人员的道德情感（basic emotion of medical ethics）通常有以下 3 个特点：①强烈的反心理对抗性。医务人员应具备的职业道德情感与人们通常对美丑、好恶的体验不同。获得某种利益的满足会使人产生愉悦感，欣赏美妙的音乐、观赏美丽的风景会使人产生美的感受。而患者的呻吟、流血、昏迷不醒以及谵语狂叫等危重病情，从通常意义上来说，对任何人都不可能带来愉悦的体验，产生美好的情感，反之，有可能引起厌恶、烦恼或恐惧。但作为一个医务人员，其职业道德却要求他具有不怕脏臭、热爱患者、关怀患者痛苦的品德。因此，医务人员必须克服本能的生理反应，消除由正常生理引起的心理对抗，不仅不能有丝毫的厌恶、烦恼或恐惧的情感和表现，而且对患者要充满同情和关爱。②道德情感具有理智性的特点，如对自己的冤家对头要不计个人恩怨、克服私心杂念平等对待，不搞以医报复。对严重危害他人、社会的违法犯罪分子，在政治上爱憎分明，但对他们身患的疾病，出于人道主义要理智对待、认真治疗。③道德情感具有自觉性和纯洁性的特点，不允许对患者掺杂有打击报复、妄图得到报酬、政治上达到某种个人目的以及男女之间非道德感情的产生等个人利己因素。

2. 情感的基本内容。医学伦理情感突出表现为医务人员对患者的同情心和责任心。

（1）同情心：是指面对患者的身心遭受病魔折磨的境况，医务人员对患者表现出的极端的焦虑、热情、关怀、帮助以及不怕脏臭的服务态度，甚至不惜献出自己一切的博大情怀。同情心是医务人员最起码也是最高尚的道德情感。①有了同情心，医务人员才能设身处地为患者服务，才能想患者之所想，急患者之所急，痛患者之所痛；才能在对患者检查和治疗时，做到态度和蔼、言语可亲、耐心细致、缜密周到，并十分注意自己的表情、姿势和态度对患者心理所产生的影响；才能在为患者选择治疗方案时，尽量选择痛苦少、疗效好的治疗方案。有时为使治疗达到更好的效果而不惜牺牲个人的利益，利用休息时间研究设计周全的治疗方案，对患者进行心理方面的疏导等。②有了同情心，医务人员才能克服对患者的嫌恶之心，在任何情况下都能一心赴救。患者患病时，往往出现形体难看、气味难闻和呻吟不止的现象。在这种情况下，只有同情患者，才能不计较这些，并竭力为患者解除病痛。如在别无他法的情况下，医务人员能为多日便秘、痛苦难忍的患者用手一点一点把大便抠出；对某些重危患者，医务人员在紧要关头为呼吸骤停的患者施行口对口的人工呼吸等，这些不嫌脏臭的举止，没有医务人员对患者深厚的同情心是不可能做到的。

（2）责任心：是指医务人员把维护患者、挽救患者的生命作为自己崇高而又神圣的职责。这种情感在行为上的表现就是对患者的高度负责。医务人员在诊断、治疗的整个过程中，都要认真仔细、严谨周密。为了抢救急危患者，常常不分上班下班，不分白天黑夜，不分节日假日，随叫随到；从睡梦中叫醒，从饭桌上拉走，既无加班费，也无人表扬，有时却有家人的埋怨声。这种自觉地将自己的全部时间、全部心血、全部技术随时奉献给患者的情怀，是医务人员对患者特有的道德责任感。

3. 情感在医学伦理行为中的作用。医学伦理情感对医务人员的医学伦理行为起促进或抑制的调节作用。作为一个医务人员，只有培养良好的医学伦理情感，对人的生命充满尊重和热爱，对患者的病痛遭遇充满同情，才能更坚定做好本职工作的信念，以强烈的医学伦理情感，自觉执行社会主义医学伦理规范，全心全意为患者服务。实践证明，医务人员培养良好的情感，对医疗工作起着积极的促进和推动作用。反之，消极的情感对医务人员的医学伦理行为只能起抑制作用。有的医务人员对本职工作认识不足，对患者缺乏同情心和责任感，在行为上就会对患者态度冷漠、生硬，做事草率马虎，不仅使患者产生不信任甚至恐惧感，对疾病的治疗和身体的康复丧失信心，有时还会酿成医疗事故等不良后果。

因此，医务人员培养良好的医学伦理情感显得十分重要。有了良好的医德情感，可以进一步提高对本职工作重要性的认识，坚定献身医学事业的信心，增强执行社会主义医学伦理基本原则、医学伦理规范的自觉性，真正以实际行动成就为患者服务的医学誓言。

（四）保密

1. 保密的基本含义。保密是指医务人员在防病治病过程中应当保守医疗秘密，不得随意泄露患者的疾病情况等个人隐私。

保密作为医学伦理学的特有范畴，可以从两个层面上理解：一是为患者严守秘密；二是对患者保守秘密。①为患者严守秘密是医学伦理的历来传统。早在古希腊的《希波克拉底誓言》中就有"凡我所见所闻，无论有无业务关系，我认为应守秘密者，我愿保守秘密"这样的内容。1948 年，世界医学会制定的《日内瓦宣言》也写道："患者吐露的一切秘密，我一定严加信守，决不泄漏。"目前，世界上大多数国家的医学院校的校训或医学生毕业誓词中，仍将保守医疗秘密作为医务人员必须具备的道德观念。②对患者保守秘密通常作为保护性医疗的一种措施。它是医务人员在医疗过程中，为了不使病情对患者造成心理负担，使患者在接受治疗的过程中能保持良好的精神状态，以达到更好的治疗效果，而不对患者本人透露全部真实病情的做法。

2. 保密的基本内容。一般来说，医务人员应该保守的医疗秘密涉及 3 个方面的内容：一是医务人员在医疗过程中所掌握的患者个人秘密。为防病治病目的，医务人员在询问病史、检查身体、实行治疗处置过程中时常会触及患者的疾病史、婚姻家庭情况、经济状况、独特的体征、生理残疾等个人生活信息。这些个人资料不管是由患者自愿提供的，还是医务人员履行职责时掌握的，只要是患者不愿被其他人知晓的，都属于个人隐私，医务人员不得随意泄露。既不得随意泄露或当作闲暇的谈话资料任意宣扬，更不能把它提供给他人用作商业或其他用途。二是对一些患者某些病情的保密。从广义上说，一个人的健康状况都可以看作个人隐私领域。而对于一些特殊疾病，由于社会的偏见和他人的不了解和不理解，更成为患病者不愿为他人知晓的秘密。如对某些可能影响患者名誉或酿成家庭纠纷的疾病，以及某些可能会带来不良后果的遗传性疾病等，医务人员有为患者保密的道德义务。而对患者的精神状况、治疗信心可能带来挫伤的恶性肿瘤或其他危害患者生命的病情的保密问题，国内外医学界存在赞成和反对两种不同的看法。但不管怎样，对一些特殊病情的保密，既不得侵犯患者的知情权，也不得妨碍社会公众的健康利益。三是对某些知名人士的健康状况、治疗情况以及涉及刑事侦查的特殊患者的病情，还有在对这些患者的治疗中无意间获得的涉及国家、社会秘密的信息，都应严格保密。

总之，保守医疗秘密，有利于建立医患之间的信赖关系，避免医患矛盾和医疗纠纷，也有利于患者在接受治疗中保持良好的精神状态，早日恢复健康。

第五章

医患关系中的伦理

本章重点：
- ●医患关系的含义和内容
- ●医患关系的历史演变和模式
- ●影响医患关系发展的主要因素
- ●医患的权利与义务
- ●医患关系的道德要求

第一节　医患关系概述

一、医患关系的含义

医患关系，就是医生与患者在医疗诊断、治疗和护理中建立起来的相互关系。它是医疗活动中最基本、最重要的一种人际关系。

医患关系有广义和狭义之分。广义的医患关系，是指以医生为中心的群体（医方）与以患者为中心的群体（患方）在医疗过程中建立起来的相互关系。医方包括医生、护士、医技人员、医院行政管理人员及后勤保障人员；患方包括病人、病人亲属或监护人、病人所在单位。狭义的医患关系是指医疗过程中医生与病人之间所结成的一种特定的人际关系。医患关系包含两个相互区别，又相互联系、相互作用的部分，即医患关系的技术方面和医患关系的伦理、社会的非技术方面。

无论是广义的医患关系还是狭义的医患关系，都不仅包含有某些经济关系、法律关系，而且更重要的是反映着特定的伦理道德关系。随着新医学模式的形成与发展，医患关系日益社会化，广义的医患关系概念日益被人们所接受。但在临床诊治过程中，狭义的医患关系概念更具重要性。我们在这里讨论的内容主要是狭义的医患关系。

二、医患关系的内容

根据在诊疗中实施的手段，医患关系还可以分为技术方面的和非技术方面的医患关系两种：

（一）医患关系的技术方面

医患关系的技术方面就是指在诊疗措施的决定和执行中，医务人员和病人的相互关系。医生对患者的正确诊断、处方、外科手术的治疗方案，都属于医患关系的技术性方面，即与医疗手段实施本身有关的内容。医务人员的技术水平以及合理应用是医患关系的基础。

医患关系的技术方面最基本的问题是医疗实施过程中医患双方彼此的地位。从历史的角度来看，医患关系有两种典型化的类型：家长式和民主式。传统的医患关系中医生具有绝对权威，医生在医疗实施过程中始终占主动地位，充当病人的保护人。从积极意义上说，医生、护士对病人应有慈父慈母般的胸怀，把爱护的情感倾注在病人身上，但这种家长式的医患关系也存在缺陷，即忽视了病人在治疗过程中的能动作用，忽视了病人独立的意志。现代医患关系中民主意识增强，病人不是完全被动地接受治疗，而是要参与医疗意见和决策，从家长式的医患关系到民主式的医患关系应该是一种进步。

（二）医患关系的非技术方面

医患关系的非技术方面即不是关于诊疗实施本身医生与病人的相互关系，而是关于医患交往中的社会、伦理、心理方面的关系，我们通常说的服务态度、医疗作风等就是这方面的内容。

重视医生的伦理和品质要求一直是古代医学的传统。如果说医疗技术是近几个世纪，尤其是 20 世纪才得到巨大的发展，那么对于医生的伦理和品质要求则是极其久远的，古希腊的《希波克拉底誓言》和中国唐代名医孙思邈的《大医精诚》中，就已经包含了这些要求。医患关系的这些非技术方面的要求，几乎成为医生这个职业的基本内涵。

医患关系的非技术方面，是医患关系中最基本、最重要的方面。大多数病人对医生、医院是否满意，并不在于他们能判断医生给予的诊断和治疗处置的优劣。因为对绝大多数病人来说，对医疗技术本身的评价是超出其能力的。病人对医务人员的看法往往在于医务人员是否耐心，是否认真，是否抱着深切的同情心，是否尽了最大努力去做好诊治工作。简而言之，就是服务态度好不好，医德高不高。社会对于医生的角色期望不仅要求医生受过严格的专业训练，有很好的医术，而且对医生的品格也有很高要求，要求医生有同情心，能亲切而热情地对待病人，能为病人保守秘密，能把病人的利益放在首位，具有为救死扶伤而献身的精神。这是因为医患关系的态度和伦理方面与医疗效果有着密切的关系。医生良好的形象和语言本身对患者就有很大的心理治疗作用，能够给病人以信心、以希望、以积极的暗示作用，帮助病人改变对于疾病的消极心理，增强病人与疾病做斗争的主观能动性，引导病人对治疗过程积极配合。因此，在医疗过程中，强调医患关系的服务态度和伦理道德方面，是非常正确的。

医患之间是一种双向关系，医患关系的好坏，病人也是重要因素，病人的文化修养、品格素质、心理特征无不影响正常医患关系的建立。但作为医患关系的主导者医务人员方面，尤应对建立和谐的医患关系承担主要的责任。把医患关系划分为技术方面和非技术方面，乃是相对的。事实上这两个方面是密切联系的统一体，都是为了病人的利益来实施的。

三、医患关系的历史演变

医患关系在医学并未成为一门专门化的技艺，没有专职医生从事这项活动时，就有了雏形。当时所谓的医治只不过是精心护理加上意志、意念和信仰，完全依靠服务态度和医疗作风，从这个意义上说，医患关系的非技术方面是医疗服务的基础。患者的家属和巫师术士们在特定条件下临时承担了医疗救护的任务，这种原始的"医患关系"融入其他的人际关系中，没有明确分化出来，医疗救护的技术性非常低。当时的医学尚处于经验医学阶段，医患之间的交往是一种面对面的直接交往。同时，由于当时医学没有过多过细的分科，医者对所有患者的疾病一般予以通盘考虑，全面负责，不仅重视患者的疾病，而且重视患者的心理、社会因素对疾病的影响，因而医患关系较为稳定和亲密，医患关系被视为"仁爱救人"的良好、和谐的关系。

经过漫长的实践，医疗救护工作的技术性提高了，出现了职业医生，有了稳定的医患关系。在医疗过程中，医生始终占主动地位，患者服从医生是天经地义的事情。这时期的医患关系仍然主要靠道德信念、靠良好的服务态度和认真负责的敬业精神来维持，因此，要求医生仁慈、正直、庄重、值得信任。如希波克拉底在其《誓言》中提到的那样，以"遵守为病家谋利益"为信条，以"纯洁与神圣之精神，终身执行我职务"，以"为病家谋幸福"为唯一目的。

近代以来，随着生物科学的发展，一系列生物科学的重大成果应用于医学，给人类带来了福音，为人类健康做出了贡献。医学逐渐克服了细菌传染病，开始向恶性肿瘤、病毒性疾病和衰老等发起挑战，医学研究逐步从细胞水平向分子、基因水平迈进，器官移植和人工器官的植入综合地反映了医学在战胜疾病、保护健康方面的新能力。但是医学的进步也使人们对技术产生了崇拜心理，技术统治了医学。尽管在这一时期，患者在医患关系中的地位和自主权有所提高，但是医生仍处于主导地位，医学技术决定一切，主宰着医患双方的关系。

医学发展到今天，医患关系已经经历了由强调非技术方面及人性，转向只强调技术性方面而忽视医患关系的非技术方面这一过程。这一过程也是从人文关怀向技术主义发展的过程。它既是医学进步和发展的必然结果，也是医学科学技术巨大成果的一种展现。但在享有医学科学带来的健康和前所未有的希望的同时，也带来了医学和医患关系的人性和道德的丧失，引发了许多伦理、法律和社会问题。

总之，随着医学模式由生物医学模式向生物—心理—社会医学模式的转变，只强调技术性、忽视人性的医患关系已不适应医学发展。医学的发展不应该只是纯技术的发展，同时还应该是医学人文价值的发展。医患关系必须向人性复归，医生不能仅从生物学的角度考虑疾病诊疗的需要，还必须考虑患者的社会与心理特点，使患者得到应有的尊严。不能只重视疾病与诊疗的技术性，而应将技术性与人性相统一。

第二节　医患关系模式

医患关系的技术方面和非技术方面通常用医患关系模式来描述。医患关系模式是指对医患关系不同情况进行概括和总结的标准式样。对医患关系模式的划分，国内外学者均有不少的提法，主要有以下四种医患关系的基本模式：

一、萨斯—荷伦德医患关系模式

对医患关系模式作概括描述的首推萨斯—荷伦德模式。此模式是 1956 年美国学者萨斯（Thomas Szasz）和荷伦德（Marc Hollender）在《内科学成就》杂志上发表的《医患关系的基本模式》一文中首次提出的，现已被医学界、医学伦理学界广泛接受。此模式根据医生和病人地位、主动性大小等将医患关系划分为主动—被动型、指导—合作型、共同参与型三种基本模式。

（1）主动—被动型：这是一种具有悠久历史的医患关系模式，医生是完全主动的，病人是完全被动的。医生的权威性不会受到病人的怀疑，病人不会提出任何异议。这种模式在现代医学实践中普遍存在，例如外科、麻醉、抗菌的治疗。这一模式特别适用于急诊治疗、病人严重创伤、大出血或休克昏迷。这一模式相当于生活中父母与婴儿的关系。婴儿完全没有表达独立意志的可能性，一切听命于父母。这种医患关系的要点和特征是"为病人做什么"。

（2）指导—合作型：这是一种构成现代医疗实践中医患关系基础的模式。医患间存在着相互作用，医生是主动的，病人也有一定的主动性。但医生仍然是权威的，医生的意见将受到病人的尊重，不过病人可以提出疑问，可以寻求解释。病人因某些症状而痛苦如急性感染，于是主动地寻求医生的帮助，医生告诉病人做什么，并期望病人对指令性的治疗服从、合作。医生不喜欢病人提问题或表示异议或不履行应该接受的医嘱。在这种关系中虽然病人有了一定的地位和主动性，但在总体上医患的权利是不平等的。这一模式相当于生活中父母与少年或青少年的关系。少年有一定的理解力和主动性，但他们在各个方面远不如父母那样成熟、有力，因此，父母充当引导者，少年接受父母的引导。这种医患关系的要点和特征是"告诉病人做什么"。

（3）共同参与型：这是医患关系的一种发展模式，此型的医患相互关系中医生和病人有近似相等的权利和地位，医生帮助病人自疗，改变了患者处于被动的地位。几乎所有的心理治疗均属于这种模式，大多数慢性病也适用这种模式，因为慢性病治疗措施主要是由病人完成。这种模式就参与者双方而言，比上述两种模式需要更为复杂的心理的要求，因而此模式相当于成人与成人之间的关系。成年人都成熟了，都懂得不少，都有决定权，都有主动性。这种医患关系的要点和特征是"帮助病人自疗"。

总的来说，从技术方面来看医生与病人的关系乃是"专家"与"外行"的

73

关系，医生拥有医学专业的知识和技能，病人是没有受过医学专业训练的外行，需要求助于医生的专门知识和技能。可以说，这是上述三种医患关系模式的共同基础。在第三种类型中，医生与病人的"专家"与"外行"的差距缩小了。病人对他患了很久的病已有相当了解，因此，他的独立性和主动性也就增强了，但他毕竟还不是医生，他还需要医生给他检查（或开特殊检查的送诊单），给他处方等，还是需要医生的帮助。

二、维奇医患关系模式

美国学者罗伯特·维奇提出了以下三种医患关系模式：

（1）纯技术模式。在这种模式中，医生充当的是纯科学家的角色，只负责技术工作。医生将所有与疾病、健康有关的事实提供给患者，让患者接受这些事实然后医生根据这些事实，解决相应的问题。这种医患关系是将患者当作生物体变量的生物医学阶段的医患关系。

（2）权威模式。在这种模式，医生充当的是家长式的角色，具有很大的权威性。医生不仅具有为患者做出医学决定的权利，而且具有做出道德决定的权利。患者完全没有自主权，不利于调动患者的主观能动性。

（3）契约模式。在这种模式中，医患双方是一种依法履行的关于医患双方责任与利益的约定关系。医患双方虽然并不感到彼此之间的完全平等，但却感到相互之间有一些共同利益，并彼此分享权利与道德责任，同时对做出的各种决定负责。契约模式是令人满意的模式，较前两个模式是一大进步。

三、布朗斯坦医患关系模式

美国医学社会学家布朗斯坦（J. J. Braumstein）在其编著的《行为科学在医学中的应用》一书中，提出了医患关系的"传统模式"和"人道模式"。传统模式指医生是权威，做出决定，病人则听命服从，执行决定的医患关系。人道模式则体现了对患者意志和权利的尊重，将患者看作一个完整的人，重视患者的心理、社会方面的因素，对患者不仅要给予技术方面的帮助，而且医生要有同情心、关切和负责的态度。这种医患关系的人道模式，可以说是综合了医患关系非技术与技术两个方面。在人道的医患关系中，患者主动地参与医疗过程，在做出医疗处置决定中有发言权，并承担责任，医生在很大程度上是教育者、引导者和顾问。人道的医患关系模式比传统的医患关系模式更有效，有更高的尊医率和疗效，特别是当治疗涉及患者生活方式和个人嗜好的改变时，这种模式更具优越性。

四、海耶斯—鲍第斯塔医患关系模式

这是由学者海耶斯（Hayes）和鲍第斯塔（Bautista）提出的一种关于（强调）医患互动的基本医患关系模式（类型）。他们强调，在医患关系中，医患互动的过程是重要的，有助于医患双方的相互理解、妥协与合作。该模式把这种医患互动看作是一个协商的过程，而不是医生简单地下命令的过程。

海耶斯和鲍第斯塔着重研究了患者在互动中试图修正医生治疗方案的方式。他们发现患者要么使医生相信治疗没有起作用，要么用自己的行动抵制治疗，比如患者故意减少或增加服用的药量，或夸大症状。医生做出的反应是，要么告诉患者，如果不遵从治疗，他们的健康就可能变得更糟糕；要么肯定治疗本身是正确的，只是起作用的过程可能比较缓慢；要么简单地要求患者遵从。海耶斯—鲍第斯塔模式在这点上与萨斯—荷伦德模式类似，提示了非急症情况下，患者和他们的医生在健康问题上进行互动时不一定处于被动的地位。患者可以对医生提供的信息和治疗的适宜性进行质疑、寻求解释和作出判断。

海耶斯和鲍第斯塔提出的患者—医生关系是基于患者的感觉，而不是基于情况的客观事实。改变治疗方案的过程只是在患者感到治疗方法不适当之后开始的，与医生的感觉无关。治疗方案不适当的感觉提示患者需要改变治疗方案。患者往往采取说服医生改变治疗方案或直接反对医生的治疗方案的策略。作为医生，一旦觉察到患者打算或已经开始要求改变医疗方案，往往会采取"医学知识权威"策略，或"开诚布公"重申治疗方案正确的策略。然后，双方进行协商和讨价还价，结果可能是双方满意，或一方满意一方不满意，或双方都不满意而决定医疗关系的保持、紧张或结束。该模式重要之处在于大大地增加了对患者不服从和医生控制治疗过程的了解，也说明了医患双方在治疗过程中存在进行妥协的可能性。

上述四种医患关系的模式，体现了医患关系由以医生为中心向以患者为中心转变的趋势。医患关系中患者的地位不断提高，患者权利不断得到增强。随着教育水平的提高，公民权利意识的增强，对自身健康的关注，医患关系中患者的地位和主动性将会不断提高，传统的家长式的医患关系正朝着以患者为中心的医患关系模式转变：患者有了更多的自主权。医生也必须把尊重患者的自

主权看成是绝对的义务并让患者参与有关自身的医疗决定；医患关系更加强调患者的权利和地位，更加重视医患双方的互动。和谐的医患关系是建立在医患双方都充分享有权利，并切实履行义务的基础上的医患关系。

第三节　影响医患关系发展的主要因素

医生与病人的关系在社会关系中显得十分特殊。在几千年的医学活动中，随着社会伦理背景的变更、医学的发展，医患双方的相互关系、相互影响和彼此地位也发生着变化。其中医患关系中医生的主导作用始终没有变，而医患间的密切关系越来越淡漠，病人在医患关系中的地位和自主权利越来越受到尊重。影响医患关系发展的主要因素包括：

一、医学科学发展影响医患关系

古代的医患关系具有直接性、稳定性、主动性等特点，这些特点是由当时医学水平所决定的。首先，古代的医学基本上是一种经验医学，医生从诊断到治疗均是以直接与病人交往为前提的。如中医望、闻、问、切均须同病人直接接触。其次，当时的医学分科不细，因而任何一个医生对任何病人的疾病都是全面考虑和负责的，这样就形成了医患关系某种程度上的稳定性。最后，无论是中国还是西方古代医学均有朴素的整体观，即把人的生理、心理、社会及环境看作一个有联系的整体。在这种医学观的指导下，医生重视心理因素，主动地接近、关心和了解病人。随着生物医学的确立，医学科学的进步，这种建立在古代医学基础上的传统医患关系不可避免地要发生转变。这种转变表现在与传统医患特点相对应的三个方面：

1. 医患关系物化的趋势。在近代医学中，由于大量地采用物理、化学等科学的诊疗设备，医生在诊断、治疗病人时对这些设备有极大的依赖性。这样在医患关系中便引进了第三者媒介，医生与病人之间的关系被某种程度地物化了。技术和医疗设备的介入，使医患之间亲密直接的思想、情感的交流大大减少了，感情淡漠了。导致了医生只关注生物、物理的因素对疾病的影响而忽视患者心理、社会因素对健康的作用。

2. 医患关系分解的趋势。一方面，由于分科愈来愈细，医生日益专科化，这样形成了一个医生只对某一种病或病人的某一部位（器官、系统）的病变负责，而不对病人整体负责的情况。另一方面，由于医院的出现，病人集中于医院治疗，表面上医患双方生活于同一空间，交往似乎密切了。但实际上医患关系的稳定性，即一个医生与一个病人的稳定联系却大大降低了；就是说，以往那种一个医生与一个病人的稳定联系分解为几十个甚至更多的医生与一个病人的联系。这样，医患双方的情感联系也相对地淡薄了。

3. 病人与疾病分离的趋势。近代医学是以生物学为基础的，因而只是以生物学的观点来分析、研究人，况且使用的又是还原论的方法。为了深入了解某种疾病及其发病因素，为了探求某种疾病病原体，这就要求把某种疾病的致病因素从病人整体中分离出来。同时又舍去病人的社会、心理因素。这样，在医生看来，他的试管里、显微镜下，以及各种现代检测设备的影像里，就只有血液、尿液，就只有细胞、分子形态了。如此，疾病和病人被分割开来，自然的人与社会的人、生理的人与有头脑的人被割裂开了。

二、社会因素影响医患关系

影响医患关系的还有很多社会因素，如：经济发展、文化传统、伦理风尚等。

1. 商业化。随着商品经济的发展，医患关系商业化的倾向是不足为奇的。医患关系的商业化有其积极的一面，也有消极的一面，总体上讲，商品经济是有利于医学科学发展，有利于病人利益实现的。在美国病人作为消费者已成为现实，1962 年美国国会通过了消费者权利法案，其中包含了保护消费者健康的一些基本原则。过去医学界认为医生推销自己的业务是不道德的，美国医疗协会的规章对大部分医疗广告是禁止的，但 1975 年联邦法院确认这种限制应当放宽。这些明显地证明医疗保健事业同样存在着销售者和消费者的关系，并且，这种关系在某种程度上可以导致医疗保健更优质、更方便、更带有"顾客第一"的服务性。消极面表现在商品经济中货币的因素所产生的副作用，难免有人唯利是图，片面地一切向钱看。少数医务人员把市场经济的"等价交换"原则移植到医患关系中来。使本来纯洁的救死扶伤的神圣职责成了与病人交换的筹码。在这些人的心目中，金钱与利益成为唯一渴望得到的东西。与此同时，由于部分患者对自身权利缺乏认识，以为医务人员的诊断和精心照料是一种恩德，只有物质的感谢才能获得心理平衡，加上一些开假证明、开大处方等不健康的求医行为，加速了医患关系的商品化。

2. 民主化。生物医学时代有一种神化医学和医生的倾向，从而使医生权力过大。随着民主社会的确立，医患关系的民主化趋势也越来越明显，反映为理性上的尊重病人，并体现在两方面：一是希波克拉底爱护、关心病人的人道主义医学传统得到重新确认。在现实中医患权利不平衡，将来也不可能完全平等，因此更需要用人道的力量去平衡医患关系。科学的力量使医生们确立了其在人们心中的地位，但是如何使用科学，在医学领域有个伦理学问题。有一位外国医生曾经说过"医师穿上象征自然力量神圣的白大衣，往往容易滑向术士的角色"。人们在发展、应用医学科学技术的同时，理性地认识到医学伦理学的重要性。"没有医学伦理学，医师就会变成没有人性的技术员、知识的传播者、修配器官的匠人，或者是无知的暴君。"二是从现实上讲，病人的地位也在不断地上升。病人成为医疗的消费者，医生为了争取更多病人就医必须努力提高服务态度和医疗质量。经济的发展带来了医疗事业的发展与变化，也带来了医患关系民主化。过去很常见的专制自大的医生现已大为减少，患者的地位不断提高，患者权利不断得到增强。在诊疗过程中，患者不再是被动的接受体，而是在知情同意的前提下，主动参与治疗。医患双方的地位越来越平等。

3. 法律化。医患关系的法律化是现代社会法制进程的必然结果。西方发达国家普遍施行法制，西方医学伦理学家、医疗法学家普遍认为，要建立稳定、和谐的医患关系，制定基本医疗法律是前提和基础，医务人员和患者都应在法律的范围内活动，都应树立基本的医疗法律意识，遵循基本的医疗法律规范。

传统的医患关系仅是一种单向关系，即只讲医生对病人的义务。现代社会的医患关系特别是病人权利的提出，使这种单向关系转化为双向关系，病人从道义上有权得到治疗、保健和健康，而不仅仅是由医生出于义务给予病人的。这样就从病人道德需要角度上对医生提出了更高的要求。

传统的医患关系在很大程度上是靠伦理道德规范维系的。在现代社会，单是靠伦理准则约束人的行为显得不够有力，因此法律规范逐步成为制约医患关系的重要手段。例如对"知情同意""保密"等事项，一些国家法律都有相关的规定。现在医患双方的权利和义务多以法律规定的形式出现，医患关系既是道德关系，又是法律关系。临床医疗实践中，医患双方的医疗行为都是特定的法律事实，是能在当事人之间引起民事法律关系产生、变更和消灭的客观事实，例如，医生和患者就治疗签订的医疗协议、合同等。

第四节　医患的权利与义务

在医患关系中医生和患者作为当事双方都有各自应享有的权利和应尽的义务，并且都以对方权利的享有和义务的履行作为自己存在和实现的前提，两者之间是相辅相成、缺一不可的。只有当医生和患者的权利都得以完整享有，并都能自觉履行各自应尽义务时，和谐的医患关系才能真正地建立，医疗活动才能成功。

一、病人的权利与义务

病人权利问题是现代医学伦理学的最为重要的议题之一。临床医疗中存在的和不断出现的道德难题和伦理争议许多都是围绕病人权利这一主题而展开的，正确认识和对待病人的权利对每一个医务工作者都至关重要。

病人权利是指病人在医疗卫生活动中应享受的权益或利益。病人权利是公民基本权利的一部分。我国宪法明确规定："中华人民共和国公民在年老、疾病或丧失劳动力的情况下，有从国家和社会获得物质帮助的权利。国家发展为公民享受这些权利所需的社会保险、社会救济和医疗卫生事业。"民法规定，"公民享有生命健康权""享有名誉权，公民的人格尊严受法律保护"。这些法律规定的根本点就在于保障公民的健康权，使患有疾病的公民早日恢复健康。此外，我国的其他法律尤其是卫生部门的法律法规都对作为公民的病人的各种权利作了规定，或提供了法律依据。

病人权利不仅是一个涉及法律规范如隐私权、知情同意权、保密权等的法律概念，更是一个伦理学概念，涉及更多的是伦理道义上的内容，因为病人权利的许多方面有赖于医务人员的道德义务和病人的义务来实现。例如，病人有对自身疾病认知的权利，但如果病人不履行在治疗中应有的很好配合治疗的义务，如果医生不向病人作必要的说明解释，病人这一权利就实现不了。

病人权利问题的提出已有两百多年的历史。最早的病人权利运动始于法国大革命时期，并与当时简陋的医疗服务相关。那时，每张病床要睡两人以上，多则 8 人，引起了病人的极大不满。在病人和公众的强烈要求下，1793 年法国国民大会规定，一张病床只能睡一个病人，两张病床之间的距离应有 3 英尺（1

英尺等于 0. 3048 米）。此后，不少西方国家开始重视病人权利的研究和实践。1946 年对纳粹进行审判并通过《纽伦堡法典》以后，西方国家普遍接受了不取得病人或当事人在自由意志下的知情同意，就不许对他们进行任何医学试验的原则。《纽伦堡法典》对病人的知情同意规定了三项必要条例：即知情、自由意志和有能力。病人的自主权成了知情同意的核心。1946 年美国通过了一个要求医院符合一定标准的法案，赋予州在法律上有对医院的医疗质量进行监督和保障病人权利的权力。

近几十年来，一些国家对病人权利有很多的研究，并采取了一系列的步骤和措施来保障病人权利的实现。1972 年年底美国医院协会采纳了《病人权利法案》（Patients Bill of Right），其前提是："当医疗在一个组织机构中提供时，传统的医患关系呈现新的方面……机构本身对病人负有责任。"该《病人权利法案》规定了病人有 12 个方面的权益。其后，美国相继有 16 个州以法律的形式制定和通过了有关病人权利的章程，强调医院应有效地把病人权利告诉来院治疗的病人。1980 年美国召开了第一届全美病人权利会议。1975 年 12 月欧洲议会理事会将一个有关保证病人权利的立法建立草案提交给它的 16 个会员国，其中列出了病人的"基本权利"，内容与美国的《病人权利法案》内容相似。目前，病人权利问题在各国已越来越受到重视，我国的情况也是如此。

病人权利是生物医学发展到 20 世纪商品化社会下的产物，是生物医学伦理学中所涉及的医患关系的最核心的问题。在这样一个大背景下，病人权利还有一些复杂的、具体的医疗与社会背景，比如：公众和病人对自身的健康日益重视，人们权利意识、参与意识增强，医患医学知识的差距逐渐缩小，医患关系淡漠，医源性疾病增多，侵犯病人权利而造成病人身心伤害的案例增多，医院工作合理目的与病人的合理要求和利益之间的矛盾出现（如医院除了直接为某个病人医疗服务的目的外，还有为其他病人以至社会公众健康服务的目的，还有促进临床教学、科研，节约费用。提高医院和医务人员收入和声誉等目的，这些方面的目的往往会因主观和客观的原因而与某一病人的直接利益或要求发生矛盾）。维护病人权利的问题就这样被提出来了。

（一）病人权利的基本内容

适合我国国情的病人权利基本内容包括：

1. 病人医疗保健权。病人作为社会成员或国家公民具有基本的健康权利和医疗权利。病人在医疗活动中均应得到合理的和不受歧视的诊断、治疗、护理等权利，不因其地位、财富、性别、国别、疾病状况等的不同而得到不平等的诊治。公民一旦患疾病或受到其他损伤时，享有从医疗保健机构获得医疗保健服务的权利，并且在这种服务中得到医务人员的尊重和一视同仁的对待。

2. 病人自主权。病人有权在医疗中经过深思熟虑，就有关自己疾病和健康问题做出合乎理性的决定并据此采取负责的行动。其前提是要承认病人有权参与医疗过程，在权衡各方面利益的基础上，病人有权决定是否同意医生提出的手术及手术方案、特殊检查、使用贵重药品或其他特殊治疗的建议；有权拒绝治疗和试验，不管治疗能不能让病人获益，不管试验与治疗是否有关。拒绝治疗的权利包括了病人有权要求转诊、转院、申辩。

3. 病人知情同意权。此权与上述病人自主权密切相连，是病人自主权的一个重要而具体的形式。在临床医疗和研究中，知情同意都是必不可少的，它不仅是为了争取病人的合作，增进医患关系，提高医疗效果，还体现在有利于病人、尊重病人，有助于病人自主权的合理行使上。知情同意权包括了解权、被告知权、选择权等，患者对自己的病情、将支付或已支付的费用、医疗诊断、即将接受的治疗及其效果有权知道全部真实情况。

4. 病人隐私保密权。包括病人隐私权和病人保密权两个密切关联的方面。对患者而言其享有不公开自己病情、家族史、接触史、身体异常部位、异常生理特征等个人生活秘密和自由的隐私权；对医生而言，由于职业特点和病人的治病需要，医生可以了解病人的隐私，这种知晓是医生的权利，但医生无权泄露病人的隐私，这有助于建立相互尊重、相互信任的医患关系。唯一能否定病人隐私保密权的理由是：如果继续保护病人的隐私保密权将给病人自己和他人或社会带来的危害大于放弃这种权利给病人带来的损失。

5. 病人监督申诉权。病人监督申诉权是指病人有权监督并维护自己应享有权利的实现，同时对于各种妨碍医疗权利实现的错误行为，病人有向医疗机构、医疗主管部门提出申诉，甚至可通过社会舆论提出批评或谴责的权利。如病人有权要求医生降低或节省医药费用，有权要求医生对医药费用做出合理解释，有权对自己生命受到疾病的威胁而又被拒绝治疗或草率治疗的错误行为提出批评、申诉，甚至要求赔偿。

上述五个方面是病人权利的基本内容，但这些基本权利在医疗实践中的实现，有赖于医生对病人权利的认识，有赖于病人自身的权利意识，有赖于医疗卫生服务的发展。同时也应注意到，病人权利之间也会发生冲突，尤其是病人自主权和医疗权的冲突。如当病人拒绝治疗时，病人是在行使他的自主权，但他拒绝治疗的决定意味着放弃特定的医疗权，并可能与病人治疗疾病、恢复健康的利益相冲突。这时要坚持病人利益第一原则，具体情况具体分析。

（二）病人的义务

权利和义务总是相对应的，病人在行使其权利的同时，必须履行医疗中相应的义务。病人义务主要是指病人的道德义务，病人履行道德义务。从根本上来说是为了实现病人的利益。所谓道德义务，是指作为社会的人在一定的内心信念和道德责任感的驱使下自觉履行对社会和他人应负的责任。病人的义务主要有以下几个方面：

1. 保持和恢复健康的义务。保持和恢复健康是包括病人在内的全体公民的义务和责任。因为个人健康与否不单纯是个人的私事，而是与社会和他人的利益密切相关的。对自己的健康不负责任，引起疾病或影响健康，必然造成承担社会责任和义务能力的减弱，既会给社会和家庭增加负担，同时对个人也是一种损失。一个人一旦生了病，就应该主动地甚至强制性地接受治疗，养成科学的生活习惯、注重自我保护，是保持健康的重要途径。

2. 遵守医院规章制度、积极配合治疗的义务。国家制定的卫生法规和医院的各项规章制度是维护医疗秩序、提高医护质量的重要保证，病人应该自觉遵守，文明就医、遵纪守法，积极与医务人员密切配合，使自身需要与医疗工作协调起来。离开病人良好的配合，是难以取得良好的医疗效果的。

3. 负担正当医药费用的义务。医疗费用是维系医院医疗活动正常运转的重要条件。目前，我国正处于社会主义初级阶段，经济不发达，国家还不可能负担每个公民的全部医疗费用。即使是享受社会医疗保险的公民，个人也需要承担一定的医疗费用。所以，公民患病就医时有义务交纳全部或部分医药费。

4. 支持医学科研的义务。医学科学的发展，医疗技术的提高，离不开医学科学研究与实验。人类既是医学科研的主体又是医学科研的客体。医务人员常常需要对一些罕见病、疑难病进行专门研究，有时还需要对不明死因的患者进行尸体解剖，一些新药的使用及新方法的推广也需要病人配合验证。医学事业要后继有人，医学教育中医学生的临床实习更需要患者的信任和理解。研究和发展医学科学，培养和造就医疗卫生事业的接班人，是一项造福子孙后代的事业，病人有义务支持这项事业的发展。

二、医生的义务和权利

医生的义务即指在全部的临床医疗工作中，无条件地忠实于病人的利益，在力所能及的范围内去做每一件事来治疗病人疾病、增进病人的健康。同时，每个医务人员还必须承担对他人、社会的责任，增进公众的健康，促进社会的发展。这就是现代医学伦理学所谓的医生双重义务观。

（一）医生对病人的义务

医务人员对病人的义务在一定程度上与病人权利是一致的。病人的基本权利就是对医务人员的义务要求。医务人员对病人的义务有以下几个方面：

1. 治疗的义务。医务人员必须以其所掌握的全部医学知识和治疗手段，尽最大努力为病人服务，这是医疗职业特点所决定的，只要选择了医疗这门职业，就承担了任何理由都无法推脱的为病人治病的义务。任何政治的、社会的等非医疗的理由都不应限制或中断医务人员对病人的治疗。世界医学会 1949 年采纳的医学伦理学《日内瓦协议法》规定：在我的职责和我的病人之间不允许把对宗教、国籍、种族、政党和社会党派考虑掺杂进去。医生不能因为政治观点不同或个人恩怨拒绝或中断为病人治疗。

2. 解除痛苦的义务。病人痛苦包括躯体性的和精神性的。躯体痛苦一般可用药物等医疗手段加以控制，但精神痛苦则需医务人员以同情心理解病人，关心病人，做好心理疏导工作。无论是病人的躯体疾病还是心理障碍，均可由生理、心理、社会三方面因素所致，因此，对病人要全面了解。有的学者主张，医生对病人要有五知：一知病人主诉；二知病人不适；三知病人苦恼；四知病人日常生活的不便；五知病人的社会问题。只有了解病人致病的生理、心理、社会诸方面因素，才能对症下药，解除病人的痛苦。

3. 解释说明的义务。医生有义务向病人说明病情、诊断、治疗、预后等有关医疗情况。这种说明不仅仅是为了争取病人的合作，接受医务人员的治疗，更重要的是尊重病人的自主权利。病人要求了解的有关自身疾病情况，医生应给予负责的说明，特别是在诊断措施存在或可能带来不利影响时，医生更应该给予解释说明。

4. 保密的义务。医生有为病人保密的义务。对于病人因诊疗需要向医生提供的个人有关隐私，医生不能随意泄露，更不能任意宣扬，否则会造成严重的后果。保密是医生的一种传统道德。早在两千年前，希波克拉底就曾说过："凡我所见所闻，无论有无业务关系，我认为应守秘密者，我愿保守秘密。"《日内瓦协议法》也规定：凡是信托于我的秘密我均予以尊重。

当然，在医疗中，尊重是医生对病人最基本、最重要的义务内容。医生对病人的尊重是贯穿上述义务内容各个方面的。

（二）医生的社会义务

在现代医学伦理学中医生除了对病人尽义务外，还要对社会尽义务。这主要体现在宣传教育、发展医学科学等方面。

1. 宣传、普及医学科学知识的义务。医生有义务向社会宣传卫生常识，有义务向群众提供健康咨询，以维护社会公益和群众的个体利益。医疗卫生工作不仅限于治疗疾病，更重要的是预防疾病，预防疾病有赖于科学文化的普及，使人们了解和掌握基本医学知识，懂得自我保健，减少疾病的发生，这是医务人员应有的社会义务。

2. 发展医学科学的义务。医生的医疗技术水平直接关系病人的切身利益，医生应该结合自己的工作实际积极地开展医学科研工作，不断提高自己的医疗技术水平，以便更好地为人类的身心健康服务。医学科学的研究和发展，关系到整个人类的命运，是一项非常艰苦的事业。进行医学科学研究，需要一种献身和求实的精神。古今中外，无数医学家为此献出了毕生精力。李时珍用40年心血编写《本草纲目》，王清任不畏封建礼教，冒杀头和传染疾病的危险编写《医林改错》。作为医务工作者，应为维护人类健康，发展医学科学尽自己的义务。

（三）医生的权利

医生的权利是指医生应有的权力和应享受的利益。医生权利可分为医生的一般权利和特殊权利。

1. 医生的一般权利。我国执业医师法明确规定：在注册的执业范围内，医师有进行医学诊查、疾病调查、医学处置，出具相应的医学证明文件，选择合理的医疗、预防、保健方案的权利；在执业活动中，医师的人格尊严、人身安全不受侵犯；医师有从事医学研究等权利。医生的一般权利具体体现在以下几个方面：

第一，独立自主的诊治权。这是医生最基本的权利之一。医生在诊疗过程中，具有诊断权、处方权和独立自主性，凡是医生职权范围内的每一项医疗措施和决策。都不应受任何非医学的干扰、指使和控制。

第二，信息的获得权。医生有权知晓病人患病的原因、患病的程度，也有权获得与疾病相关的一些隐私。

第三，人格尊严、人身安全不受侵犯的权利。医生履行救死扶伤、防病治病的崇高职责，为患者奉献出爱心、智慧、时间、精力，理应获得全社会的尊重。医生有权要求其人格尊严、人身安全不受侵犯，有权对任意污辱、打骂和伤害医务人员的行为予以道德谴责，直至追究法律责任。

第四，医疗服务合理报酬的获得权。医生为病人提供了医疗服务，付出了劳动，应当获得一定的报酬。医务人员的劳动报酬一般以工资、津贴、奖金等形式来实现，而不是采取不法手段从病人身上捞取。

第五，从事医学研究的权利。为了提高自身医疗水平，医生有从事医学研究、学术交流、参加专业学术团体的权利，有参加专业培训、接受继续医学教育的权利。

第六，参与医药卫生事业发展及医院管理的权利。医生有权关心医疗卫生事业的发展，对医疗、预防保健、环境保护、精神卫生等方面的问题提出意见、建议和参与实施；有权参与医院的民主管理，提出合理的意见、建议。

总的说来，上述医生权利中最突出的是它的独立性。医生权利的这种独立性是医疗职业特点所决定的，但在医患关系中医生的权利与其对病人的义务以及与病人的权利有密切的联系。医生行使权利的前提是为病人尽义务，医生的义务与病人的权利虽具有不同指向但却属同一基本内容，因而医生的权利与病人的权利应该是一致的，而且医生权利应服从于病人的权利。

医生的权利、医生的义务、病人的权利一般来说是统一的，但是会出现分离和矛盾的情况。医生在医疗过程中必须正确处理三者之间的关系。

医生权利与医生义务的关系。首先，医生的义务是医生行使其权利的前提，即医生行使其权利是为了尽一个医务工作者对病人和社会的义务，偏离或摆脱对病人和社会尽义务的权利是不符合医学道德的。例如有些医生，利用手中的诊断、处方等，向病人索取财物。个别医生甚至在病人需急诊手术情况下，向病人家属索取钱物，作为给病人开刀的条件。在这类事件中，医生所具有的特殊权利，成了向病人索取而不是为病人尽其义务的条件。因此，医生的权利离不开为病人尽义务的前提。其次，要对病人尽义务需保护医生的权利的完整性，任何医疗之外的因素都不能干扰医生独立、自主地使用其权利。

医生权利与病人权利的关系。首先，医生的权利和病人的医疗权利应该是一致的。而且医生的权利服从于病人的医疗权利。因为医生的权利能维护、保证病人医疗权利的实现，维护病人健康的权利。医生的权利超出了这个范围，就是不道德的。有些不理解这一基本关系的医生，对某些同自己发生了争吵的病人说的"我有权拒绝给你治疗""我有权拒绝给你开药"，等等，均是错误的，这是医生对其权利的歪曲和滥用。倘若拒绝为病人治疗而造成不幸后果，医生要承担道德与法律的责任。其次，医生的权利与病人的权利也可能不一致，这种不一致性是由于病人权利与医生义务冲突所造成的。

医生义务与病人权利的关系。医生义务与病人权利在总体上讲应该是一致的，病人的基本权利也就是医生的义务。如病人享有医疗的权利，医生有治疗的义务；病人有知情同意的权利，医生有解释与说明的义务；病人有要求为其保守秘密的权利，医生有不把病人隐私泄露给他人的义务等。但是，病人权利也常常同医生的义务发生矛盾。一般有以下两种情况：一是病人权利与医生对病人的义务的矛盾，如病人有权拒绝治疗，当这一行为后果会伤害病人自身时，便与医务人员保护病人健康的义务发生了矛盾；二是病人权利与医生对他人和社会应尽义务的矛盾，如病人有要求医生为其保密的权利，当为病人保密可能危害社会利益时，病人的权利便与医生对社会的义务发生了矛盾。解决这些矛盾，除了从道德评价的理论上判明是非外，还需从现实中确立矛盾解决的主导者——医生的特殊权利，即医生的干涉权。

2. 医生的特殊权利——干涉权。医生的干涉权是医疗中相对于医生一般权利而言的特殊权利，是用来限制病人权利的。医生的干涉权是在医学伦理原则指导下，医生为了病人的利益或为了他人和社会利益，对病人自主权（包括病人意愿、行为、决定）进行干预和限斜，并由医生做出决定的一种医疗伦理行为。医生的一般诊断治疗的权利服从于病人权利，而医生的干涉权这一特殊权利正好相反，它是在特定的情况下医生用来限制病人的自主权利，以达到完成医生对病人尽义务、实现病人利益的目的的。这种限制并不是传统意义上的单纯从医生主观愿望出发，而是从维护病人以外的社会、公众利益来考虑的。也就是说，只有当患者的自主原则与生命伦理原则、有利原则、无伤害原则、社会公益原则发生矛盾时，医生才能使用这种权利。所以，医生的干涉权不是可以征意行使的，一般在以下几种情况下才被允许使用：

第一，病人拒绝治疗的情形。病人有拒绝治疗的权利，但这种拒绝首先必须是病人理智的决定，同时必须得到有经验的医生的认可。倘若拒绝治疗会给病人带来严重后果或不可挽回的损失，医生就可以否定病人的这一权利要求。例如，一个患急性化脓性阑尾炎的病人面临阑尾穿孔的危险，但他因惧怕开刀而拒绝手术治疗。又如，某些自杀未遂的病人坚决拒绝抢救措施。遇到这些情况，医生应当耐心说服，陈述利害关系，劝其接受治疗，必要时可以在取得家属、单位同意后不考虑病人的意见而进行预定的治疗。

第二，病人要求医生讲真话的情形。病人有对自己所患疾病的认知权。医生应当尽解释说明的义务。但是，如果病人了解自己疾病的诊断及预后有可能会影响治疗的过程或效果，甚至会对病人造成不良后果时，医生可能不考虑病人的要求。在一定时间内行使医生的特殊权利而隐瞒真相。对病人讲"合理谎话"。如对待癌症后期的病人，医生有权隐瞒真相。

第三，病人要求保密的情形。病人有权要求医生为其保守秘密，但当病人的这一权利对他人或对社会可能产生危害时。医生的特殊权利可以超越病人的这种权利要求。例如，病人患有法定的传染病或有自杀的意念等情况，尽管病人要求为其保密，但医生还是应该根据具体情况通知有关部门或人员。

第四，对病人实行行为控制的情形。对于处于发作期的精神病人或因外界刺激导致精神失常的病人。为了使其避免对己、对他人和对社会可能发生的伤害行为，医生有权采取合理、有效、暂时的措施控制病人的行为。对于一些传染病患者，为了防止其对他人和社会造成危害，医生也可以暂时限制病人的自由权利，按照《中华人民共和国传染病防治法》的精神，可以实行隔离治疗。

第五节　医患关系的道德要求

一、医患关系的基本道德要求

社会主义道德建设的基本要求，是在人民内部的一切关系上建立和发展平等、团结、友爱、互助的社会主义新型关系，在医疗活动中，医患之间如何自觉建立起良好的道德规范也是医患双方的共同责任。

1. 平等协作，互相理解

医患之间的平等协作、互相理解的关系是处理好医患关系的基本医德实践原则之一。在我国，每个公司都在各自不同的岗位上为国家和人民尽义务、做贡献。在人人为我、我为人人的劳动服务中，每个人都希望得到服务对象的尊重和理解，建立平等协作、互相理解的关系，医学活动也是如此。

要建立平等协作、互相理解的医患关系并不是件容易的事。但我们医务人员应积极努力去做，要力争做好，使服务对象的需求得到满足，这是职业的要求。因为我们的医疗服务对象是人，是受疾病折磨的病人，虽然他们的地位不同，文化素质、年龄、性别以及病情都有差别，但他们来医院求医的目的是相同的，都是要治病，早日康复，所以在治疗过程中，医务人员要平等待人，尽量满足患者在治疗上、生活上、心理精神上的合理要求和需要。作为患者本身，也要尊重对方的劳动，尊重医务人员的职权，不得随意刁难医务人员，提出一些不合理、不符合医疗常规的要求。医患双方在医疗活动中都要互相理解、互相协作，使整个医疗活动在平等、友好、和谐的气氛中进行。

2. 科学行医，文明求医

在整个医疗活动中，医患双方都要尊重科学，相信科学。就医务人员来说，在医疗中要有科学的态度和刻苦钻研的精神，不断探索医学领域的奥秘，来提高医疗技术水平。对于患者来说，也要具有科学态度，要文明求医，要正确对待和信任医务人员对所患疾病的诊断和治疗。不能一味怪罪医务人员在治疗过程中的失误，应加以科学的分析，由专家判断。更不能无理取闹，甚至殴打和谩骂医务人员。

总之，医患双方都要遵守道德规范，医务人员要科学行医，患者要文明就医。医患双方共同按道德规范来要求自色，自觉约束其言行。这样才能逐渐建立和形成良好的、新型的、适应改革开放需要的医患关系。

3. 共同遵守法律、法规

医患双方除必须遵守行医和就医道德外，任何一方都不能无视法律，超越法制限度，侵犯医务人员行医权益和践踏病人就医的合理权力。医务人员在医疗活动中发生的医疗技术责任事故和患者及其家属殴打、谩骂行医者，都将承担法律责任。因此，对于法律、法规，医患双方要自觉遵守、共同维护。

二、医患关系的发展对医德的要求

随着现代科学技术的进步和社会主义市场经济的发展，使传统的医患关系受到了冲击，人们的价值观念、道德观念和人际关系都发生了深刻的变化，反映在医疗实践活动中的医患关系也出现了新的趋势，对医学道德提出了更高的要求。

1. 民主化对医德的要求

随着社会的进步以及医疗保障制度的逐渐完善，患者及其亲友对于民主意识的逐渐增强开始影响到医患之间的关系，人们开始懂得如何运用自己的权利去保护自己的利益，医患关系的民主化趋势在增强。人们开始要求医患之间以平等主体的地位，参与对疾病的治疗和康复。医患之间的相互地位逐渐从主动—被动型向指导—合作型甚至共同参与型转化。"指导—合作型"或"共同参与型"医患关系模式逐步成为主流。病人的地位不断上升，病人的要求也明显地呈现多元化、多层次趋势。在医疗过程中，医师如果缺乏对现行法律和医患关系特点的清晰认识，缺少对患者主体权利的充分尊重，缺少对医患关系改善与医疗纠纷预防的主动意识和行为，就会引起医患之间发生矛盾。这就要求医务人员要增强民主意识，恪守职业道德，一视同仁地对待患者。

2. 法制化对医德的要求

传统的医患关系在一定程度上是靠道德规范维系的。随着我国法制建设的不断深入和完善，也随着国民法治意识的增强，病人的权利在法律上得到了越来越多的保障，法律规范逐步成为医患关系的制约手段。例如，"知情同意""保密"等，一些国家法律制定了相关的条文，我国的《执业医师法》为医患关系法制化奠定了基础。《医疗事故处理条例》等法律法规也从法律上规范了医患双方的权利和义务，这就要求医务人员要认真学法懂法，在法律基础上认真履行自己的职责。法律规范与道德规范有区别，也有联系。道德规范是法律规范的基础和底线，每一个医务人员都必须在法律范围内进行医疗活动，同时，坚守职业道德的底线，努力提高自己的职业道德水平。

3. 医患关系的物化趋势对医德的要求

随着科学技术的进步，在当代医学活动中，由于大量地采用物理、化学的诊断设备，特别现代医学工程仪器的应用，极大地便利了医生获取病情、做出诊断和治疗。医学工程的应用日益广泛，使病人来医院后就很容易得到自己的生理指标，医务人员可以不直接接触病人，在计算机终端得到有关健康与疾病的信息，甚或做出诊断，提出治疗方案和用药等。大量的诊疗设备介入医疗过程，使医生的诊断、治疗越来越有效，这也使医生对这些设备的依赖逐步加强，而医患之间的思想、情感交流越来越少，医疗机器隔阂了医患之间的联系，制约了医患之间在感情、思想上的互动，不利于双方情感交流，使病人心理上感到压抑和紧张，不利于病人主观能动性的发挥。医患之间的相互关系在一定程度上被物化了，而且，这种"物化"趋势正在发展，使得有的医生重视的只是疾病本身，看到的是机器展示的各种指征，把自然的人与社会的人、生理的人与有思想和情感的人割裂开来。

医患关系这种物化趋势要求医务人员加强人文精神的修养，提高人文关怀的能力，在应用高新技术中关心病人、尊重病人，注意与病人在思想、情感方面的交流与沟通，构建良好的医患关系。

4. 医患关系分解的趋势对医德的要求

医学的纵向分化，学科愈分愈细，是现代医学科学发展的一种趋势。这样一来，往往形成一个医生只对某一疾病或某一器官负责，而不是对整个患者负责。另外一个情况是对病人来说，他的健康和生命不是只依赖一位医生，而是几个医生、一些科室。这就使传统的一个医生负责一个病人的关系发生了变化，这些都是医患关系的分解趋势所在。另外，疾病发生在人身体上，似乎诊治疾病应当统一考虑病和人。但是，医学科学发展的现实情况却让我们看到，甚至出现了疾病与病人分离的趋势。为了研究疾病、治疗疾病，在医生心目中往往只有疾病体征、化验数值，病理形态结构，而作为整体的人的形象消失了，疾病和病人分离开了。这些倾向应该注意和避免。作为合格的医务人员，不仅要看病，更重要的是要与人联系起来，真心实意地为患者服务。

综上所述，医学的进步为提高人类的健康和长寿做出了重大贡献，是人类文明重要标志。但就其某些发展趋势，如医患之间情感交流减少，出现"高技术、低情感"的医患关系现象，对我们医务人员的职业道德提出了更高的要求，都必须引起我们的高度重视。我们现在是要随着社会的发展和科学的进步及医学模式的转变，加强职业道德建设，逐步建立起和谐的医患关系。

第六章

预防医学工作中的伦理

本章重点：
- 预防医学的概念及任务
- 预防医学的医学伦理特点
- 预防医学的道德原则
- 疾病防控伦理要求
- 生态保护伦理要求
- 公共卫生伦理要求

第一节 预防医学与伦理

预防医学是从临床医学和基础医学的发展中拓展而来的。随着社会生产力的不断提高和社会科学不断进步，人类对自身和环境因素的认识得以深化，发现主动预防疾病比被动治疗疾病更有实际意义，预防医学在现代医学中有着特殊的地位和价值，这就要求预防医学工作者不仅应当具有扎实的专业知识和技能，还必须具有与预防医学地位相适应的职业伦理道德和思想境界。

一、预防医学的概念及任务

（一）预防医学的概念

预防医学是以人群为研究对象，应用生物医学、环境医学和社会医学等理论，宏观与微观相结合的方法，研究影响健康因素及其规律，阐明外界环境因素与人群健康的相互关系，制定公共卫生策略与措施，以达到预防疾病、增进健康、延长寿命和提高生命质量为目标的一门医学科学。

预防医学思想古代就已经有了。我国春秋时代的《易经》就提出："君子以思患而预防之"；《黄帝内经》提出："圣人不治已病治未病"；《千金要方》进而指出："上医医未病之病，中医医欲病之病，下医医已病之病"。在西方，希波克拉底也明确提出，医生不仅要注意治疗疾病，还要注意研究气候、空气、土壤、水质及居住条件等环境因素对健康的影响。18 世纪初，英国医生爱丁伯格将那些用于加强传染病患者的检疫、防止公众得病的措施称为"政策医学"，标志着疾病预防的思想已逐渐形成一门相对独立的学科。20 世纪初叶，人类在战胜天花、霍乱、鼠疫等烈性传染病的基础上，已逐步认识到对人群预防的重要性，即强调个人、家庭、社会等各方面对于疾病均应采取积极主动的预防措施。20 世纪 50 年代，以研究疾病预防的性质、任务、方法和规律的预防医学学科诞生。

预防医学的发展大致经历了 4 个阶段：19 世纪下半叶从欧洲开始的环境卫生阶段，主要解决生活环境问题。20 世纪上半叶进入了个体、群体预防阶段，是针对严重危害人类健康的传染性疾病和寄生虫病展开的，通过控制传染源、预防接种、改善环境等措施，控制传染病的流行。这两个阶段也统称为第一次卫生革命。20 世纪 50 年代起始于美国的社会预防阶段或称为人类预防阶段，提出了健康生活方式的理念。美国保健福利部推荐不吸烟、少饮酒、合理膳食、适量运动、定期健康检查和遵守交通规则 6 项生活习惯。我国拟定了《促进健康的生活习惯》，倡导不吸烟、少饮酒、合理膳食、规律生活、锻炼身体、应激控制、自尊自重、善于利用保健设施和注意安全等 12 条。1992 年世界卫生组织提出健康生活方式"四大基石"，即合理膳食、适量运动、戒烟限酒、心理平衡。这个阶段被称为第二次卫生革命。20 世纪末以来进行的是第三次卫生革命，称为社区预防阶段。以医院为中心，开展社区范围的健康宣传和教育，将医院工作扩大到社会，让更多人获得健康知识，提高自我保健能力，并促进医院与社会人群的互知互谅，为医院工作创造良好环境。

（二）预防医学的任务

预防医学以人群的健康状况及其影响因素、预防疾病和增进健康的集体效果、防治疾病的组织和管理方式等为主要研究对象。所以，预防医学的基本任务必须高瞻远瞩，面向医学的未来，从战略高度考虑人类健康问题。

（1）研究人类生活、劳动所处的自然环境和社会环境对健康的影响，找出疾病发生、发展、蔓延和终止的规律。

（2）采用人群健康研究的卫生统计学和流行病学方法，分析人群的疾病谱、死亡谱，了解人群的健康水平和变化情况。

（3）提出增进健康、预防疾病的对策和措施，为制定卫生政策和策略、资源分配原则、设置卫生组织机构等，提供决策的咨询意见和科学依据。

（4）提出控制致病因素的具体卫生要求，采取有效的预防控制措施，防止环境因素对机体的"异常刺激"和疾病的蔓延恶化。

二、预防医学的医学伦理特点

职业道德总是与一定的职业对社会承担的责任联系在一起。预防医学作为一门与医学紧密关又相对独立的学科，其道德责任既与一般医德有相同之处，也有其自身的特点。

（一）广泛性和社会性

预防医学研究范围很广，内容很多，任务也很重，而且涉及群体利益和社会利益。从人类生和劳动所处的内环境（遗传、体质等）到自然环境（空气、土壤、水、食物等）和社会环境，均是预医学所要研究的内容。随着科学的进步、环境的变化，人们的生活也在发生变化，人类的健康不停地受到未知因素的挑战，预防医学的研究范围将会随之有所演变和发展，不仅要研究疾，还要研究健康，研究环境对健康的影响，制定增进健康、防治疾病的对策和措施，以保证人们好的生活条件和生活质量，延年益寿。因此，要求预防道德的准则必须相应地建立在社会利、群众利益的基础上。

（二）群体性和被动性

预防工作服务的对象主要是社会群体而不只是单个的病人，因此预防医学工作者应以人群出发点，探索疾病的发生、发展过程，并采取相应的措施，切断传染源，根除可能产生疾病的各因素，控制和防止疾病在人群中流行。为了达到这一目的，很多情况下需要争取广大群众和社各方面的支持和参与，要通过开大型处方群防、群治。这一点有别于以个体病人为研究对象的床医学。预防医学区别于临床医学的另一特点是其工作对象多为健康人或健康带菌者，没有病的切肤之痛，无主动求医的心理和行为；再加上卫生健康知识的缺乏和重治疗、轻预防的传统观念，使相当一部分群众处于消极被动状态。因此，与临床医务工作者相比，预防人员更需具强烈的责任心，提高整个国民健康水平。

（三）前瞻性和主动性

预防工作具有前瞻性，预防工作重在预测先知，防患于未然，否则，就会措手不及。如2003年发生的"非典型性肺炎"、禽流感等，由于我国的预防工作者及时有效的工作才使其危害没有继续蔓延。预防工作的保健价值主要是通过实施一系列预防措施体现出来，卫生预防要打主动仗，防止被动，把影响人体健康的因素消灭在病发之前。

（四）艰巨性和持久性

预防工作可以说是一项长期的持久战，往往要经过长时间坚持不懈的努力才能取得明显的效果。如防治艾滋病可能要靠广大预防工作者几个世纪的努力才会得到控制。预防工作还会受社会政治、经济、文化、道德、心理、环境等多重因素制约，在实施中会遇到许多困难和矛盾。预防工作者不可因为工作显效慢，或群众的误解或相关部门的不配合而失去信心，要任劳任怨，愈挫愈坚。

三、预防医学的道德原则

随着医学科学的飞速发展，预防医学在医学中所占的比重越来越大，预防医学的地位明显提高。预防医学的重要地位要求预防医学工作人员必须具备高尚的预防医学道德修养，提高对预防医学道德的认识。

（一）坚持对社会负责的原则

预防医学以社会人群为主要服务对象，以保护和改善环境，预防疾病，增进健康，延长寿命为己任，是直接致力于社会利益的事业。这就要求预防医学工作者要对全社会的人民身心健康负责，真正履行自己的工作职责和职业道德，更好地为人民健康服务。在少数预防医学工作人员中，存在着"重治疗，轻预防"的思想，有的还出现不愿从事预防医学工作的情况。要知道预防医学工作的好坏直接关系到人民群众的切身利益，直接影响到中华民族的国民健康素质和子孙后代的幸福。预防医学工作人员要忠于事业，尽职尽责，规范自己的言行，为人民的健康和幸福而奋斗，为崇高的职业而奋斗。

随着医学模式由单纯的生物医学模式向"生物—心理—社会"医学模式的转变，现代预防工作的内容也随之发生重大变革，即从单纯的防病治病转向整体预防的模式，做到预防生理性疾病和预防心理性疾病相结合，保障社会人群不仅不生病，而且力求使身体、心理和社会适应均处于良好状态。

（二）坚持以预防为主的原则

"预防为主、防治结合"是我国卫生工作的方针，也是预防保健工作长期遵循的基本工作方针和重要的道德准则。中华人民共和国成立后，我国的卫生预防工作取得了巨大成就，人均寿命由之前的 35 岁延长到 70 岁以上，接近发达国家的水平。贯彻预防为主的方针，坚持开展卫生宣教和预防保健工作的研究。卫生预防人员要主动与临床医务人员搞好合作，做到预防和治疗相结合，把卫生预防工作落到实处。预防工作人员应当居安思危，针对疾病的预防，主动开展工作，一旦出现威胁人群健康的疾病，就要与临床医生配合采取消毒、隔离、救治、防护等措施，控制疾病的扩散与流行。

（三）坚持秉公执法的原则

预防医学的许多工作，是依靠相关法规来实施的。中华人民共和国成立以来，我国制定了一系列卫生法律法规，如《食品卫生法》《环境保护法》《传染病防治法》等，许多地方还制定了适合当地要求的一些地方卫生法规。这些卫生法规是在长期实践中形成并逐步完善的，是我国预防工作的有力保障。预防工作者是卫生法规的宣传、执行和监督者，应熟练地掌握、正确地应用这些"法宝"，依法办事。在执法中要排除来自各方面的干扰与压力，忠于职守，做到坚持原则，秉公执法，违法必究，不徇私情。若有法不依，执法不严，违法不究，就会严重违背原则，影响卫生防疫工作的正常进行，这也是一种违法犯罪，甚至还会酿成严重的社会后果。

（四）坚持团结协作的原则

卫生防疫是一项保护和促进群体健康的系统工程，它涉及许多部门，需卫生预防人员之间的协作以及千家万户的通力合作，这是做好预防工作的重要条件。因此，卫生预防人员必须树整体观念，克服"自扫门前雪"的思想，正确处理各种社会关系，深入基层，取得各单位和广大群的信赖和支持。要从做好工作的角度出发，处理好预防人员之间、预防人员和临床医务工作者间的关系，使防治有机结合起来。

第二节　疾病防控伦理

一、疾病防控伦理概述

（一）疾病的概念

疾病是指个体内环境稳定的破坏以及机体同外环境的失调，表现为一定层次、一定部位的结构损伤、代谢紊乱、功能障碍。或者说，疾病是机体在一定的病因作用下，一定部位、一定层次的结构、代谢、功能发生异常变化的生命活动过程。

疾病是一个复杂的过程，表现形式多种多样，对疾病的认识总是受特定的历史条件制约，因而人们对疾病有过各种各样的定义。

早在10多万年前的原始社会，人们把疾病视为超自然现象的妖魔侵入人体的结果。自奴隶社会至今，随着生产和科学技术的不断发展，人们对疾病的认识逐步接近客观真实，先后出现了诸如阴阳失调说（中医）、四元素说（古希腊医学）、活力论（中世纪）、元气说（15世纪）、医理说（医学物理学学派）、医化说（医学化学学派）、细胞病理说、内环境紊乱说、应激学说、皮层、内脏相关说、平衡失调说、基因病理说等。20世纪后半叶以来，由于系统科学的产生及人类基因序列的揭示，人们对疾病的认识更加深入。分子病理学、免疫病理学、分子生物学的飞速发展使人们对疾病的认识更加深入到本质。基于当代科学的水平，人们对疾病的本质有如下几点认识：

1. 疾病是有机体生命活动过程中的一种运动形式，它与健康是对立统一的，是一种不同于健康的特殊生命活动过程；

2. 疾病是由于在一定的条件下某种致病因素作用于机体而引起完整机体反应的结果；

3. 在引起这个结果的过程中，贯穿着损伤与抗损伤的矛盾和斗争；

4. 这种矛盾和斗争表现出机体的组织器官的功能、代谢和结构上的病理变化以及机体与外界环境协调的障碍，进而可以影响生命、生活、劳动、自我潜能的发挥和自我价值的实现。

（二）疾病的伦理关涉

开始对疾病进行思索时，初具思维能力的原始人经验地认为疾病是外部的神秘物（自然和超自然的）侵入机体，夺走了营养、灵魂等要素而产生的。这不是单纯的病理生理现象解释，而更多的是从宗教特别是巫术的角度所进行的文化理解，并认为人们"言行失当"是引起"侵入"的主因。这种解释为后来所有的伦理关涉埋下了伏笔。受自然哲学的影响，以希波克拉底为代表的最主要的古希腊医学派别立足于从物质性、整体性上说明疾病，提出了著名的"四体液病因说"，却也强调"疾病是一种服从自然法则的过程"，在治疗原则上重视精神疗法。中国传统医学典籍《黄帝内经》中有"道德稍衰，邪气时至"的提法，将道德衰坏与身体不适，将情感、欲望与症状紧密联系在一起论述。道教生命观把道德修养与身心健康相连，强调行善去恶对于延年益寿的重要作用。在这方面，古代印度医学也与希波克拉底医学、中医学有相似之处；同样，欧洲和阿拉伯的神秘主义、魔术医学和信仰疗法一度占上风，教堂和修道院成为应对疾病和救赎的场所，祈祷、朝圣成为治疗手段。这些正是基于疾病与伦理的认识而形成的修德养性治疗的技术路线。

中世纪以来，随着生产力和科学技术的巨大进步，对于疾病的认识和理解不断加深，疾病作为一种道德隐喻，在人类发展的历程中逐渐成形。这一时期，人类经历了三次瘟疫大流行。其中以14世纪的黑死病最为严重。它夺去了欧洲大陆人口总数1/4人的生命，导致社会瘫痪。由于当时无法诊断出病因，人们相信疾病与道德人格之间有着内在的联系，将疾病视为耻辱、堕落、肮脏来躲避、驱赶。黑死病引起了全欧洲对犹太人的藐视和屠杀；希伯来人把麻风病称为"杂拉斯"，意为"灵魂不洁和不可接触"；英国人把梅毒叫"法国花柳病"，巴黎人叫"日耳曼病"，佛罗伦萨人叫"那不勒斯病"，日本人叫"支那病"，以示令人羞耻、粗俗的疾病等，成为一种道德腐化的隐喻。《圣经》中有大量上帝和神降下疾病来惩罚和训诫人类的篇章。明清时期许多文学作品常将疾病与人的道德品行联系起来，称心术不正、为非作歹者最终遭到报应，报应的形式就是疾病。《阅微草堂笔记》就记录了大量将遭遇疾病与道德品性并列衡量的事例，例如认为品行不端者必病，"骂人者得喉疾而死"。在这种对疾病的认识中，文化性多于科学性，显示出鲜明的经验式判断和陈述特征，不自觉地继承了伦理解读的传统。

进入20世纪，对疾病的认识深入到基因层面，医疗技术高度发达，许多疾病得以治愈。但医学并没有使疾病消亡，新的疾病不断出现，弓肝疾病的解读也更加强调将健康、疾病与当时的伦理、文化相联系，而生物、心理、社会医学模式的转型强化了这种关联。20世纪70年代，艾滋病在旧金山等地暴发，被称为"男同性恋病"，矛头直指被感染者的性道德取向，被认为将创造出一个终身为贱民的群体。苏珊·桑塔格（Susan Sontag，公元1933—2004年）在《疾病的隐喻》中反思并批判了诸如结核病、艾滋病、癌症等如何在社会的演绎中一步步地隐喻化，从"仅仅是身体的一种病"转换成了一种道德批判。精神分析人类学家弗洛伊德（Sigmund Freud，公元1856—1939年）认为，为了适应社会规范及道德秩序，人不得不通过社会化的痛苦过程抑制其生物本能，而个人压抑其生物本能的结果会使人类出现精神疾病。近些年来，国内关于乙肝等疾病的道德、政治歧视现象屡屡曝光，更有人论证善行与健康、恶行与疾病之间所存在的因果性。

总之，无论是在认识疾病方面，还是在医治疾病方面，都存在相关的道德评判和伦理关涉。

二、传染病、慢性非传染性疾病防控工作伦理

（一）传染病、慢性非传染性疾病的危害及其防治意义

传染病是由病原微生物引起的能在人与人之间、动物与动物之间或人与动物之间互相传播的疾病。20世纪70年代以来，全世界新发现的传染病有数十种之多，其中大多数都曾有过大规模的暴发流行，并且没有找到有效的治疗和控制手段。我国传染病控制工作虽然有过历史的辉煌，但随着国际交往范围和规模的不断扩大，国内流动人口的增加，过去曾经得到有效控制的传染病重新蔓延，并产生了一些新的传染病。如1998年桂林霍乱流行；1999年青海省发生一起输入性脊髓灰质炎野毒株病例；1999年灵山、博白、浦北等县乙脑大流行；2000年贵州省发生88例腺鼠疫病例；黑热病近年来在西部地区的甘肃、新疆、青海、四川、陕西等省（区）都有数百例患者发生等；性病、艾滋病日益严重；结核病疫情仍很严重，并表现出患病率高、死亡率高、耐药率高、年递降率低的"三高一低"特点；现在正在一些地方儿童中出现了"手足口"病；我国曾出现的SARS。在目前全球对这些传染病还没有找到有效治疗药物的情况下，引发出一系列社会问题，如SARS恐惧症、慢性自杀等。传染病不仅对人类的健康造成直接的威胁，同时也给世界各国政府和人民造成了巨大的经济负担。以美

国为例，其每年因肠道传染病导致的直接经济损失和劳动力损失合计高达 300
亿美元。由于受到普遍的贸易限制，像霍乱、疯牛病这样令人为之色变的传染
病，给流行地区造成的经济损失更是无法估量。

同时，经济社会中存在的人口老龄化、生活的富裕与营养失衡、不良的生
活行为和习惯、生物安全、病原微生物污染所带来的食品中毒、社会竞争加剧
与心理紧张等因素，致使人群中慢性非传染性疾病的发病急剧上升。所谓慢性
非传染性疾病，即人们通常所说的慢性病，它不是特指某种疾病，而是对一类
起病隐匿，病程长且病情迁延不愈，缺乏确切的传染性生物病因证据，病因复
杂，且有些尚未完全被确认的疾病的概括性总称。目前我国主要的慢性病有高
血压、脑卒中、冠心病、肺癌、肝癌、胃癌、糖尿病、慢性阻塞性肺部疾患等。
其中，心脑血管疾病、糖尿病及各种肿瘤尤其突出。不同的慢性病有其不同的
危险因素，也有一些共同的危险因素。它们是吸烟、酗酒、高血压、静坐少动、
缺乏体育锻炼、不合理的膳食、高脂高盐饮食、超重、肥胖和环境污染等。

事实表明，重视传染病、慢性非传染性疾病的危害，加强防治工作的研究，
建立完整监测体系，争取早发现、早预防、早控制，是有效预防和控制传染病、
慢性非传染性疾病的根本和关键。在 2004 年召开的第九届世界公共卫生联盟国
际大会上，时任卫生部副部长的殷大奎发言指出，当前我国进入了传染病、慢
性非传染病双重挑战的关键时期，而现行的卫生服务体系又难以适应疾病谱和
医学模式的转变。因此，在制定新的公共卫生战略和策略时必须以伦理学的公
正、公平等原则为价值基础。

（二）传染病、慢性非传染性疾病防治工作中的伦理

（1）不怕艰险，勇于控制疫情

从事传染病预防和控制工作，要到疫区、灾区，工作艰苦，受传染的危险
性也较大。作为公共卫生工作者特别是传染病防治工作者必须要有无私奉献的
精神，不畏艰苦和风险，不顾个人安危，忘我地工作。面对传染病，特别是急
性传染病，必须要有强烈的时间观念，做到早发现、早报告、早隔离、早治疗，
及时控制疫情，切不可延误时机。任何拖延和控制不力，都会带来严重恶果，
为职业道德所不容。

（2）认真负责地做好预防和控制传染病的常规工作

预防和控制传染病的常规工作，包括检疫和监测诊断、预防接种、疫情报
告、消毒隔离等环节。公共卫生工作者首先要做好检疫和监测，要做到监测诊

断准确及时，尤其对群体的流行病学诊断要准确慎重，报告和公布疫情、发病数字及流行趋势更要慎重可靠。既不能夸大疫情，引起社会恐慌，也不能掩盖真相，造成思想麻痹，加剧疫情扩散。同时，要认真做好预防接种，严格实施消毒隔离，控制传染病源。总之，要始终保持高度负责的责任心，要一丝不苟，认真细致，照章办事。任何粗心大意或随意违章、简化程序，造成传染病扩散危害社会的行为都是极不道德的，甚至是违法的。

（3）加强饮食卫生监督，优化环境卫生

从饮食上、生活环境上坚持卫生标准，切断传染源和传播途径是有效预防和控制传染病发生与流行的重要措施。传染病防治工作者要严防传染病患者接触过的污染物影响饮食卫生和环境卫生，公共卫生工作者一定要关注饮食卫生，严格按照国家颁布的《食品卫生法》管理食品卫生工作，切实保证人民群众的饮食安全和身体健康。同时要协同有关部门做好经常性的公共卫生工作，杀灭病原微生物、寄生虫及媒介昆虫和动物宿主，创造良好的公共环境，加强卫生监督。只有这样才不会给疾病的发生或流行留出缺口，造成有害人民群众健康、有害社会的后果。

（4）正确对待传染病患者，尊重、关心患者

由于传染病患者成了传染源，在被隔离治疗、不能有正常人际交往以后，一般会产生孤寂、苦闷、自卑、恐惧、焦躁等心理，情绪低落，害怕受到周围人群的冷遇。这就需要传染病防治工作者以高尚情感给予充分理解和正确对待，尊重患者的权利，关心体贴患者，帮助其解决疑惑，战胜疾病。绝不能因为他们的疾病具有传染性就厌恶、训斥、责难或讥笑他们，更不应把他们的隐私和病情，当成闲谈笑料随意宣扬。

（5）严格依照《传染病防治法》办事

《传染病防治法》是从事传染病防治工作的行为规范。传染病防治机构及其工作者都必须严格依法办事，认真做好传染病的医治、预防和控制工作。如果执法不严，造成传染病蔓延流行而危害患者、医务人员或社会群体健康，影响国家建设和社会安定，不仅不道德，而且还将被依法追究法律责任。

（6）强化全民预防的卫生保健意识

针对传染病对社会危害较大的情况，传染病防治工作者一定要从社会公共利益出发，采用各种形式开展传染病防治的宣传教育，普及卫生知识，包括食品卫生知识、环境卫生知识，积极倡导健康的生活方式，以提高社会公众的预

防意识、卫生保健意识，使广大群众积极参与预防、控制和消除传染病的工作。

（7）加强慢性非传染性疾病的防治工作

慢性非传染性疾病防治的责任应由个人、社会团体、卫生专业人员、卫生部门和政府共同分担。慢性非传染性疾病的防治是一个长期、艰巨、繁重的工作，在目前我国的经济状况下，如果能做到每个享受服务的人花费不多的钱，自觉自愿地参与慢性非传染性疾病防治，执行有关干预措施，既能达到慢性非传染性疾病防治的目的，又能解决防治经费不足的问题。保证慢性非传染性疾病防治工作良性运转、持续发展是公共卫生工作者的最佳工作思路。慢性非传染性疾病防治的工作对象是广大的人民群众，怎样把慢性非传染性疾病防治工作与老百姓主动预防、自我保健的积极性结合起来，找到最佳切入点并具有可操作性，是公共卫生工作者应认真研究的问题。慢性非传染性疾病的防治人员或机构必须依靠现代化的技术手段，结合疾病控制、统计学、临床医学、社会医学、心理学、营养学和运动医学等相关学科知识，配合相关的服务手段，与社区卫生服务中心或属地医院密切配合，共同做好工作。

三、职业病防控工作的伦理要求

（一）职业病的危害及其防治意义

职业病是指企业、事业单位和个体经济组织的劳动者在生产劳动或其他职业活动中，因接触粉尘、放射性物质和其他有毒有害物质等职业危害因素而引起的疾病。从广义上讲，凡是由职业危害因素引起的特定疾病均称为职业病。职业病的主要特点是病因明确，患者成群，可防难治。由于病因明确，大多可以识别和定量监测，控制了相应病因或限制了接触作用条件后便可使发病率减少或消除。若是缺少预防，在接触同样有害因素的人群中常有一定的发病率，很少只是个别患者的现象。目前不少职业病还没有特殊治疗方法，如能早期诊断，合理处理，大多数可康复，如果发现较晚，则疗效较差。职业病和职业危害对劳动者的健康损害极大，是造成劳动者过早失去劳动能力的最主要因素。同时，职业病治疗和康复的费用昂贵，也给劳动者、用人单位和国家造成严重的经济负担。因此，对职业病必须重在预防。

党和政府历来重视保障职业人群的安全和健康，坚持"预防为主"的策略，颁布了一系列有关劳动卫生管理法规及劳动卫生标准，成立了各种劳动保护及职业病防治研究机构，培养了大批专业人员，取得了职业病防治工作的许多重大成绩，在一些大中城市已基本控制了常见的职业中毒，降低了与职业有关疾病的发病率。为切实保护劳动者健康权益，我国于 2002 年颁布并实施了《职业病防治法》，这标志着我国职业病防治工作走上了规范化、法制化轨道。2003 年颁布的《工伤保险条例》对工伤保险费的缴纳实行"差别费率"和"浮动费率"等机制，促进生产企业把工作的重点放在职业病预防之上，从而有力地推进了我国职业病防治工作的发展。

然而，我国的职业病防治工作目前仍然存在一些不容忽视的问题。诸如，预防性职业卫生监督工作进展迟缓，甚至还无法开展。有些企业在新建、改建、扩建工程项目上，不按《职业病防治法》的规定进行卫生建设项目审查、验收，擅自动工、兴建，留下许多职业病危害隐患；由于资金等原因，存在有职业病危害因素企业的有毒有害作业检测率、职工健康监护率低等情况，最终导致职业病危害因素的产生、扩散及对职工危害程度不能及时掌握；预防性卫生体检还不能成为自觉的行动；有些有毒有害企业置法律于不顾，我行我素，以发展企业经济为借口拒不改变违法状况。综上所述，加强职业病的预防控制工作具有重要的经济社会价值和道德意义。

（二）职业病预防和控制工作中的伦理要求

职业病的不可逆性和可预防性决定了职业病防治的关键在预防、控制和消除危害因素。而全力做好职业病预防和控制工作，是公共卫生工作者，尤其是职业病防治工作者的基本职责，也是其基本的道德要求。

（1）加强防护教育，增强防护意识了为了预防职业有害因素对接触者的危害，重要的工作在于加强健康监护。这就需要职业病防治工作者以高度的责任心，针对企业职业卫生管理中存在的问题，深入现场进行调查研究，并运用一定的方法，评价职业有害因素对接触者健康的影响及程度，预防和控制疾病的发生与发展。对企业管理人员、劳动者进行职业卫生宣传，传播职业卫生知识，提高企业的职业卫生水平；并根据企业现有的人力、物力、财力，提出可行性技术改造方案，以改善工作环境。通过职业病防治的宣传教育，提高用人单位的职业病防治观念和职业卫生的法制观念，增强劳动者的自我保护意识，使用人单位或劳动者自觉选择有利于健康的行为，采取有效的防护措施，减少和消除职业有害因素，降低与职业有关疾病的发病率、伤残率和死亡率。

（2）把住危害源头，加强监督管理要控制和消除职业危害，首先，必须把住产生职业危害的源头，确保可能产生职业危害的建设项目符合国家职业卫生标准和卫生要求；其次，要督察用人单位采取有效的职业病防治管理措施，保障劳动者获得职业卫生保护；最后，要本着对劳动者和社会负责的精神，切实做好职业病的监督管理工作。

（3）严格依法办事，增强责任意识我国《职业病防治法》是搞好职业病防治工作的法律规范，就职业病前期预防、劳动过程中的防护与管理、职业病发生后的诊断治疗与职业患者的保障三个阶段，分别规定了相应的制度和措施，并规定了法律责任。职业病防治工作者和有关部门以及劳动单位都必须切实遵守职业病防治法规。任何违反法规的行为都是不道德的。

（4）坚持预防为主，防治结合的方针职业病防治工作是一项多部门配合的工作过程，卫生行政部门要争取政府出台相应政策及配套措施，取得相关部门支持，协同经委、城建、设计等部门在城市建设，特别是有关企业规划时参与论证。凡是新建、扩建、改建项目，技术引进项目，都要向卫生行政部门申报，进行预防性卫生监督和卫生审查，所有申报项目都必须符合国家企业设计卫生标准。职业病防护设施必须与主体工程同时设计，同时施工，同时投入生产和使用。新建企业从厂址选择、功能布局、工艺流程、原材料到竣工投产，卫生监督部门都要进行全程监督，并进行可行性论证。在竣工验收前要对存在的粉尘、放射性物质和其他有毒有害物质进行测定，合格后方可投入正式生产。这样才能从根本上杜绝屡建屡污染的现象。

（5）勤于观察思考，加强自身建设随着社会经济的发展，科学技术水平的提高，企业的生产工艺越来越先进，设备自动化程度越来越高，使职业卫生管理工作更加复杂和细密。这就要求公共卫生工作者在管理企业过程中，必须勤于观察和思考，制订出一整套的职业病防治计划，以便使管理过程中的各种问题（诸如有害因素的种类、危害程度、防护设施等）的决策和处理，能建立在有科学依据的基础之上。

（6）建立健康档案，掌握健康状况认真贯彻执行《职业病防治法》和《预防性健康管理办法》等七个方面的规章，建立职业健康监护制度，对从事接触职业病危害作业职工上岗前、在职期间和离岗前进行职业健康检查，从而建立起职业病职工健康档案，以全面了解和掌握职工健康的动态状况，进而有利于控制职业病的发生。

四、地方病预防和控制伦理

（一）地方病的危害及防治意义

地方病是指具有严格的地方性区域特点的疾病。按病因可分为自然疫源性地方病和化学元素性地方病两类。①自然疫源性（生物源性）地方病，病因为微生物和寄生虫，是一类传染性的地方病，包括鼠疫、布鲁菌病、乙型脑炎、血吸虫病、疟疾等。发生这类地方病的地区称为地方病疫区。②化学元素性（地球化学性）地方病，是因为当地水或土壤中某种化学元素过多或不足或比例失常，再通过食物和饮水作用于人体而引起的疾病，如地方性氟中毒、地方性砷中毒、地方性硒中毒等。发生这类地方病的地区称为地方病病区。

我国的地方病分布广，各地都有不同的地方病发生，大多是在广大的农村和山区、牧区，患者多，受威胁人口更多。这种病首先会严重摧残患者的身心健康，可以使大批患者致残甚至死亡，特别是有些地方病还危及孕妇和少年儿童，严重影响下一代身心健康，危及人口质量的提高。其次，地方病还有致贫的作用，因病致贫、贫病交加情况严重。

党和政府很重视地方病的防治，新中国成立后先后颁布了《全国地方病防治工作规划》《全国血吸虫病防治规划》《食盐加碘消除碘缺乏危害管理条例》等一系列规定、条例，经过半个多世纪坚持不懈的努力，在全国各地建立了地方病研究机构，查清了地方病的病情和病区分布，进行了病因防治研究，大规模地开展了群防群治，使防治工作取得了显著成效。但同时应当看到，地方病防治的目标和任务还十分艰巨。这是因为我国地方病病种、病情复杂，既有自然疫源性疾病、人畜共患疾病，又有与地球化学因素有关的疾病，控制和根除这些地方病，要比其他许多疾病的防治更困难，而且这些年不少地方还出现了地方病回升的情况，因此，加强地方病的防治工作具有重要的道德意义。

（二）地方病预防和控制工作中的伦理要求

（1）长期防治，常抓不懈我国是地方病流行严重的国家，病种多，分布广，病情重，受威胁人口多。全国31个省、自治区、直辖市都不同程度地存在地方病的流行，主要地方病有碘缺乏病、地方性氟中毒、地方性砷中毒、大骨节病和克山病。这五种地方病受威胁人口约为两亿多人，而且重病区大多集中在农村的贫困地区、偏远地区和少数民族地区。地方病流行不仅严重危害了地区人民的身体健康，还阻碍了地区经济的发展，成为当地居民因病致贫、因病返贫的重要原因之一。我国地方病又由于与地理环境相联系，人们还做不到彻底改变自然地理环境，因此，必须牢固树立长期防治地方病的观念，坚持防治工作常抓不懈，绝不间断。这样才能有效地保护人民群众的身心健康，利于提高人口素质，促进我国经济社会发展。

（2）认真负责，做好监测地方病监测是为控制和最终消灭地方病提供科学依据的一种方法。作为地方病防治工作者应认真负责地做好地方病监测，包括定点监测和随机抽样监测，有计划、有系统、有规律地连续观察地方病消长趋势、影响因素和预防措施的效果，掌握准确的地方病动态信息资料，弄清地方病的流行规律，切不可粗心大意、马马虎虎，造成种种损害人民群众健康的后果。

（3）预防为主，兼顾救治这是由地方病可防不可治（愈）的临床表现决定的。大多数地方病（不包括自然疫源性地方病）虽不像有些传染病那样在短时间内传播开来并引起死亡，但地方病蚕食劳动力的程度非常严重，重者致残（例如，Ⅱ度以上大骨节病、氟骨症和克汀病患者），甚至死亡（例如急型、亚急型及晚期慢型克山病患者，重度地砷病患者）。同时，地方病给国家和家庭造成的经济损失也非常惊人，这些患者大部分都生活在地方病病区而遭此劫难。所以，政府有责任救助他们，医疗卫生部门有责任救治他们。作为地方病防治工作者，要正确处理好地方病预防与救治两者之间的关系，加强地方病的预防，首先做好一级预防工作，如补充环境和机体缺乏的元素，限制环境中过多的元素进入机体；消灭生物源性的传染源，切断传播途径，增强易感者的免疫力等。在重点研究改进地方病的预防措施的同时，系统研究地方病的救治措施，真正做到预防为主，兼顾救治。

（4）强化宣传，自我保健防治地方病是一项群众性很强的工作。防治措施真正落实也离不开群众的参与，例如在燃煤型氟中毒病区，有些群众不使用政府发放的降氟炉灶，习惯用敞烧的土灶，甚至将降氟炉灶卖掉，还有的居民户不主动维修损坏的降氟炉灶，他们认为这是政府的事情，其他地方病也有相似情况。所以，为了达到病区居民广泛认识防治地方病的目的，公共卫生工作者要加强健康教育与健康促进的工作，积极探索科学有效的健康教育内容和手段，改变地方病防治仅是政府行为的观点，在有条件的地方，动员群众的力量与政府一起防治地方病。通过宣传教育，普及有关地方病防治知识，提高群众的自我保健意识，使群众自觉地投入大规模的群防群治，以取得地方病防治工作的更大成效。

（5）先重后轻，先易后难这是由地方病流行特征决定的。在我国，地方病病区分布广泛，影响人口众多，在防治任务繁重、经费短缺的情况下，防治措施的落实只能按照"先重后轻""先易后难"的原则安排。比如，碘缺乏病受危害的重点人群是孕妇（胎儿）和儿童；地氟病是儿童和营养不良的人群；大骨节病是儿童；克山病是育龄期妇女和儿童。因此，地方病的重点防治人群是胎儿、儿童、育龄期妇女和营养不良者等这些脆弱人群。此外，重点防治还包括地方病的重点地区和有关地区的重点疾病。

第三节　生态保护伦理

环境是人类赖以生存和发展的基本条件，与人们的生老病死关系极为密切。在人类生存环境日益恶化，生态危机日趋严重的情况下，树立生态文明理念，增强环境保护意识，遵守环境保护道德，维护自然生态平衡，是医务工作者义不容辞的伦理责任。

一、环境保护工作的伦理意义

环境保护就是研究和防止由于人类生活、生产建设活动使自然环境恶化，进而寻求控制、治理和消除各类因素对环境的污染和破坏，并努力改善环境、美化环境、保护环境，使它更好地适应人类生活和工作需要的工作。换句话说，环境保护就是运用环境科学的理论和方法，在更好地利用自然资源的同时，深刻认识污染和破坏环境的根源及危害，有计划地保护环境，预防环境质量恶化，控制环境污染，促进人类与环境协调发展，提高人类生活质量，保护人类健康，造福子孙后代的工作。

环境保护工作的重要性是由人类与环境的密切关系决定的。环境保护工作的重要意义具体表现在以下几个方面。

（一）人类的生存发展与环境密切相关

人类在生存和发展的历史进程中，长期与环境形成了一种相互联系、相互作用和相互制约的关系。人是环境的产物，组成人体的物质都来自环境，而有研究表明：人类的血液和地壳的化学组分及其含量呈现明显的相关性，这充分反映了环境和人体的关系及其在物质上的统一性。

环境与人的相互依存关系表现在：从生物圈这样一个大的生态系统看，人类只是其中的一个组成部分，与其他生物之间互为环境，相互依存，相互受益。如植物的光合作用需要的二氧化碳是人和动物呼出的废气，光合作用释放出的氧气正是人和动物呼吸所需要的。人类不仅从环境得到生存的空间，获得维持生命必需的食物、空气和水，而且接受生态环境提供的全方位、多种多样的生态系统服务。如对大气化学成分的调节和气候调节，废弃物的净化处理，作物病虫害的生物防治，自然能源、天然药材、木材、燃料、饲料等生产原材料，基因资源，休闲游乐环境，具有美学、艺术、教育、精神及科学价值的文化资源，等等。这些物质的和精神的、有形的和无形的服务，是难以用经济价值衡量的，往往是人类的力量无法替代的。因此，人类没有理由不善待地球，与环境和谐相处。

同时，环境的构成状态的改变对人体的生理功能有着不同程度的影响。如一个人初次进入高原地区，大气中氧含量稀少，人体就会通过增加呼吸空气量、加快血液循环、增加红细胞数量或血红蛋白含量以提高机体携氧能力等机制，适应缺氧环境，维持机体正常生理活动。机体的适应性是人类在长期发展的进程中与环境相互作用而形成的遗传特征。因此，长期生活在不同地区的人群，对各种异常的外环境有着不同的适应性；并且，机体的适应能力还与起作用的环境因素的强度、性质等有关，若某种环境因素作用强度太大，或环境中出现大量新的污染物，超出机体自身的调节能力，机体则不能适应而出现有害的健康效应，如功能异常、组织结构损伤等病理改变。

（二）环境污染问题严重

污染是人类社会面临的主要环境问题。经过多年的治理，目前我国环境污染加剧的趋势基本得到控制，但是，环境污染问题依然相当严重。据统计，2004年，全国二氧化硫排放量2254.9万吨，比2000年增长了15%。在全国七大水系中，根据413个水质监测断面记录，只有41.6%的断面满足国家地表水三类标准，比2000年下降16.1%。长江、珠江的水质较好，海河、黄河、淮河、辽河、松花江的水质较差，各大淡水湖泊和城市湖泊均受到不同程度的污染。这些问题严重影响了人们的生产和生活，成为制约我国可持续发展的障碍。

（三）生态恶化趋势加剧

生态环境是人类生产和生活中与之发生联系的自然因素的总和，人类的活动必然对生态环境造成或多或少的影响。目前，我国生态环境破坏的范围在扩大，程度在加剧，危害在加重。土地退化严重，全国水土流失面积达 367 万平方千米，约占国土面积的 38%，平均每年新增水土流失面积 1 万平方千米，荒漠化土地面积已达 262 万平方千米，并且每年还以 2460 平方千米的速度扩展。全国森林面积 17491 万公顷，森林覆盖率 18.21%，居世界第 130 位，人均森林面积列世界第 134 位，占国土面积 32.19% 的西北五省（自治区）森林覆盖率仅为 5.86%，乱砍滥伐现象仍屡禁不止。草地退化、沙化和碱化的面积达 1.35 亿公顷，约占草地总面积的三分之一，并且每年还在以 200 万公顷的速度增加。水生态系统失衡，2004 年，全国有 79 个城市缺水，有 2340 万人口，1300 万头大牲畜发生临时性饮水困难。生物多样性锐减，野生动植物丰富区面积不断减少，乱捕滥猎和乱挖滥采现象屡禁不止。生态环境恶化严重影响了我国经济社会的协调发展和国家生态环境安全。

（四）入世给我国环境保护带来了新挑战

我国在 2001 年加入世界贸易组织，即通常所谓的入世。入世后，我们在享受权利的同时，还要履行相应的义务。发达国家要求我们执行与之同样的高环境标准。因此，WTO 的一些绿色条款有可能对我国商品出口造成影响，限制了国内那些不符合环境标准商品的出口贸易。这就要求国内企业提高环境保护意识，加大环境保护方面的投入，建立环境管理体系，持续改善环境行为，以提高产品的国际竞争力。但是，高环境标准又会导致产品成本增加，降低产品竞争力，阻碍其产品顺利进入国际市场。因此，如何协调高质量环境保护标准与产品成本之间的关系，成为入世后我国环境保护政策面临的新挑战。

此外，加强环境保护工作也是落实科学发展观的重要举措。

二、生态危机的含义及表现

生态环境日益恶化是当今人类面临的全球性问题之一。越来越多的迹象表明，生态环境危机将成为 21 世纪人类生存与发展的最大威胁。人类文明发展史昭示我们，人类在改造和利用自然的过程中，如果毫无节制，急功近利，只追求局部的发展，势必造成自然环境整体的破坏、生态平衡的失调，最终导致人类失去必要的生存空间。

（一）生态危机的含义

1988 年罗马俱乐部负责人在回答美国《国际先驱论坛报》记者的采访时曾

说，罗马俱乐部的基本目标是用战略眼光来观察人类所面临的一些基本问题，除了战争与和平这样的整体问题之外，现在最主要的问题就是世界人口的增长及其对环境和政治危机的影响。目前世界正面临着生态危机，人口问题、环境、能源使用、动物迁徙、因温室效应而引起的海平面上升等现象之间具有密切的关系。这些问题如果不能解决，结果将会对人类的生存条件产生威胁，使人类回到一种野蛮的状态，造成人类社会全面崩溃。

所谓生态危机，指的是人类赖以生存和发展的自然环境或生态系统结构和功能由于人为的不合理开发、利用而引起的生态环境退化和生态系统的严重失衡过程。生态危机是生态失调的恶性发展结果。生态危机一旦形成，将在较长时期内难以恢复。

（二）生态危机的表现

20 世纪后，科学技术迅猛发展，人类的生产、消费活动对自然界的巨大冲击带来了事关人类命运的大问题，即生态危机问题。当代生态危机主要表现在三个方面：人口问题、资源问题、环境问题。

人口问题实质上是人口数量与环境容量的矛盾，即生态承载力问题。地球的容量是有限的，人口不可能无限增长。在全世界范围内，特别是在我国，人口问题突出地表现为人口的过快增长。罗马俱乐部把人口的增长叫作"不治之症的癌症转移"。由于人均寿命增长而又不降低人口出生率，从而带来了人口爆炸和个人消费需求的爆炸。源源不断降世的人类正在耗尽各类食物，并挤满地球的每一寸生存空间。人类的贪婪致使维持人类生活的四大系统——土地、牧场、森林、渔业受到过度开发，全球的生态系统正在受到人类掠夺性的威胁。由于过度采伐与开垦，世界上的森林几乎每年减少约 1%，热带雨林地区每年减少 1130 公顷的森林。中国是世界上沙漠化受害最深的国家之一，据研究，北方地区沙漠、戈壁、沙漠化土地的面积已达 149 万平方公里，占国土面积的 15.5%，其中沙漠化土地面积为 33.4 万平方公里。中国每年表土流失量约 50 亿吨，注入海域泥沙量为 20 亿吨左右。目前，我国草场累计退化面积约 10 亿亩，而且以每年 2000 多万亩的退化速度扩大。过量开采，惊人浪费，人为污染，加剧了水资源危机，使我国大多数城市变成了"水荒之城"。

资源问题、环境问题实质上是人工环境、人工自然与天然自然的矛盾。人工自然一方面提高了生产力，另一方面导致了生态系统的失衡。现在环境污染的增长率比人口的增长率还要高。人类到处倾倒越来越多的废物、毒物，正在毁坏成千上万的物种和自然栖息地。随着整个热带雨林生态系统的破坏,成千上万的动植物已经或正在灭绝。科学家预言,一旦热带森林毁掉,将有至少80%的植物和400万种物种随之消失。近两个世纪以来,仅野生动植物就消失了1000种以上,高等植物每年有200余种灭绝。我国的情况是,每消失一万亩热带森林,就有一个物种濒于危境。与日俱增的危险废物也正在威胁着人类的身体健康和生活环境。据估计,地球上的危险废物正在以每年5亿吨的速度骤增。人均每年200余万,其速度增长之快,令人瞠目。1988年整个地球仿佛发疯了一样,最使人感到迷惑不解的是热浪袭击了全球。各种人为事件造成的环境污染,1978年之前的19年里,全世界发生了七次主要化学事故,造成739人死亡,2647人受伤,18230人背井离乡。1978年以后的8年内,有13起重大化学事故,造成393人死亡,4848人受伤,近100万人疏散。

三、生态危机的伦理思考

面对生态危机,人们开始反思自己的行为,不断地思考造成生态危机的原因。通过反思和觉醒,人们开始认识到,造成生态危机的原因,不在于我们缺乏必要的技术能力,而在于缺乏必要的保护环境、保护生态的伦理意识。

(一)造成生态危机的原因

造成生态危机的最主要原因有如下三点。

第一,由于科技进步,人类生活现代化的结果。以人类的衣食住行的行为例,过去人类以双脚步行,或以牛马代步,后来逐渐发展成以自行车、机车、汽车、火车、飞机等现代化的交通工具,这些现代化的交通工具不只消耗能源,而且也造成环境的污染。

第二,由于人类盲目发展工业、追求经济成长。要发展工业,就得设工厂,而工厂所排放的废气、废水、废弃物,既造成污染,也是地球温室效应的元凶。

第三,由于人类缺乏道德观念,一味追求物质生活的享受。科技本身在道德上是中性的,只有当它被人类利用时,才有道德上的好坏之分。当人类以负责任的态度,小心使用科技来造福"所有的被造物"时,科技就是好的。而当人类以不负责任的态度发展科技,一心贪图科技所带来的享受时,科技就变成不好的。所以,赋予科技伦理价值的关键完全在于人类。当人类缺乏道德观念,只知享受、不知节制时,科技就成为生态危机的元凶。所以,归根究底,造成生态危机的主要原因应该是人类缺乏道德观念,以不负责任的态度去发展、使用科技的结果。由此，我们可以看出，生态危机问题与伦理道德的关系密切。

（二）导致生态危机的伦理因素

1. 物质主义　如上所述，造成生态危机的原因之一是人类盲目发展工业、追求经济成长，并一味追求物质生活的享受。这就是物质主义的表现。在这种物质主义的熏染下，许多人穷其一生，致力于追求财富、追求视听感官之享受，生活极度奢华，并以之作为人生唯一的目标。在今天这种工业化、现代化的社会中，物质主义更是流行，甚至支配了整个社会的价值观。这个社会正朝着向更高的生活水准方向前进。其生活标准是：每个家庭拥有自己的豪宅、汽车及其他奢侈品。

提高生活水准无可厚非。但是，很多人追求更高生活水准的动机不健康。他们以为获取更多金钱、产业和物质享受是理所当然的，因此忽略了其他人的需要，也从不想到自己的行为给环境带来多少破坏。这种追求奢华生活的物质主义，导致世界有限的资源面临耗尽的危机，也导致各种污染的加速。唯有人类扬弃这种物质主义的价值观，改变这种贪婪的生活形态，生态环境才有可能改善。

2. 自我主义或个人主义　持这种人生观的人主张：决定行为的对错或善恶的唯一标准，只有行为者本身的利益而已；行为者本身乃是道德上唯一必须关心的对象。自我主义者太强调个人的独立性和个别性，他们标榜人性的尊严和价值，而忽视人性的另一特色，即人的群体性、人与他人以及其他被造物之间的关系。在无视他人或其他被造物的存在的情操中，自我主义就很容易变成自私主义。这就有如杨朱的"拔一毛以利天下，不为也"的消极做法，这样的人甚至会把自己的幸福建立在别人的痛苦上。

在自我主义盛行的地方，道德的约束力就难以施展。其结果是公共利益的受损。因为自私的作祟，很容易在利己的情况下，不惜牺牲他人，或是牺牲群体的利益。就生态环境的问题而言，自我主义者只会根据自己的喜好来对待自然环境，只会以个人的利益作为他（她）对自然环境的行为根据。完全不顾虑自然环境被污染、被破坏的事实——只要被破坏或污染的环境不会危及他（她）自己的利益；也完全不顾及他人的需要——自然环境不只是我自己需要它，而且别人及后代子孙都需要赖以生存。

3. 人本主义　人本主义者认为所有的人都是道德必须考虑或关心的对象，并且认为只有人类的利益才是必须考虑的。人类以外的被造物若要有价值，其价值完全来自于人类，因为人类需要它，它才具有价值。因为它对人有利益，它对人的生存具有影响，所以它才有价值。

四、生态环境保护的伦理要求

（一）确立人与自然和谐相处的核心价值

人类与环境的辩证关系越来越让人们认识到，人类并不是自然的主宰，而是大自然的一个成员。人与自然共生共存共荣的思想应该是人类的价值中心，追求人类的活动与大自然的协调是人类最高尚的境界。人类必须改变在人和自然关系上的长期的"人类中心论"的观念，树立起保护自然环境就是保护我们人类自己的新观念，努力做到人类生存和发展与自然环境的保护和保持相一致，以达到人和自然的和谐发展。

（二）加强生态环境教育

生态环境教育包括两个方面：一是专业教育培养环境保护的专业人员；二是对公众进行生态环境意识教育。在生态环境教育中，无疑包括生态知识、环保知识的内容，但生态环境道德也是必不可少的内容。只有使受教育者树立起科学的生态环境道德观，才能自觉地履行生态环境道德义务，自觉地参与和做好生态环保工作。

生态环境道德教育，就是要唤起人们对自然的"道德良知"与"生态良知"，使人们认识到：人与自然的关系是息息相通、相互作用、互利共生、和谐共存的有机统一。人有责任、有义务尊重自然界的其他物种存在的权利。享用自然并非人类的特权，而是一切物种共有的权利。人要在维护生态平衡的基础上合理开发自然，规范人类对自然的行为，把人类的生产方式、消费方式限制在生态系统所能承受的范围内，倡导在热爱自然、尊重自然、保护自然、维护生态平衡的基础上，改造和利用自然。

（三）落实环境保护措施

要采取切实措施治理工业、农业和生活中环境污染的来源。应在工业企业设计和生产过程中采取有效措施，如合理布局工业企业，改革工艺，综合利用，力求做到不排放或少排放"三废"。对于不得不排放的"三废"，在排放前要采取经济、有效的方法加以净化。要加强农药的管理，选用在环境中容易分解，且不易在生物体内富集的高效低毒的新农药，以替代毒性大、残留期长的农药，推广生物治虫。通过合理使用农药、减少农药残留，加强污水灌溉农田的卫生管理。防止噪声污染，减少垃圾、粪便、污水等生活污染。对于医疗机构和医务人员来说，就是要严格落实医疗废弃物管理制度。及时安全处理各种医疗废弃物，防止对环境造成污染，影响人们健康。

（四）保持生态环境的可持续发展

人类对自然资源的开发和利用，不仅要对当代人负责，而且要对子孙后代负责。人类应合理节制自己的需要，珍惜每一份自然资源，每一种野生生物，保护好生态环境，处理好生态平衡、经济发展和社会发展三者关系，促进社会采用正确的决策，创造有利于健康的自然环境、社会环境。把一个完好的地球和健全的生态环境留给后代是人类所应该具有的道德责任和义务。

第四节 公共卫生伦理

一、公共卫生与公共卫生伦理

（一）公共卫生概述

我国医学伦理学家邱仁宗教授将公共卫生定义为："由政府、社会或社区采取的旨在通过改善社会条件来促进人群健康，预防和控制疾病在人群中流行的干预措施。"这一定义有三个基本要点：一是公共卫生的工作不是直接去治疗疾病，而是去改善影响健康的社会条件；二是意味着政府和社区等集体对人民的健康负有不可推脱的责任；三是其工作方法与临床医学迥然不同，重在预防。

公共卫生作为一项社会公共事业，其使命在于：预防疾病的发生和传播；保护环境免受破坏；预防意外伤害；促进和鼓励健康行为；对灾难做出应急反应，并帮助社会从灾难中恢复；保证卫生服务的有效性和可及性。其职能在于：监测、评价和分析卫生状况；实施对公众健康有危险和威胁的公共卫生控制；健康促进；社会公众对卫生的参与，加强公共卫生立法和执法能力；评估和促进公平地获得必要的卫生服务；公共卫生人力资源的开发和培训；保障个体和群体卫生服务的质量；公共卫生研究；减轻突发事件和灾难对健康的影响。在现代化建设的今天，公共卫生的内涵和外延更加广泛，如个人的卫生习惯、环境卫生、室内卫生、社会应激、慢性非传染性疾病的防治等都是公共卫生的范畴，有超出 WTO 与公共卫生协议案分类的趋势。

公共卫生作为一项社会系统工程，其服务体系是指在一定的权限范围内提供必要的公共卫生服务的公共、民营和志愿者组织的总体。由国家、省市和地方的公共卫生机构等组织和部门组成。它们作为政府的代表提供公共卫生服务，并作为整个公共卫生体系的支柱起着主要的作用。卫生保健提供者，如医院、社区卫生服务中心、精神卫生组织、实验室、护理院等，提供预防、治疗和康复服务；公共安全组织，如警察、消防队、医疗急救中心，他们的工作常常是预防和处理外伤和其他与健康有关的紧急情况；环境保护、劳动保护和食品安全机构，主要是依靠执法或提供健康安全的环境和组织，保护人群的健康；教育、体育促进机构和组织，他们为帮助、告知、教育、培养儿童青少年做出决定，并负责任地为他们的健康和生活选择合适的行动，以及为社会做出积极的贡献；娱乐和文艺组织，主要是为社区和在那里居住、工作和娱乐的人们提供物资和精神生活的环境；民政、各种慈善组织、社区以及与健康有关的部门和组织、志愿者组织以及企业等，为社区居民提供基本的公共卫生服务保障。总之，一个完整的公共卫生体系应包括疾病预防控制体系、医疗保障体系和卫生监督执法体系三大工作系统。

（二）加强公共卫生工作的伦理意义

1. 有利于维护和发展基本人权生命权、健康权是最基本的人权，然而，这些基本人权时刻受到疾病的威胁。健康是人们的第一权利，有了健康，人们才能去追求人生中一切美好的事物。历史事实已表明，人群中发病率、死亡率的下降，预期寿命的延长以及防范伤害质量的提高，主要靠公共卫生事业的发展，而不是靠高科技的临床医学的进展。在关系人们身体、心理健康和生活和谐的公共卫生领域引入伦理学的理论，并将其有机结合起来，加强对疾病的预防控制和对公共卫生环境的改善，这将大大降低人们生病的概率，提高人们的健康水平，从而维护和发展人的基本权利，提升人的生命价值。

2. 有利于健康文明社会环境的创建公共卫生伦理作为规范公共卫生服务供、受双方行为的准则，依靠社会舆论、信念、宣传教育等手段，促使人们在处理个人利益和社会利益、个人健康和整体健康、个人卫生和公共卫生等问题时，更多关注社会利益、整体健康和公共卫生，减少因过分注意个人利益而损害公共利益的行为，从而形成文明健康的社会环境。而文明健康的社会环境的形成又有利于提高人们的整体健康与和谐。

3. 有利于推动全民预防观念的确立公共卫生工作作为全人类的共同事业，

需要社会各阶层的共同参与，仅靠少数卫生工作人员的努力是无法做好的。在"预防为主"的原则下，改变重治疗轻预防思想，使人群更加重视疾病的预防。而公共卫生所具有的社会性与群体性、法规性与政策性、多学科性与协作性特点，也需要社会各方面的相互合作，共同工作。这种共同努力的结果改善的不仅仅是个人的健康，而是全社会的整体健康水平。

4. 有利于减少医疗卫生服务费用的支出通过对一些疾病的预防、控制、针对性治疗和对卫生环境进行的治理等，能明显减少疾病的发生，从而减少国家在医疗方面的费用支出。同时，通过全国范围的预防接种，能有效控制传染病的发生，从而减少个人和家庭的医疗费用，减少因疾病带来的社会成本（包括医院、社保机构和社会公众的成本等）。

5. 有利于社会经济政治的发展社会经济发展靠生产力。生产力中最活跃的要素是劳动者，生产力水平的提高关键要靠劳动者的教育和健康水平。具有一定数量的健康的劳动者是社会经济得以迅速发展的可靠保证。公共卫生的目的之一就是为社会经济发展提供一定数量的健康的劳动者。社会经济的发展在一定程度上依赖公共卫生事业是否有成效。1988 年上海"甲肝流行"的有效控制和 2003 年"非典"的有效控制，证明了公共卫生工作对于社会经济乃至政治发展的重要意义。

（三）公共卫生工作的伦理原则

公共卫生伦理学是公共卫生机构和工作人员行动的规范，包括有关促进健康、预防疾病和伤害的政策、措施和办法等。这些行动规范体现在公共卫生伦理学的原则之中要求我们在"行动"上应该：使目标人群受益；避免、预防和消除对他们的伤害；产生效用；受益与伤害和其他代价相抵后盈余最大；受益和负担公平分配；尊重自主的选择和行动；保护隐私和保密；遵守诺言；信息的透明和告知真相；建立和维持信任等。如果从学理上分析，公共卫生的伦理原则主要包括如下内容。

（1）公共利益至上原则。公共卫生伦理主要是从宏观层面研究公共卫生领域的公平、社会公正和人权等问题。无论是政府、公共卫生机构，还是社会公众，都要坚持公共利益至上原则。因为，公共利益是社会公众的共同利益，任何违背公共利益的行为最终都会危害个体的利益。例如，在 SARS 流行的时候，一些不法商贩哄抬物价、销售假冒伪劣产品，其直接后果是损害他人的健康，导致 SARS 愈演愈烈。如果 SARS 的泛滥得不到控制，将使任何人的健康都没有保证。所以，无论是政府部门还是公民，都要坚持公共利益至上原则。

（2）公共卫生资源配置的公平性原则。公共卫生资源的配置包括一切用于医疗、预防及研究所需的经济资源（资金）、人力资源（如科研人员）、物质资源（如器官、医疗设备）等。公共卫生资源分为宏观资源和微观资源两大类。宏观资源分配是指各级政府部门包括立法机构、行政机构所做出的分配决策；微观资源分配是指公共卫生人员将有限的稀有卫生资源在不同的患者或社会公众之间进行的分配。公共卫生资源的配置必须遵循公平和社会公正的原则。宏观资源的配置即在制定卫生政策时，要充分考虑不同地区、不同民族、不同信仰、不同价值观的人们的要求；微观资源的配置要充分考虑对农村地区、西部边远地区的投入。

（3）突发公共卫生事件与疾病控制的信息公开原则。这一原则的前提是要建立和完善国家公共卫生监测系统和信息网络系统。目前我国疾病监测系统不够完善，运行机制还存在一定的问题，大疫情报告系统中迟报、漏报现象时有发生。只有建立了完善的公共卫生监测系统，系统准确地监测了疾病、伤害的发生、发展趋势，才能为国家控制疾病、保护和促进人群健康提供科学的依据。在此基础上，对一些突发公共事件和疾病的控制，应该通过网络、电视、报纸等传媒及时准确地向社会公众公布相关信息，而不是隐瞒灾情。这样不仅有利于消除人们的恐慌心理，而且能够号召人们群策群力，共渡难关。

（4）全民参与原则。公共卫生工作是关系到社会公众切身利益的工作，需要社会各界树立起大卫生的观念，站在社会发展和人类进步的角度看待公共卫生工作和公共卫生伦理，号召全体人民参与，并通过全民参与，推动公共卫生事业的发展。2003 年的 SARS 疫情也说明，应对传染病突发疫情不单单是防疫人员和医护人员的事，它需要全社会的配合和参与。只有全民参与，才能全面创建健康、文明、和谐的社会环境，通过人们的整体健康水平和生活质量的提高，促进人群的全面发展。全民参与的另一个重要问题是公共卫生有关内容的全民知晓。通过社会公众对相关公共卫生知识的获得，并及时有效地采取措施降低损失或消除恐慌，最终促进人们生活、生产、经济的发展和社会的稳定。

（四）公共卫生工作的伦理要求

（1）预防为主，维护群众利益。"预防为主"是我国卫生工作的根本方针，其基本思想是探讨危害人体健康的各种因素，研究预防疾病发生的有效措施，防止疾病的发生，从根本上提高人民健康水平。为此，要求公共卫生工作人员必须深入到社会人群中去，树立群众观点，自觉把广大人民群众的利益放在首位。同时，人体的健康或疾病受自然环境和社会环境两方面的影响和制约。人类为了更好地生存，就必须积极地适应和改造环境，使之达成一种和谐的适应或良性互动。告诉人们在满足于征服自然和改造自然的成就时，应更加关注自身与整个生存环境的协调，即在改造客观环境的同时，必须十分注意保护环境，使自然的和社会的环境更加有利于人类的生存与发展。作为公共卫生工作者，应当大力宣传普及这种观念。这是贯彻预防为主方针的最好保证，也是预防医学工作者的道德责任。

（2）突出健康教育，促进健康的生活方式。世界卫生组织曾提出，健康是基本人权，达到尽可能的健康水平，是世界范围内的一项最重要的社会性目标。无论人们在健康内涵认识上有多少不同，健康是社会进步的标志之一，也是社会发展的潜在动力。公共卫生工作直接以提高社会人群健康水平为目标。在促进健康水平提高的过程中，健康教育是最有效、最经济的途径。健康教育历史上曾受世界各国的高度重视。1989 年第 42 届世界卫生大会上，我国等 11 个国家代表团联合提出《健康教育决议草案》，紧急呼吁会员国，保证进行健康教育和教育原则及实践方面的培训；积极促使宣传机构参与公众的健康教育和健康促进，支持人人享有卫生保健的国家战略等。全国爱国卫生运动委员会和卫生部也都明确要求，各级爱卫会和卫生行政部门要认真规划和领导，把进一步加强健康教育工作作为搞好爱国卫生、深化改革的一项重要内容和发展卫生事业的重要项目常抓不懈。《执业医师法》第 25 条第五款要求医师宣传卫生保健知识，对患者进行健康教育。对此，公共卫生工作者自然是首当其冲、责无旁贷。

（3）热爱本职，敬业乐业。公共卫生工作涉及面广、任务重、条件艰苦，要深入实际，要到灾区、疫区，受疾病感染或有害因素危害的可能性较大。同时，公共卫生工作的受益对象大多是被动接受服务的健康人群，往往对工作的重要性不理解、不重视，甚至还有抵触情绪。这就要求公共卫生工作者自觉履行对群众对社会负责，有献身精神，不怕苦、不怕累，默默奉献；到有危险的区域工作时，在做好自我保护的同时，要有不畏艰难的精神。敬业爱岗、献身预防，不仅是职业道德的要求，而且更表现出一种崇高的精神境界。缺乏这样的道德品质和献身精神，是不可能搞好公共卫生工作的。

（4）高度负责，主动服务。公共卫生工作是一项造福人类、造福子孙后代的事业。但是，由于它的短期实际效益不如临床医学那样迅速、直接和易于为人们深切感受，而且尚未受到危害的人群又并不像那些已经患病的人那样急切地问医求药，因此，公共卫生工作的重要意义常常不被人们所理解。人们对待公共卫生工作者的态度，也往往不如患者求助于临床医生那样恭谦和热情。这就要求公共卫生工作者有不为名、不为利的博大胸怀和甘于奉献、埋头实干的精神，以高度的责任心和热情的主动服务进行工作，不允许有任何疏忽懈怠与敷衍了事。若出现差错，其后果就不是只出在某个患者或家庭上，而是给广大人民群众健康造成灾难。

（5）积极宣讲，言传身教。公共卫生工作很大程度上是一种卫生示范活动，即通过一系列示范的做法（宣传、教育、具体操作、树立样板等），让人们懂得怎样做才是卫生的，才是对健康有益的。因此，公共卫生工作者自身的榜样作用显得格外重要。要求别人做到的，只有自己首先模范地做到才有说服力；要求别人不做的，自己首先保证绝对不做。与此同时，公共卫生工作者还要通过传媒、喜闻乐见的群众活动深入广泛地宣传公共卫生知识及措施，晓之以利害，教之以方法，争取社会公众的合作与支持，营造人人重预防、个个讲卫生的社会环境氛围，动员和组织群众养成爱护公共卫生、尊重他人劳动的良好卫生习惯。

（6）实事求是，科学严谨。实事求是不仅是科学的思想路线，而且是我们办一切事情的根本原则和方法。公共卫生工作直接关系到人民群众的健康和生命，必须用科学的态度认真对待，来不得半点的虚假和敷衍。要根据公共卫生工作的规律，从当前人力、财力、物力的实际状况出发，采取切实可行的措施，做扎扎实实、讲求实效的工作，杜绝任何形式主义。说实话，办实事，提高公共卫生工作的透明度。重大情况要让人们知道，不隐瞒。对预防、控制疾病发生所做的监督监测，对发现病情以及实施预防接种取得的成绩等，都要实事求是，绝不能欺上瞒下，弄虚作假。特别是对待疫情，更要不失时机地上报并采取相应的隔离和治疗措施。在任何情况下，不能做有悖于科学和医德良心的事。

（7）秉公执法，清正廉洁。公共卫生工作有许多是依靠相关法规来实施的。新中国成立以来，党和政府为保障人民群众的身心健康陆续颁布和修订了一系列医药卫生法规，作为开展公共卫生工作的依据。公共卫生工作者在执行公务的时候，许多情况下是以执法者的面貌出现的。执法必须严明，严格照章办事，公正不阿，才能保证工作顺利进行和取得应有成效。秉公执法的前提是自己必须清正廉洁，不能出于一己之利而置有关法规于不顾，徇私情而贻害社会。如果卫生执法者缺乏应有的道德观念和法制观念，玩忽职守甚至滥用职权，都将给社会公众带来不应有的伤害，给政府工作造成被动，甚至造成不良的国际影响。道德是法律的基础，作为公共卫生工作者，必须加强自身道德修养，秉公执法，以自己的实际行动维护卫生法规的严肃性。这是公共卫生机构及其工作人员的重要道德职责。

（8）着眼全局，团结协作。公共卫生事业作为一项社会性事业，其工作措施、过程和环节表现为多部门的共同作战与协调配合。参与其中的机构和人员涉及社会的方方面面，既有卫生防疫部门的本职工作，也需要整个医疗部门的协作，更需要各级政府和有关行政部门以及广大人民群众的参与、支持与配合。而公共卫生工作者的工作涉及广大人民群众的切身利益、民族的希望和国际影响，应始终把社会效益放在首位，着眼全局，坚持局部利益服从整体利益，协调好公共卫生工作过程中各方面的关系，充分发挥集体的力量，齐心协力把公共卫生措施真正落到实处。

二、农村公共卫生工作伦理

农村公共卫生包括对农村急、慢性传染病和主要慢性非传染性疾病的防治；对食品、药品、公共环境卫生的监督管制；健康教育与健康促进；计划免疫；工业卫生和劳动安全等。新中国成立以来，在预防为主的卫生工作方针指引下，我国农村公共卫生事业有了较大发展，一度取得了巨大的成就。但是，随着改革开放和市场经济体制改革的逐步深入，我国农村的公共卫生呈现出基础设施建设薄弱、政府财力投入不足、预防保健服务网络整体功能降低等情况。尤其是经历防控 SARS、禽流感之后，更加暴露出现行农村公共卫生体系薄弱和机制不完善的弊病。因此，加强农村公共卫生事业建设具有重要的道德意义。

（一）加强农村公共卫生工作的伦理意义

1. 有利于"人人享有卫生保健"目标的实现。"人人享有卫生保健，全民族健康素质不断提高"是社会主义现代化建设的重要目标，是人民生活质量改善的重要标志，是社会主义精神文明建设的重要内容，是构建社会主义和谐社会的重要工作。加强农村公共卫生工作，对于解决占全国人口绝对优势的农村人口的医疗卫生保健问题，提高农村人口的健康素质，保护社会劳动力具有重要的战略意义。农村公共卫生工作做好了，我国的公共卫生任务至少完成了80%以上。

2. 有利于农村经济社会的和谐发展。农村公共卫生在改善农村人口健康、促进农村经济发展的同时，还要创造文明、健康的社会环境。通过农村公共卫生干预，如预防接种，有效地控制传染病的发生，这样既减轻了农民个人和家庭的医疗费用，也大大减少了因病而发生的社会成本。职业病防治、环境治理等措施使一些疾病明显减少，促进了国民经济的发展。与此同时，由于公共卫生具有社会性和群体性，通过广泛的健康宣传及广泛覆盖的公共卫生项目，改变农民群众的不良卫生习惯，改善农民的生理、心理和社会健康，从而创造一个文明、健康的农村社会环境。

3. 有利于全民预防观念的确立。农村公共卫生是全民医学的重要组成部分。农村公共卫生工作在农村的开展需要全体农村居民的共同参与，仅靠少数农村卫生工作人员的努力是无法做好的。在"预防为主"的原则下，积极参加农村公共卫生工作，可改变农村居民乃至医疗卫生机构重治轻防的思想，调动他们重视疾病预防和控制的积极性。农民从公共卫生工作的实际效果中，获得的是个体健康与整体健康水平的提高。农民健康素质改善反过来又可调动农民参与公共卫生工作的积极性，从而有利于重大疾病防治规划或控制措施在农村的落实和农民基本健康保障权利的实现。

（二）加强农村公共卫生工作的伦理要求

1. 加强农村公共卫生投入，完善农村公共卫生体系。公共卫生作为一项社会公共产品，理应由政府公共财政"埋单"，并保持长期、稳定与合理的投入比例，加快卫生事业存量资源向公共卫生领域转移。农村公共卫生服务体系一般包括应急指挥、疾病预防控制、卫生监督执法、妇幼保健等机构，是具有综合功能的农村公共卫生机构集合体，是各类突发公共卫生事件应急处置的基层工作单位，也是公共卫生服务、指导和信息中心，政府理应承担起规划投资、重点建设的道德责任。

2. 在尊重农民个人权利的基础上改善农村社区健康。农村公共卫生机构应为农村社区及时提供决策信息。农村公共卫生项目和政策在制定和实施时应该因地制宜，尊重农村地区不同的经济社会发展水平和农村社区内不同的价值观、信仰和文化。在实施前需要获得农村社区的同意，以保证公共卫生政策制订的道德公正与公平。

3. 重构运转高效的农村公共卫生网络。以农村疾病控制中心等农村公共卫生机构为主体，以中心（街道）卫生院为枢纽，以村卫生室（社区卫生服务站）为基础，重构农村三级公共卫生服务网络，着力加强内涵建设，完善工作机制。

4. 建立广泛覆盖的农村医疗卫生保障制度。将农村公共卫生服务工作与新型农村合作医疗工作一起捆绑服务，重点抓好新型农村合作医疗制度建设和农村医疗卫生服务体系的衔接，为农村居民提供用得上和享受得起的医疗卫生服务，从真正意义上保障农民群众看得上病，看得起病，早防病和少生病。

5. 严格农村公共卫生责任制。把公共卫生建设列入各级政府和有关部门综合目标管理考核和党政干部政绩考核的重要内容，建立公共卫生目标管理责任制和重大责任追究制。明确每年公共卫生的主要任务与指标，实行动态考核评估。公共卫生政策、项目应该在确保对农村社区成员投入的情况下进行发展与评估，为所有农村居民提供基本资源和卫生服务条件。

6. 营造多部门合作、全社会参与的大卫生格局农村计划免疫工作，地方病、结核病、艾滋病等防治工作，初级卫生保健工作和农村爱卫会工作，既要各负其责，又要统一领导协调，加强信息的沟通与共享。以农村改水改厕为重点，加强农村卫生环境整治，促进文明村镇建设，预防和减少疾病发生。积极推进"亿万农民健康促进行动"，采取多种形式普及疾病预防和卫生保健知识，引导和帮助农民养成良好的卫生习惯，破除迷信，摒弃陋习，倡导科学、文明、健康的生活方式。

三、突发公共卫生事件应急处理伦理

近年来，公共卫生突发事件时有发生，严重危害了人们的身体健康，影响了社会安定。如2003年的"非典"就是一起突发公共卫生事件。"非典"肆虐中国后，公共卫生受到前所未有的关注。为了有效预防、及时控制和消除突发公共卫生事件的危害，保障公众身体健康与生命安全，维护正常的社会秩序，2003年5月12日国务院颁布了《突发公共卫生事件应急条例》，这标志着我国的突发公共卫生事件应急处理工作全面纳入法制化轨道。

（一）突发公共卫生事件及医务人员的责任

1. 突发公共卫生事件的含义

突发公共卫生事件，是指突然发生、造成或可能造成社会公众健康严重损害的重大传染病疫情、群体性不明原因疾病、重大食物和职业中毒以及其他严重影响公众健康的事件。在突发公共卫生事件中，受害人员的医疗救护、现场

控制等一系列措施，是公共卫生突发事件应急处理的重点。公共卫生事件发生后，要按照完善的应急处理工作程序规范，迅速、有效地处理公共卫生突发事件，同时采取有效的控制措施，对现场进行应急控制和消除疾病、中毒、污染等因素，最大限度地减少危害、消除影响，保护公众健康和安全。

2. 突发公共卫生事件应急处理的特点

（1）影响面广。突发公共卫生事件往往造成人们心理恐慌，对日常生活、工作秩序和社会稳定带来深远的负面影响。如"非典"危机，严重威胁民众的生命健康，且危机波及经济、政治、外交等多个领域。

（2）群体宽。突发公共卫生事件中，受灾遇难的人数较多，涉及面较广。如"非典"危机，经历了有限范围的区域性危机、全国性危机直至全球公共危机。

（3）风险大。突发公共卫生事件，无论是中毒、疫情、安全事故还是群体性不明原因疾病，直接现场接触都是一件危险性很大的工作。全球性恶性传染病不仅给原发区，也可能会给某一地区或全球带来巨大灾难。

（4）时间紧。突发公共卫生事件应急处理工作具有突发性和随机性的特点。突发公共卫生事件往往是在人们毫无防范的情况下发生的，时间集中，患者数量大，且病情、伤情、疫情普遍严重，必须快速做出决策，因而无法用常规性规则进行判断，而且其后的衍变和可能涉及的影响也是没有经验性知识可供指导的。有关部门、医疗卫生机构应当做到早发现、早报告、早隔离、早治疗，切断传播途径，防止扩散。

（5）协作强。某一国所发生的危机事件可能造成对于全球经济、政治等方面的连带性冲击，有效地应对危机事件需要国家之间的合作和国际组织的参与。突发公共卫生事件应急处理工作，要求医务人员既要从宏观上统筹救治工作的各个环节，又要从微观上处理好每一个患者，工作中必须保持良好的连贯性和协同性，避免衔接失误。

（6）责任重。突发公共卫生事件瞬息万变、情况复杂，医疗救治工作任务艰巨、责任重大。突发公共卫生事件发生后，应迅速、准确查找危害因素。疾控部门在接到突发公共卫生事件报告并确认必须启动应急程序后，应立即派出应急队伍赶赴现场，开展调查处理；到达现场后，要对事件的基本情况进一步核实，深入调查了解，找出事件的某些共同特征；启动快速检测通道，对所采样品进行快速检测，力求查明事件原因，为制定控制策略提供可靠科学依据。

3. 医务人员的责任

（1）伦理责任。在突发公共卫生事件中，公共卫生组织、卫生行政管理部门和医疗卫生机构及医务人员均应承担起保护公众身体健康的责任，承担起治病救人的职业责任。这是职业伦理的底线要求。

（2）法律责任。国务院制定的《突发公共卫生事件应急条例》第五十条规定：医疗卫生机构有下列行为之一的，由卫生行政管理部门责令改正、通报批评、给予警告；情节严重的，吊销《医疗机构执业许可证》；对主要负责人、负有责任的主管人员和其他直接责任人员依法给予降级或者撤职的纪律处分；造成传染病传播、流行或者对社会公众健康造成其他严重危害后果，构成犯罪的，依法追究刑事责任：①未依照本条例的规定履行报告职责，隐瞒、缓报或者谎报的；②未依照本条例的规定及时采取控制措施的；③未依照本条例的规定履行突发事件监测职责的；④拒绝接诊患者的；⑤拒不服从突发事件应急处理指挥部调度的。

（二）突发公共卫生事件应急处理伦理要求

（1）无私奉献精神。突发公共卫生事件发生后，医务人员即使在自己的安全受到威胁的情况下也不能忘记自己肩负着救死扶伤的神圣使命，要始终把患者和广大人民群众的生命安全放在首位。只要有伤情、疫情出现，就必须将生死置之度外，奋不顾身地紧急救治，在疫情暴发时，也不能有丝毫的迟疑。在任何情况下，都要敢于担风险、负责任，具有自我牺牲的奉献精神。例如，在2003 年的抗击非典斗争中，广大医务人员、科研人员挺身而出，不辱使命，表现出崇高的道德情操和无私的奉献精神，有的甚至献出了自己宝贵的生命。

（2）严谨科学精神。应对突发公共卫生事件要充分发挥科学技术的作用，不遗余力地加强对检测手段、防治药物、防护设备以及疫苗、病原体的研究；要坚持实事求是，以科学的态度对待疫情、确定病源、采取预防措施，制定各种突发公共卫生事件的应急预案，建立健全突发公共卫生事件的预警系统，加强疾病预防控制和卫生监督监测机构的建设，提高检测和科学预测能力以及对突发公共卫生事件的预测预报能力。

（3）团结协作精神。公共卫生突发事件的应急处理是一项复杂的社会工程，需要社会各部门的相互支持、协调和共同处理。应对策略的制定不只是疾控部门的工作，还要其他各有关部门共同参与完成。

（4）中华民族精神。越是困难的时候，越是要大力弘扬民族精神，越是要大力增强中华民族的民族凝聚力。处理突发公共卫生事件，要大力弘扬万众一心、众志成城、团结互助、和衷共济、迎难而上、敢于胜利的民族精神。在抗击非典斗争中，各级党政领导高度重视；广大医务工作者战斗在抗击非典的最前线，救死扶伤，英勇奋斗，无私奉献；社会各界以各种方式支援抗击非典斗争；全国各地相互支持，协同作战，一方有难，八方支援，所有这些都是民族精神的充分体现。

（5）以人为本精神。应急处理突发公共卫生事件本身就是一项崇高的人道主义事业，它强调救死扶伤，强调珍惜人的生命价值，丰富和发展了中华民族的"以人为本""为人民服务"的思想。在抗击非典斗争中，党和国家始终强调维护人民群众的身体健康和生命安全是广大人民群众的根本利益。而且，不仅关注城市人口的身体健康和生命安全，也关注农村人口的身体健康和生命安全，使人文精神得到进一步发扬。

（6）爱岗敬业精神。在突发公共卫生事件中，医务人员的工作是在危险和艰苦环境下进行的。在抢救现场，每个医务人员都要勇于克服困难，充分发挥自己的专业技能和聪明才智，最大限度地救治患者。"临危不惧、沉着应对，实事求是、尊重科学，无私奉献、顽强拼搏，万众一心、敢于胜利"，这种用鲜血和生命铸就的抗击非典精神，就是新时期医务人员敬业精神的充分体现。

第七章

临床诊疗工作中的伦理

本章重点：
- ●临床诊疗工作的特点
- ●临床诊疗工作的伦理原则
- ●临床诊断中的伦理
- ●临床治疗中的伦理要求
- ●特殊科室诊疗工作中的伦理

第一节　临床诊疗工作中的伦理要求

一、临床诊疗工作的特点

（一）诊疗技术的双重性

临床医学存在一定的局限性，诊疗技术与措施也存在双重性，即在诊断和治疗疾病的同时，有时也不可避免地对患者健康带来损害，严重的损害可造成功能障碍，甚至危及生命。化学药物治疗是临床上最常用的治疗方法，然而其治疗作用以外的毒副作用及并发症，也颇为常见。这就是我们通常说的"是药三分毒"。根据卫生部药物不良反应监督中心统计：近年来，中国内地住院患者中，年均 19.2 万人死于药物不良反应。

手术治疗是清除病灶、解除梗阻、矫正畸形、修复损伤等最常用的、最有效的方法，但同时也会伴有术中出血、损伤邻近器官及术后切口感染、形态异常或功能障碍等并发症。如阑尾切除术是外科最常见的手术，它是临床医学专业学生在毕业实习期间应学会的手术之一。尽管阑尾切除手术本身并不复杂，但当其坏疽穿孔、粘连严重、解剖关系不清时，就增加了手术并发症的危险性。因此，手术医生必须对手术治疗的双重性有足够的认识，术中认真分析，仔细操作，减少不必要的副损伤，这不但是临床诊疗伦理的要求，也是避免医疗纠纷、杜绝医疗事故的需要。

随着医学科技的发展，各种诊断技术被广泛地应用于临床，有些技术不但能对疾病做出正确诊断，而且还能同时实施相应的治疗。但是，诊疗技术同样具有双重性。如 CT 检查，在为全身各个器官的肿瘤提供诊断依据的同时，其本身也具有致癌性。再如冠状动脉造影检查和介入治疗，开创了冠心病诊断和治疗的新纪元，但由于其"有创"性质，可能出现穿刺部位血肿或血栓、心肌梗死、脑卒中、心律失常等并发症，甚至能引起死亡。

因此，诊疗技术的双重性要求医务人员在为患者选择某项诊疗技术时，不但要考虑诊治疾病的需要，还应照顾到患者的全身情况，更要熟知该诊疗技术可能带来的并发症和风险。

（二）服务对象的特殊性

临床诊疗服务的对象是社会人，服务质量的好坏不仅直接关系到人的健康与生命，而且关系到人类社会的文明与进步。人的生命之所以宝贵和无价，不仅在于其只有一次，更重要的在于其能够不断地创造社会价值，推动人类社会的前进与发展。唐代名医孙思邈在其《备急千金要方》开卷中指出："人命至重，有贵千金，一方济之德逾于此"，深刻阐明了重视生命的伦理思想。"救死扶伤、治病救人"，是每一位医者必须铭记在心的指导思想。

临床诊疗的对象是遭受疾病痛苦的患者，他们具有器官病变、系统功能紊乱、心理反应复杂等特点。病情轻者，影响正常生活、工作和学习；病情重者，生活不能自理、依赖他人照顾或随时都有生命危险。因而，焦虑、恐惧、渴望健康、渴望生存、渴望得到及时有效的医学救助是所有患者的共同心态；惧怕治疗痛苦、担心预后不良或留下后遗症，也是所有患者的常见心理反应。然而，不同疾病、不同年龄的患者，心理反应又会有所不同。因此，为患者服务要求高、难度大，必须做到全面考虑、细致周到、身心兼顾。

（三）疾病过程的复杂性

疾病是机体在一定病因的损害性作用下，因自我调节功能紊乱而发生的异常生命活动过程，是以致病因素及其所引起的损伤为一方面，以机体抗病能力为另一方面的矛盾斗争过程。疾病在这种矛盾的斗争中发生、发展、变化，因而也是一个复杂的、动态的过程，可引起机体机能、代谢、形态结构的异常变化，导致各器官、系统之间，机体与外界环境之间的协调关系障碍。

个体差异及疾病过程的错综复杂，使患者所患疾病及患病后的表现各不相同，同一患者可能同时患有多种疾病；同一种疾病在不同的患者身上，其症状和体征又有差异，由此，给临床诊治带来了困难。据不完全统计，即使是最好的医院，临床误诊率也在 10% ~ 15%。特别是疾病初期，在重要症状或特异性体征尚未出现之前，较难做出正确诊断。急性阑尾炎是外科最常见的急腹症，其早期诊断的正确率也只有 85%。关于复杂疾病、罕见疾病的诊断正确率，就可想而知了。此外，还有些疾病，如病因不明的疾病、遗传性疾病等，虽然能做出正确诊断，但是缺少有效的治疗方法，其治疗结果也会不理想。

（四）医务人员的差异性

医务人员与行业外人员的主要区别在于其掌握了医学的基本知识、理论和技能，具备医学专业能力并能为患者提供服务。但就每个医务人员而言，他们都是具有独立个性的人，彼此存在着较大的差异性。

这种差异性至少表现在两个方面。一是在服务理念、职业情感、事业心、伦理修养等方面。有的医务人员热爱工作和患者，事业心和责任心强，乐于奉献，以患者利益为重，不怕担风险，被患者赞为"医德高尚"；有的则相反，不但不被患者喜欢，还可能因为态度蛮横、玩忽职守或草菅人命，被患者或家属责难。二是在专业知识、职业能力、技术水平等方面。有的医务人员不断学习，更新知识，开展新技术，掌握新方法，走在学科前沿，被患者誉为"妙手回春"；而有的医务人员故步自封，不求上进，技术水平落后，诊疗效果欠佳，甚至酿成医疗技术差错或事故，被患者推到法庭的被告席上。因此，医务人员应克服自身不足，加强伦理道德修养，改变服务理念，刻苦钻研业务，提高诊疗技术，缩短个人与时代要求之间的差距，为患者提供优质服务，为社会创造最大价值。

二、临床诊疗工作的伦理原则

临床诊疗工作要遵循以下三大诊疗原则：

（一）患者第一原则

患者第一是临床诊疗工作最基本的原则。治病救人是临床诊疗工作的核心，帮助患者恢复健康是临床工作的唯一目的。所以，在临床医疗工作中，一切为了患者，将患者放在第一位，是最基本的道德原则，也是医务人员诊治疾病的出发点和归宿，它突出地体现了医学人道主义精神。作为一名临床医务工作者，应该是急患者所急，想患者之所想，痛患者之所痛，真正做到把患者的利益放在第一位，全心全意为患者服务，没有理由对患者消极怠慢、漠不关心。这是衡量临床诊疗人员医德修养水平高低的一个重要标准。

要贯彻患者第一的原则，必须做到以下几点：

1. 对病人要平等相待，一视同仁

在临床医护过程中，医护人员对患者不能因社会地位、权势、知识、贫富、性别、年龄、衣着、外貌、亲疏关系等不同而厚此薄彼、亲疏不一、重权重利、轻民薄义。无论患者是什么人，都要从治病的需要出发，热情体贴、认真负责，更不能以给病人治病为条件，索取贿赂礼品或提出其他不合理的要求。那些以钱作为衡量、选择医疗手段的标准，或是因钱少马虎应付，拒绝诊治，或是因有钱而不论需要与否，均进行全方位、高精尖检查，开大处方、人情方，从中获利的行为，既损害了患者利益，又造成了资源的浪费，是极不道德的。那种怕麻烦、怕担风险而对患者不负责任，互相推诿，寻找借口拒患者于门外等现象，也是社会主义医德所不容许的。

2. 尊重患者的人格和权利

医务人员在任何情况下，都要尊重患者的人格，不做诋毁患者声誉和违背道德的事情。要重视患者的生命价值，无论患者是急性病还是慢性病，传染病还是非传染病，预后是好还是坏，都必须认真对待，不能懈怠，避免造成不良后果。要尊重患者的权利，根据患者诊疗的实际，在条件可能的情况下，尽量满足患者的合理要求。要尊重、理解、同情、关心患者的病痛，满足其心理的和生理的需要。对于合理但无条件满足的，要予以说明和解释，对某些可能会给患者带来暂时性痛苦的诊疗措施，如胃镜检查、剖腹探查等，但又确为诊疗所需要，而患者又不愿意做时，应耐心细致地进行说服解释，争取患者的理解与合作，以免贻误诊疗时机。

3. 排除私念，精心诊疗

要言行文明、礼貌待人，医务人员必须不受干扰，排除一切杂念，坚持患者利益第一的原则，从患者的诊疗需要出发，努力学习，不断提高自己的专业水平。要同情体贴患者，细心地为患者检查，认真地做好每一项治疗。对待患者，要言谈文雅有度，举止稳重端庄，使患者对医生护士有敬仰、信任感，切不可言语粗鲁，动辄训斥，甚至与患者争吵，使患者丧失对医护人员的信心。

4. 以患者为核心。多方协作

患者第一的原则要求医务人员团结协作，使相互之间的医疗技术互补提高，达到最佳的诊疗效果。如果医务人员之间彼此不团结、不协调，相互间制造矛盾，中伤诽谤同道，封闭技术，封锁情况，最终导致患者受害。医务人员在考虑问题时，应时刻把患者利益放在首位，有利者取，不利者舍。为了患者的利益，医务人员应密切配合，真诚协作；对有损患者利益的行为应善意地提出批评和帮助，绝不能事不关己，高高挂起，也不能相互包庇，更不能落井下石，置人于死地。

（二）最优化原则

最优化原则，也称最佳方案原则。即在选择诊疗方案时，以最小代价获得最大效果的决策原则，对于每种疾病的治疗往往有很多种方案，怎样才能做到决策的最优化呢？这就要求医务工作者在选择治疗方案时，必须严格遵循社会主义医德原则。为了达到诊病目的，在决策时不能不考虑所采取的手段给病人带来的痛苦，不能不考虑患者的经济承受能力和利益，不能不考虑当前医疗技术条件。医务人员在保证诊治效果的前提下，在医疗技术条件允许的范围内，应该选择给患者以疗效最好、痛苦最少、花钱最少的诊疗手段。如药物配伍中首选药物的最优化，外科手术方案的最优化，妇科保命与保存生殖功能的最优化，产科保存母亲与保存婴儿的最优化等。

最优化原则，一方面有技术性的和临床思维能力的要求，另一方面又有其道德思想基础。其道德意义在于促进医务人员在临床诊疗中做到医学判断与伦理判断协调一致，两者有机结合，相辅相成，以选择妥善的诊治手段，做出最佳的医疗决策。最优化原则具体包括下述四方面内容：

1. 最佳的诊疗效果

最佳的诊疗效果是指在当时科学发展水平看来是最好的或一定的条件限制下是最好的。如磁共振、CT 在诊断占位性病变中效果最好，但许多医院没有，那么 B 超检查相对也是最好的。最佳的诊疗效果是诊疗活动的目的，也是患者和医务人员的共同愿望。

2. 最安全无害的诊疗措施

一切诊疗手段都应尽可能地避免副作用或使之减少到最低限度，尽可能选择效果相当、安全系数大、副作用最小、伤害性最小的诊治手段。

3. 痛苦最轻的诊疗方法

在保证诊疗效果的前提下，应尽可能注意减轻患者的痛苦，包括疼痛、精力消耗和心理上的痛楚等。

4. 耗费最少的诊疗方案

无论是对自费还是公费的患者，在效果相当的情况下，应考虑选择卫生资源耗费最少，社会、集体、患者及家属经济负担最轻的诊疗方案。

（三）密切协作原则

在临床诊疗过程中，离开了医务人员的密切协作就无法正常进行任何诊疗活动。密切协作、相互配合是临床诊疗活动的客观要求，也是现代医学发展的重要标志。临床医学中分支繁多，专业化程度越来越高，使得临床各专业的分工愈来愈精细，这就要求医务人员之间有效地支持和协作。普通疾病的诊治需要如此，攻克疑难病症、进行复杂手术、抢救危重患者更是不言而喻了。每一个医务人员都要树立整体观念，顾全大局，相互信任，彼此支持、团结，密切配合，以发挥专业间的互补作用。

三、临床诊疗工作的一般伦理要求

现代医学模式要求临床诊治工作必须把患者的生理、病理、心理与社会环境有机地结合起来，要求医务人员在诊治工作中由以疾病为中心转向以患者为中心，即强调患者是服务的主体，要将患者的利益放到第一或最高位置。这种转变对医德产生了重要而深远的影响，同时对医务人员的诊治工作也提出了新的伦理要求。

1. 既要关注疾病，又要重视患者

在生物医学模式的指导下，医务人员只关注患者的局部病灶而忽视了人的整体，只重视疾病的病理而忽视了患者的心理、社会因素，而且促使医务人员技术主义的滋长而忽视了与患者的情感沟通和交流。而现代医学模式要求医务人员诊治疾病以患者为中心，既关注疾病又重视患者的整体。为此，医务人员必须更新知识，培养人际沟通、交往能力，并加强医德修养，以适应现代医学模式的要求。

2. 既要发挥医务人员的主导性作用，又要调动患者的主观能动性

在诊治疾病的过程中，医务人员处于主导地位，患者是服务的主体，只有两者密切配合才能取得良好的诊治效果。医务人员由于掌握诊治疾病的知识，

具有解决患者问题的能力和经验，必须发挥主导作用。但是，医务人员的主导性作用有赖于患者的主动配合和支持，甚至需要患者的参与，否则会影响诊治工作的顺利进行，甚至发生误诊、漏诊和差错事故。

3. 既要维护患者的利益，又要兼顾社会公益

患者利益至上，一切为了患者的利益是医务人员诊治疾病的出发点和归宿，是取得最佳诊治效果的重要保证。因此，医务人员在诊治疾病过程中，一要尊重患者的知情同意权。在科学和条件允许的范围内，医务人员应尽力保证患者自主性的实现；当患者选择对自身弊大利小的诊治方案时，应耐心说服患者选择弊小利大的诊治方案。二要一视同仁地对待患者。特别是对精神病患者、残疾患者、老年患者、婴幼儿患者，医务人员也要像对待其他患者一样，甚至给予更多的同情和关心。对患者因病态心理而产生的过激行为要有容忍之心，并以自己的深厚感情温暖患者的痛苦心灵。三要对损害患者利益的现象敢于抵制、批评，维护患者的权益。

一般来说，在临床诊治过程中患者的利益和社会公益是一致的。但是，有时候两者在某些患者身上也会出现矛盾，如有限卫生资源的分配、传染病患者的隔离、计划生育措施的实施等。这些矛盾的妥善解决都是对社会公益负责的表现。所以，从整体上讲，为了社会公益而放弃个人利益是符合道德要求的。

4. 既要开展躯体疾病服务，又要开展心理和社会服务

在诊断疾病时，医务人员既要重视生物因素的作用，也不能忽视心理、社会因素的影响；既要诊断躯体疾病，又要关注心理、社会问题。在治疗疾病时，医务人员既要重视药物、手术、营养等方面的治疗，又不能忽视心理治疗和社会支持。总之，在诊治疾病的过程中，医务人员应提供全面服务，做到诊治及时、准确、安全、有效，帮助患者尽快全面康复。

第二节　临床诊断中的伦理

诊断是通过病情学、体征学及其他检查手段来判断是什么疾病和认识疾病的过程，是整个临床工作的基础环节。在诊断过程中，医务人员不仅需要具有高水平的医术，同样也需要具有高尚的医德。两者同样是顺利准确地对患者疾病做出诊断的必不可少的重要因素。

一、问诊中的医德要求

问诊是医生通过与患者或有关人员交谈，了解疾病发生、发展情况，治疗经过，既往健康等，经过分析、综合、全面思考提出临床判断的一种诊法，它是了解和收集病情的重要途径之一；它既是一种诊断方法，在某些特殊情况下（如对某些慢性病患者、心理疾患等）又具有治疗意义。

在问诊过程中，医务人员应遵循以下医德要求：

1. 平等、友好地对待患者

医务人员对待患者要态度和蔼，语言关怀体贴，举止礼貌。既不可以"天使恩赐"的盛气居高临下，也不可以"雇佣怠工"的懒散消极应付。患者前来就诊总是在疾病缠身、病痛难忍的情况下，不得已而为之，而且急切盼望医务人员手到病除，加之对就诊环境感到陌生，因此他们在就诊时往往有求医心切和紧张不安的心理状态。如果不消除这种状态，在问诊中就会出现患者答非所问或前后叙述矛盾不迎合医务人员的暗示等情况，从而影响到医务人员所采集的病史、症状等疾病资料的可靠性，进而使诊断变得曲折。要消除这一状态的唯一办法就是医务人员要平等、友好地对待患者，同时，也只有如此才能取得患者的尊重和信任，从而如实地回答医生提出的有关问题。

2. 询问明确、得当

医务人员问诊时，询问内容要与诊断有关，谈话的语言要准确恰当。切记问话漫无边际，寻私猎奇，语言含糊难懂。要做到询问明确、得当。医务人员要使患者对自己所提出的问题有准确无误的理解，这就要求医务人员在询问中尽可能地避免使用专业性太强的术语，同时还要注意到患者的文化素质和语言习惯，必要时请患者复述自己所提出的问题，以验证患者的理解程度；在患者开始正确诉说病情时，不要打断其思路，不要改变患者的谈话方向；当询问的内容涉及患者隐私的时候，应首先阐明询问的目的，征得患者同意后方可进一步询问，但不能强迫患者回答这部分问题。

3. 倾听耐心、认真

倾听耐心、认真就是要求医务人员对待患者的陈述，要精力集中地倾听，细心恰当地应答。切忌心神不专、厌倦不振、烦躁不安。医务人员要切忌表现出脚有节奏地踏动，脚腕或腿晃来晃去，或卷弄手指头发出"啪啪"的响声等动作，因为这些动作都反映出医务人员不耐心和烦躁的情绪。给予患者一些表示注意的回答，如"是的""我明白"等。这会在不搅乱患者思维的情况下，传递医务人员对其谈话的注意和兴趣。

4. 体贴和同情患者的处境

体贴和同情患者的处境就是要求医务人员深知患者的痛苦，理解患者的心情。对待患者的疾苦，切不可麻木不仁、无动于衷，甚至有厌弃之意。

当患者诉说完病情时，医务人员应表现出对患者处境的理解和同情。这对医务人员与患者之间建立信任、合作的良好关系，对于顺利地实施以后的诊疗措施都至关重要。要做到这一医德要求，医务人员应注意做到：第一，医务人员要正确反应患者的情感。这种正确恰当的反应是建立在医务人员正确理解患者诉说基础上的恰当反应。如果夸张理解反应，就会使患者感到虚伪和造作；反之，则又会使患者感受不到应有的理解和同情。第二，承认患者所述内容。医务人员可以不同意患者的某些情绪，如患者对病情过分的紧张、焦虑等，但首先要承认这些情绪的存在，并把这种承认告知患者。这样患者一旦知道了医务人员对他所传递情绪有所理解，就会对医务人员表现出信任和感激。医务人员要切忌立即对患者的诉说做出正确与否的判断，并给予领导式的指导或修正。第三，恰当地结束交谈。医务人员要克服听完患者诉说后就万事大吉，立即终止同患者进行交流的做法。恰当地沉默、逗留，或充满关心的抚慰对结束同患者的交谈应是必需的。

二、体格检查中的道德要求

体检，是医务人员运用自己的感官或辅以简便的诊断工具来了解患者的身体状况的最基本的检查方法。它包括望诊、触诊、叩诊、听诊、嗅诊。体检是简便经济的诊断方法；是实施和选择进一步诊断或治疗的重要环节。医务人员对患者进行正确的体格检查不仅需要掌握望、触、扣、听的基本功，还必须具备良好的医德。

1. 尊重患者的人格体格。检查或多或少会给患者带来一些痛苦，加上医患之间男女有别、年龄有异，虽求医心切，但一见到医生又难免会产生点顾虑，这是完全可以理解的。只要医生关心尊重患者，维护患者的自尊心，是可以取得患者合作的。如寒冷季节注意保暖，依次暴露检查部位；使用听诊器时，医生首先用手捂暖再接触患者身体；尽量避开他人，尤其是女患者，不要轻易暴露身体或在不影响体检的前提下尽量少暴露一些；男医生在检查女患者时，要有女医务人员在场陪伴；对那些有生理缺陷的患者更应谨慎，哪怕是一个不经意的表情也可使患者反感，觉得人格受到侮辱而发怒。

2. 认真负责，仔细耐心。患者疑虑、恐惧心理的消除并愿意接受检查，还与医生认真负责的工作态度密切相关。和蔼热情的表情会使患者直接感到医生对自己的关心和爱护，从而产生信任感，并主动与医生合作，有利于医生在体检中获得准确的客观体征，同时应仔细、耐心，切忌粗枝大叶，马虎从事。许多漏诊、误诊的情况往往是因为检查粗疏造成的。

3. 力求舒适，减少痛苦。要求医务人员在体检过程中一心为患者着想，重视医患配合，手法轻柔，努力减少患者的痛苦。切不可我行我素、训斥患者、粗暴操作。某些操作也不可避免地会给患者带来某些痛苦和不适。这就需要医务人员努力把这种痛苦和不适降到最低限度，把关心、爱护患者体现到体检的每一个环节。在进行会给患者带来痛苦和不适的操作时，应力求迅速准确地一次完成，避免不必要的重复。

三、辅助检查工作中的道德要求

辅助检查，主要包括临床病理学、检验学、放射诊断学、同位素及超声波诊断学等。特殊检查对现代医学的贡献是不容置疑的，它扩大了医生的视野，使医生能够在更大范围和更深层次上获得疾病过程较为精细的资料，因而改变了以往临床资料的模糊性，提高了早期诊断的准确性。但是特殊检查也有其副作用，主要有：特殊检查的有伤性，几乎所有的特殊检查都会对患者造成一定的伤害；特殊检查的依赖性，特殊检查的应用是临床思维滞化，医患心理上均有对一些仪器的过分依赖，从而造成特殊检查的滥用；医患关系的"物化"，特殊检查的大量应用使医生与患者面对面的交流少了，患者同仪器设备打交道的时间多了，这样，医患关系被物化了。正因为特殊检查有其正负价值的存在，所以选择时应遵循一定的道德要求。在辅助检查中，医务人员应遵循以下医德要求：

1. 根据需要，认真选择

根据需要、认真选择，就是要求医务人员进行辅助检查时，要根据对疾病诊断的需要，损益程度，患者的经济状况等进行综合分析后，再确定检查项目。切忌片面主观，不计代价，营私谋利。

医务人员应该清楚地认识到，任何辅助检查都有一定的局限性，都必须结合病史、症状和体征进行综合分析，才能得出对疾病的正确诊断。因此，医务人员对辅助检查的选择必须建立在认真地问诊和体检技术上，按照对疾病诊断的需要以及患者在各方面的承受能力，进行综合考虑，认真选择。绝不能搞"撒网式"的辅助检查；不可为小集体的私利，额外大量采用辅助检查；亦不可为迎合患者的错误心理而滥用辅助检查；更不可为医务人员的个人需要，在患者不知情和不同意的情况下，给患者做与病情无关的辅助检查。

2. 严肃认真，准确及时

严肃认真、准确及时，就是要求医务人员进行辅助检查时，要精力集中，严格操作，确定数据一丝不苟，填报结果真实迅速。切不可粗心大意，失真误时。

辅助检查科学性很强，精确度很高，检查结果正确与否直接关系到诊断和治疗的准确性。因此，要求从事辅助检查工作的医务人员严肃认真、一丝不苟，不能有半点粗心和疏忽。

辅助检查需要准确、及时。如果检查结果迟迟不能出来，势必延误诊断，错过治疗时机，甚至影响抢救，给患者带来不良后果。这就要求辅助检查人员急患者之所急，及时准确地报出检查结果。

3. 爱护患者，维护利益

爱护患者、维护利益，就是要求医务人员进行辅助检查时，做到知情同意，维护患者的利益，操作谨慎小心，要有安全应急措施。切不可置患者利益于不顾，操作粗野，措施不利，造成不应有损失。

某些辅助检查会给患者带来不适和痛苦，甚至具有一定的风险性。这就要求医务人员爱护患者，在检查前要耐心向患者交代注意事项，对有风险性的检查要征得患者同意。在检查中，要做好应急准备，采取一定的保护措施，以防患于未然，确保患者的安全。

维护患者的利益，还要求医务人员报告检查结果必须实事求是，杜绝那种"大概是""似乎是""差不多"的草率作风。

4. 要有避嫌、监督措施

放射等辅助检查需要在暗室内进行，这就对医务人员提出了特殊的医德要求。医务人员要自尊自爱，要严格按照临床医生的要求及有关程序进行检查，不随意增减检查项目。为女患者进行检查时要有患者家属或其他医生、护士在场陪同。

第三节　临床治疗中的伦理

疾病的治疗有药物治疗、手术治疗、康复治疗和心理治疗等方面。正确的治疗方法建立在正确诊断疾病的基础上，是促进病人早日康复、消除疾病的关键环节。它不但与医务人员医疗技术合理使用有关，而且也与医务人员的道德行为有关。医务人员在选择治疗手段时，应严格遵循道德原则，在保证疗效的前提下选择给病人收益大、付出代价最小的治疗方法。这才体现了医疗技术性和医疗道德性的统一。

一、药物治疗的道德要求

药物治疗，是应用化学或生物制剂缓解症状、医治疾病的治疗方法。它是历史最为古老、应用最广泛的治疗方法。由于它具有作用的双重性、用途的多样性，这就为医务人员正确应用它带来了一定的难度。正确使用这种治疗方法，对于疾病的诊治，对于合理地利用医疗卫生资源，对于维护人类的健康利益都具有重要的意义。

医务人员在药物治疗中，要遵循以下医德要求：

1. 选择用药指征要"准"

选择用药指征要"准"，就是要求医务人员要明确病症，掌握药性，治本为主，标本结合，准确无误。这是对医务人员选择用药过程中的医德要求。要做到用药的准确无误，医务人员就必须明确患者所患疾病的性质和掌握药物的性能。与此同时，医务人更应明确用药必须以治本为主、治标为辅。当疾病性质还未完全明确或一时没有治本药物可供选择时，医务人员可以暂时应用治标药物，但必须同时告诉患者进一步明确诊断的方法或其他治本的时机，才是真正意义上的准确无误。要反对以治标为主的、哗众取宠的用药方法。

2. 进行药物配伍要"谨"

进行药物配伍要"谨"，就是要求医务人员进行药物配伍时，要避免重复用药，严守配伍禁忌，谨慎用药，防止事故发生。在用药过程中尽量避免多种药物混合使用，尤其是用途相同药物的混合使用。这样做不仅对于减轻患者的负担，而且对于正确地观察用药结果、防止医疗事故发生都具有重要意义。这样做也许会引起患者的某些误解，但只要医务人员向他们做出耐心细致的解释，他们是会接受的。如果确需混合用药，医务人员要熟悉药品配伍禁忌，并且要严格执行它，要防止医务人员为给药方便擅自混合用药的情况发生。

3. 应用药物剂量要"宜"

应用药物剂量要"宜"，就是要求医务人员给药剂量要因病、因人而异，防止用药剂量不足或过量。用药剂量的大小与患者年龄、体重、体质、重要脏器的代谢情况等多种因素有关。医务人员要正确认识这些因素，努力使给药剂量在体内既达到最佳治疗量，又不产生蓄积中毒的情况。医务人员的用药剂量、用药途径或方式在原则上不应违背国家颁布的药典的有关规定，要谨防意外事故发生。

4. 观察用药过程要"细"

观察用药过程要"细"，就是要求医务人员认真细致地观察用药过程中出现的现象、治疗效果，并随时根据病情变化调整用药种类、剂量。这是正确用药、防止医疗事故发生和医源性疾病发生的根本保证。

5. 实际用药效果要"佳"

医务人员要注意到药物的作用双重性，在对标、对本用药的时候，应选用疗效最佳、最安全、毒副作用最小的药物，并注意尽量缩短用药疗程，减少因药物治疗所造成的患者不适。

6. 处方经济费用要"省"

医务人员在处方用药时，要在保证疗效的前提下力求节省药物开支，减轻患者的经济负担。要坚持在用廉价药物能达到同样效果时，尽量不用贵重药物。不开大处方、人情方、"搭车"方，不以药谋私，要秉公办事。

7. 对试验性用药要"慎"

医务人员在不得已的情况下应用尚未完全掌握其性能的药物时，要谨慎小心，要密切注意患者用药后的反应，防止意外发生。在对病情尚未完全诊断清楚的患者进行试验性治疗的时候，亦应审慎，确保患者的生命安全。在研究性用药时，除了要采取谨慎态度和严密的保护措施外，还应征得患者及其家属的同意。

8. 管理毒麻药品要"严"

医务人员要慎用毒麻药品，严格掌握适应症，注意避免依赖成瘾的后果。要遵守国家的有关规定，加强毒麻药品的严格管理，防止流入社会，造成不应有的危害。

二、手术治疗的道德要求

手术治疗虽然具有一定的创伤性和风险性，但是由于它具有见效快、不易复发的特点，所以是一种常用的治疗方法。在应用手术治疗时，医务工作者应遵循下列医德要求：

1. 慎重的手术确定

医务人员在选择手术治疗时，一定要持慎重态度。这种态度应表现在以下两个方面：

（1）全面权衡。医务人员对手术治疗与非手术治疗（亦称保守治疗）之间、创伤代价与治疗效果之间进行全面权衡。由于手术治疗具有创伤性这一特点，所以使用这种治疗就必须考虑患者对这种创伤的耐受程度；考虑患者付出创伤代价之后所得到的治疗效果是否满意，并且这种满意的治疗效果是否只有通过手术治疗才能取得。只有当患者可以耐受手术所造成的创伤，术后疗效满意，并且手术是取得这种满意疗效的唯一方法的时候，选择手术治疗才是符合医德要求的。

（2）患者或家属的知情同意。确定采用手术治疗时必须得到患者及其家属的正确理解和承诺。这就需要医务人员做到：客观理解：医务人员要客观地介绍和解释手术与非手术治疗各自的可能性以及手术的创伤和风险情况。由于手术治疗具有风险性，并且其造成的机体改变往往具有不可复性，所以实施这种治疗必须要求患者及其家属与医务人员共同承担这种风险，并且对手术所造成的机体不可恢复的改变给予理解和认同。否则，就不能实施手术治疗。要取得患者及其家属对手术治疗的正确理解和承诺，实现医务人员对患者及其家属医疗选择的充分尊重，这就需要医务人员对手术与非手术治疗各自的可能性、手术治疗的创伤和风险大小的情况，对患者及其家属给予客观地、全面的解释。认真签订协议。在患者及其家属确实知情的情况下，让其签订手术的书面协议是非常必要的。这种协议是患者及其家属知情同样的客观形式。它充分表明患者及其家属对医务人员的信任以及对手术风险、意外、创伤的认可和承担。医务人员应该充分认识到这种信任和自身的责任，并以此激励自己努力履行好医德义务，而不应把它看成是自己推脱责任的借口。

2. 严格的术前准备

患者术前准备是整个手术治疗的重要环节。它包括多方面的内容：

（1）帮助患者做好准备 医务人员辅导和协助患者在心理上、躯体上做好手术准备，尽管经过解释，患者可以接受手术，但患者在情绪上仍然可能存在着不安和焦虑。这就需要医务人员进一步耐心地对患者进行劝慰，并且在必要时辅以镇静催眠药物，以达到使患者以较为轻松的心境去面对手术的目的。这样做对取得良好的手术效果以及建立和谐的治疗与被治疗的关系具有重要的意义。医务人员要详尽告诉患者术前注意事项并给予辅导，在条件允许和必要时，给予严格的督促和检查。在进行皮肤准备时，尽量做到：女性患者的皮肤准备由护士去做；男性患者的皮肤准备由男性医生去做。某些术前准备会给患者带来不适，医务人员在努力减轻这种不适程度的同时，还应取得患者的谅解与合作，使其能够顺利地完成。

（2）制订手术方案 术前应在有丰富经验的医务人员主持下，制订一个安全可靠的具体手术方案。要充分考虑各种意外情况的发生，并制订出相应的对策。

（3）备齐必需品 术前充分做好手术中必需品的准备，对关系到患者生命安危的必需品如血液等要一一核实。对关系手术成败的复杂器械，不仅要在品种上进行核实，还要对其性能进行详细检查。

3. 严肃的手术态度

在手术中，医务人员要以严肃认真、一丝不苟的态度来进行手术。这不仅是对主要手术者的医德要求，而且也是对所有在场辅助人员的医德要求。手术者要沉着果断，不滥施手术，不粗暴操作。要尽量保护健康组织。不随意更改手术方案，如确实需要对手术方案做重大改变，应及时通知患者家属并征得他们认可后，方可对手术方案进行重大变更。

4. 严谨的手术作风

手术者对手术的整个过程要有全盘考虑和科学的安排。操作要有条不紊，步骤清楚明了；每一步骤目标明确，步骤之间衔接顺畅，对每一步骤结果都进行严格审核。只有这样才能顺利完成手术操作，才能有效地避免医疗过失，才能在意外情况出现的时候找到补救措施，才能真正积累经验，不断提高医疗水平。

5. 严密的术后观察

严密的术后观察对于取得满意的手术效果和预防术后并发症，促使伤口早日愈合，都具有非常重要的意义。它通常包括这样几项内容：

（1）严密观察病情。医务人员对术后患者要连续严密的观察并及时处置各种危重情况。由于术后患者刚刚经历了机体的严重创伤，生命力较弱，病情不易稳定，病情变化往往急、重。因此，医务人员必须密切注意病情的变化情况，尤其要注意患者生命指标的观察，随时采取适当措施，防止和制止各种危重情况的出现。

（2）努力使患者舒适。患者术后由于创伤所带来的疼痛和不适是不可避免的，但这并不意味着医务人员可以对此充耳不闻、袖手旁观。医务人员应该尽力去减轻患者的疼痛和不适。这不仅在医德上体现着医务人员对患者无微不至的关怀，而且在医学角度上，减少各种恶性刺激对患者的影响，同样是患者顺利恢复的重要因素。那种认为术后疼痛是"正常的"，只有患者疼痛的叫喊起来时才用镇痛措施的医务人员，应该受到严厉的谴责（无论在道德上还是在医学上）。

（3）辅导患者家属协助观察。医务人员应向患者家属详尽交代术后注意事项，并辅导他们如何做。但是，医务人员必须充分认识到患者家属的作用是辅助性的，术后观察及处置的主要责任应由医务人员承担，而不是患者家属。

6. 密切的相互配合

手术治疗的整个过程都需要医务人员相互之间的密切配合和协作，并且随着手术规模的增大，这种配合协作的意义就愈变得更加重要。因此，所有参加手术的医务人员，应该不计个人的名利与得失，一切以患者的健康利益为根本出发点，把服从手术治疗与维护手术成功看作是自己应尽的义务，互相支持、紧密配合、互相谦让、以诚相待、甘为人梯、齐心协力地去完成手术。

三、康复治疗的道德要求

康复治疗是康复医学的主要内容，主要针对的是各种残疾人。它是通过物理疗法、言语矫治、心理疗法等功能恢复训练的方法和康复工程等代偿或重建技术，使残疾人的身体功能得到最大限度的恢复，提高其生活质量。

在康复治疗中，医务人员应遵循理解、关爱、帮助、协作的要求，最终达到康复治疗的目的。

1. 理解、关爱。无论是什么原因造成的残疾，都会给病人造成生理、心理上的痛苦。所以要求医务人员充分理解和同情他们，不能伤害他们的自尊心，鼓励他们积极参与治疗，增强重返社会的信心。

2. 帮助。医务人员应根据病人的具体情况选择最合适而又让他们乐于接受的康复治疗方案，同时还要介绍这些方法的优点及不足，让他充分了解其目的、操作方法、注意事项。只有这样，病人才能积极主动配合治疗，以促进其早日康复。

3. 协作。残疾人的康复治疗是除医务人员参与外还有工程技术人员、社会工作者、特种教育工作者等多学科、多领域人员共同参与合作完成的。这就要求医务人员要有广博的知识以及与各领域和部门密切联系，出现问题能及时解决，共同为残疾人的康复而尽心尽力。

四、心理治疗的道德要求

心理治疗是通过医生与病人之间的语言、表情、姿势、态度和行为的交往过程，去影响或改变病人的消极认识和情绪，从而消除或减轻导致病人痛苦的各种心理因素，帮助他们建立有利于治疗和康复的最佳心理状态。心理治疗是心理学知识在临床诊疗中的具体运用。人体的疾病与健康不仅与生物、理化因素有关，而且与人们的心理、社会因素有密切的关系。因此，心理治疗已经成为医治疾病的重要手段之一。医生不仅要治疗疾病，而且要关心病人，心理治疗可以起到其他治疗手段所起不到的作用。心理治疗的具体道德要求如下：

1. 要注意了解病人心理。医生要学习掌握医学心理学知识和诊断治疗方法，通过交谈和细致观察了解病人致病的社会、心理因素和心理活动，善于捕捉信息，然后使用安慰、解释、鼓励、保证等方法有针对性地进行治疗，做到态度诚恳、言辞得当、语调柔和。医生应深切懂得病人心理与病情变化的关系，使病人心理在最佳状态下接受治疗，切忌在语言、表情、动作等方面给病人以恶性刺激。

2. 要尽力满足病人的心理需求。病人的需求是多种多样的，但突出地表现在对生理、安全、爱的需要上，如安全和早日康复的需要，了解诊断、治疗、处置等有关信息，被认识和尊重的需要等。医疗工作的根本目的是满足病人的需要，而病人需要的满足程度是考核医疗服务质量的主要标准，是影响病人情绪和医患关系的重要因素。医务人员要把病人当亲人，尽量满足病人的心理需要。

3. 要注意科学性与艺术性相统一。采取心理治疗要有科学依据，不能夸张和故弄玄虚，使病人产生不信任感。由于病人的思想文化修养、年龄、致病因素千差万别、情况不一，医务人员要具体问题具体分析，治疗方法要灵活多样，根据病人的心理特点，选择适当的治疗方法。如对残疾病人，不可无原则地同情和无休止地安慰，要说服病人正视现实，进行适应性锻炼，树立积极乐观的人生态度，准备迎接生活的考验。例如，有一癔病患者，经检查未发现有器质性神经损害，但仍不能活动。于是医生采取语言暗示疗法有意在病人床前讨论说："经检查病人完全健康，过去有一个比他严重的病人，只按摩几次就好了。"这个病人听医生说他没有病，一下子就从病床上站起来了。

4. 尊重理解病人。受人尊重是每个社会成员的心理需求，作为病人，这种心理需求则更加强烈。所以医务人员面对病人一定要有礼貌、热情相待，绝不能以"恩人""救世主"的姿态自居，甚至呵斥病人损害其自尊心。

第四节　特殊科室诊疗中的伦理

一、急诊科工作中的伦理要求

急诊科的对象为危急重病患者，其患者由于病情复杂、变化快、预后差、临床抢救风险难度大和死亡率高，显示出了具有其他科室患者没有的特殊性。对危重病患者生命的抢救需要做到及时、准确、有效。这就要求从事急救工作的医务人员不仅要有精湛的医术，还必须具有良好的医德，下面是急诊科的伦理要求：

1. 敏锐快捷、分秒必争

重危患者病情紧急、变化迅速，抢救工作是否及时往往是成功与否的关键。医务人员必须具有强烈的时间观念，急患者之所急，争分夺秒地投入抢救。对于急危重症患者，赢得了时间往往就抢救了生命；丧失了治疗抢救的时间，轻则拖延患者的康复，重则致残或危及生命。所以，医务人员的"时间就是生命"的观念和意识，是其医德修养的重要内容。

2. 把握时机、当机立断

危重患者病情错综复杂，急险情况常常变幻莫测。医务人员要有高度的警觉，时刻监测、注视可能出现的信号和险情，做好一切应变的物质和精神的准备。一旦发现情况，便可按预定计划果断地投入应变救治。万一遇到一些难以预测的紧急情况，医务人员必须头脑冷静，密切监护病情的进展，及时采取有效的措施，必要时当机立断，全力以赴，抢救生命。

3. 精诚团结、密切协作

首先是抢救班子的团结一致和密切合作，另外还需要多专业、多科室的相互配合。有时还需要医院间相互支援协作。如复杂的外伤、严重的烧伤等，常需外科、麻醉科、内科的协同抢救才能获得成功。因此，抢救班子内部的不协调，指挥不当，各专业、科室的相互推诿，互相扯皮；各医院的门户之见，互不服气，寻找借口不支援不协作等，都是违背医德原则的。

4. 尊重爱护、同情帮助

医务人员的职业行为直接关系到人的生命安危，涉及千家万户的悲欢离合，因此医务人员必须具备崇高的职业道德，满腔热情的关心他们的疾苦，精心治疗护理。对患者高度的同情，也是促使患者病情缓解和身体康复的重要条件。对患者具有同情心，是处理医患之间关系的最基本的道德要求。医务人员对患者的同情应表现在尊重他们的人格、权利及生命的价值上，医务人员必须理解患者痛苦的心理状态，无微不至地关怀患者，将不利于治疗的心理反应转化为良好的心理状态，设身处地地为他们着想，急患者之所急，帮患者之所需。如：

（1）对打架斗殴致伤患者。应从人道主义出发，以正确的态度对待他们，在处理创伤缝合时，麻醉药应足量，消毒应严密，操作应轻稳，态度应热情，要以正面劝导为主，不能歧视或挖苦讽刺。

（2）对绝望而轻生的患者。对待自杀患者不能从思想上厌恶、动作上粗暴、对其家属有抱怨情绪。应认识自杀者也是患者，他们也是因受各种痛苦折磨，内心有不同程度的创伤，才失去了理性而有所冲动，更需要医务人员的热情关怀和照料，争分夺秒的抢救，以高尚的情操、周到的服务、耐心的劝导，给予他们生存的希望。

（3）对遭受意外伤害患者。患者和家属均无思想准备，对这突然的打击，容易惊慌失措，会把不冷静的情绪转移到医务人员身上，医务人员应深表同情，对家属及患者的态度、情绪给予谅解，沉着冷静，用最快的时间做出准确的判断，选择最佳抢救方案。

5. 专心致志、一心赴救

抢救危重患者是脑力和体力强度都很大的劳动。因此，要求医务人员做出奉献和自我牺牲，奉献医术和智慧，牺牲精力和时间。不怕苦，不怕累，不怕担风险，日夜奋战坚守岗位，专心致志，一心赴救。

在危重患者的抢救中突出地反映着医务人员的医德风貌。"治病救人"的医学人道主义，是医务人员的最基本的医德修养。自古以来，仁爱救人、一视同仁、不畏权势、不图钱财、不畏艰辛、刻苦求道、敬重同行、忠于医业的医德信条和期望，也一直为广大医务人员所重视。在市场经济大潮的冲击下，少数人信奉"金钱至上"，甚至在抢救中吃请收礼，索贿受贿，乘人之危变相勒索，是医德所不容许的。

二、妇产科工作中的伦理要求

由于妇产科工作主要涉及妇女的生殖系统，与性器官有着直接关系，加之传统文化中关于性的羞耻等传统观念的影响，因而病人会出现特殊的心理反应。许多妇女就医存在羞怯心理，进行妇产科检查有男医生在场时，病人的这种心理反应更加突出。妇产科医生需要注意其工作对象和性质的特殊性，执行以下伦理原则：

1. 尊重妇女人格

妇产科诊治的是妇女的隐私部位，经常需要患者在医务人员面前暴露其隐私部位，患者往往带有羞怯心理，甚至还有畏惧情绪。因此，做妇产科检查时，一定要尊重患者。一是所有参与检查和治疗的医务人员，应仪表端庄、态度严谨、举止得体、言语恰当。二是检查时应与外界隔开，不允许无关人员进入，并尽量减少暴露范围。三是医务人员有保密的义务，对患者的病史、病情及个人隐私，特别是患者的性经历、性生活细节等隐私，不应泄露给别人。医务人员必须情感纯真，不存邪念，男医生检查时，要有女医务人员在场。特别是进行妇科检查时不能轻浮、讥笑，要遵守操作规程，检查未婚妇女生殖器官要尽量以肛查代替，因病情需要做妇科检查的必须征求本人同意。

2. 任劳任怨，不怕脏、不怕累

妇产科工作，特别是产科工作，由于产妇分娩不分节假日和昼夜，工作临时性强，医务人员经常不能按时就餐和休息；另外，产妇分娩时羊水、出血、大便以及新生儿窒息时口对口的呼吸抢救，产后恶露的观察等，这些都要求要求医务人员必须具有不怕脏、不怕累、全心全意为病人服务的献身精神。特别是一些刚从事护理工作的人员，需要及时转换角色，以不怕苦不怕脏为乐。有时我们在医院见一些护理人员怕脏怕累，把本应属于自己的护理工作让患者或其亲属干，这都是不对的。

3. 冷静果断、忙而不乱

妇女妊娠后，不仅体形会发生变化，而且全身的某些器官也发生一定的变化。在对妊娠妇进行产前诊断和围产期保健时，要求医务人员必须积极慎重，对其可能发生的情况做好充分估计，并事先认真做好预防准备。一旦发生紧急情况或意外，要冷静、准确的作出判断，果断地选择处理方案，积极、敏捷地进行应急处理，做到忙而不乱。任何犹豫不决或拖拉作风，都能造成难以挽回的严重后果。

4. 尽可能保护病人的生育功能和性功能

生育功能和性功能是人体非常重要的功能，关系到患者个人、夫妻及家庭幸福，失去会导致患者终生痛苦，并引发一系列的家庭问题和社会问题，因此，在妇产科治疗时，如应用影响性器官和性功能的药物或施行手术，医务人员必须遵循知情同意原则的道德要求，要严格掌握适应症和剂量，并向患者和家属交代清楚，应尽量减少对病人的不利影响。同样，妇女在进行人工流产、引产、放环和绝育手术时，医务人员绝不能参与非法的流产或引产，对于引产出的胎儿，也应从人道主义出发，妥善处置。对来院进行流产的未婚妇女，要像对待其他妇女一样一视同仁施行手术，并切实做好保密工作，避免由此而给病人造成精神上的伤害。当孕妇有病时，医务人员应理解父母心情，在用药时应避免使用引起胎儿畸形的药物。如病情需要，也应向患者或家属交代清楚。在妇产科工作中的谨慎行事都是为了维护妇女、家庭、后代的身心健康。对此，医务人员除应努力提高医术外，还要尽可能为患者提供优质服务。

5. 科学用药，要特别注意药物的副作用

在人们的思维习惯里，总觉得用药就有副作用，又特别是妇女在妊娠后担心用药对胎儿的影响。因此，为妇产科病人进行药物治疗时，就要求医务人员在治疗过程中，应掌握好用药指征，并向病人和家属讲明药物的副作用，以避免病人产生不良的心理反应。有一些药物可能对病人的生理和性征造成影响，如引起妇女男性化、多毛症、脱发等副作用，或对胎儿的生长发育造成不良影响，甚至有的会影响胎儿智力。医务人员要慎用，尽力选择那些对胎儿影响小的药物，避免使用对胎儿生长发育有致畸或潜在致畸作用的药物，这是医务人员对妇女、家庭、后代负责的要求。

三、儿科工作中的伦理要求

因为儿科的服务对象是婴幼儿及少年，他们的认识能力和自我控制能力尚不完备，心理与行为与成人存在差异；加上计划生育政策的实施，每个家庭基本上都只有一个孩子，家长们对儿科的工作质量格外关注。因此，儿科的工作无论是检查还是治疗都具有特殊性，这就对儿科医务人员提出了特殊的医德伦理要求。

1. 充满爱心地进行细致检查和观察

儿童年龄小，一般不能正确地自诉病情，特别是由于理解力、表达能力差，往往难于完整、准确地诉说自己病状的过程和细节；家长的代诉往往带有主观色彩。因此，要求儿科医务人员在询问患儿病情时要循循善诱。在体格检查时，有的患儿惧怕生人，配合不好，往往会哭闹，甚至有的还会骂医务人员。面对这种情况，医务人员要有"幼吾幼以及人之幼"的爱心和耐心去接近患儿。医务人员要善于转移患儿的注意力，耐心地边哄边做，可以不拘泥于常规的体位或常规检查顺序，但检查要细致且动作要轻快、准确。对于住院患儿，尽管一般都有父母陪床看护，但因病情容易变化，有些年幼儿不会诉说，病情变化不易被及时发现。因此，要求医务人员严密观察病情就显得格外重要，包括患儿的精神状态、体温、脉搏、呼吸、吸吮、大小便的变化及啼哭的声音等。这些项目的异常往往是病情变化的先兆或征兆，及时观察和发现这些变化并对观察结果进行分析，就能做出正确判断，继而进行正确的治疗。

2. 有对患儿终身负责的认真精神，精心施治

孩子患病常常牵动几代人、几个家庭的心。因此，作为儿科医务人员首先要理解患儿家长的这种心情，要采取切实可行的措施让家长安心并主动配合诊治。儿童，特别是婴幼儿身体处于生长发育阶段，抵抗力很低，极易发生并发症，影响生长发育，这就要求医务人员防止粗心大意，任何治疗不仅要考虑近期效果，更要考虑远期效应。在治疗过程中必须反复权衡利弊，精心施治，并采取有效预防保护措施，防止并发症和毒副作用。为孩子健康成长着想，为孩子的终生着想，对患儿一生负责，这是儿科医生应有的道德情操。切不可因误诊、漏诊或用药不当等原因给患儿造成远期的不良影响，造成他的终生不幸。

3. 治疗时要消除儿童的心理负担

患儿一般都害怕进入医院，在医院的环境里面容易产生恐惧心理。比如一

些患儿见其他患儿哭闹也跟着哭闹。这时医务人员及家长要消除患儿的心理负担。医务人员的一言一行直接影响到患儿的心理和治疗效果，医务人员要注意自己的一言一行对患儿的影响。不要对不合作的患儿进行吓唬，也不能进行哄骗，更不能对孩子横加训斥或借操作发泄自己的怨恨或进行惩罚等。因此，医务人员要有爱心，要懂得小孩的心理，用慈母般的爱来对待患儿，使患儿觉得温暖和亲切，从而消除心理负担，配合治疗。

4. 护理要严格和精心，防止交叉感染

由于幼儿的身体器官正处在发育阶段，还不成熟，免疫功能自然比成人差，较成人易感染传染性疾病。因此，要求医务人员在执行护理的操作规程要格外严格，护理工作要格外小心。门诊应做好预诊和分诊；在病房，应对传染病患儿做好隔离，不要让患儿随便串病房和其他孩子来往。同时探视规程要严格，以防探视人员把一些病菌带给患儿，加重病情。特别是对新生婴儿，医务人员千万不要怕麻烦、图省事，导致感染扩散，而应严格卫生制度，进行消毒隔离，防止交叉感染。

5. 技术上要精益求精

作为一个医务人员，要德才兼备，两者缺一不可。医治的好坏不仅取决于医务人员的道德品质，而且还取决于医务人员的医疗水平。古人说："医本活人，学之不精，反为夭折。"此话突出了医技水平的重要。患儿年龄小，语言表达、逻辑思维与理解能力都不强，作为儿科医生，要能准确诊断病情，就要求有诊断和治疗的娴熟技术。因此，儿科医务人员要刻苦钻研，在技术上精益求精。

四、老年科工作中的伦理要求

随着社会的发展、科学的进步，特别是现代高科技运用于生命医学，人的寿命普遍延长，老龄人口逐年递增；同时人类的物质生活水平不断提高，生活条件不断改善，人们更有条件关注健康，自然老人的卫生保健问题也成了整个社会的关注点。

1. 尊重老人，注重沟通

老年人希望受人尊重、爱戴；老年人辛勤工作，劳动一生，为社会和家庭做出了贡献，也理应得到社会的尊重和爱护。特别是当他们积劳成疾、身患重病住院治疗时，医务人员更应当格外尊敬和加倍关心照顾，把老年病人当作长辈，体谅他们的心情和疾苦，在尊重和理解的气氛中，使老年病人增加对医务人员的信任感和安全感，以利疾病的治疗和康复。同时，老年人阅历深，见识广，生活经验丰富，在、医疗过程中，医务人员应主动将诊断，治疗方案向其解释清楚，耐心听取老年病人的意见，以利于达到满意的治疗效果。由于老人好发议论，爱提意见，情绪易激动。对此，医务人员应从言谈举止各个方面注意尊重老人的人格和健康权利，虚心诚恳地对待他们提出的意见和建议，尽可能满足其合理要求。即使病人意见不正确或对医务人员有意见，医务人员也应抱以宽容的态度，耐心倾听他们的叙述，不厌其烦地回答询问，反复认真地解释说明。通过沟通，实现与老人的和谐医患关系。

2. 严谨、审慎的治疗操作，耐心周到的服务

由于老人的病程较长，常常身患数种疾病，病情也比较复杂，身心耐受性较差，这些往往给诊断带来一定的困难，所以，医务人员在为他们选择医疗手段和制定治疗方案时，应以高度负责的精神审慎从事，切不可粗疏大意。要在确定治疗目标后，多设计几种治疗方案，通过全面考虑，反复权衡利弊，从中选出疗效最好、代价和风险最小的方案加以实施，同时，要征得病人和家属的同意和支持。另外，老年病人的医疗保健需求比一般病人要高，因此，各项服务必须周到耐心。同时，老年病人自尊心强，有意无意地不礼貌行为都会使其受到伤害，所以，应避免给他们不良刺激，努力使老年病人安心舒心。

3. 加强心理保健，强化护理

老年病人作为患者中的特定人群，因年老多病，生理功能发生减退，心理变化较大，人格特征亦发生一些变化，如怕孤独、焦虑、好沉溺于往事等，因此，老年病人的精神和心理问题在患病中显得非常突出。作为医务人员必须注意从心理精神的角度来治疗老年病。要通过认真仔细地观察老年人的情绪和行为变化、与老年人交谈，从而发现心理问题。根据心理问题产生的原因寻求积极的对策。对悲观失望者要给以安慰鼓励，树立生活信心；对性情孤僻者要促进他们多与人交往交流；对心情烦躁不安者要耐心劝导等。总之根据病人的心理精神需求，有的放矢，耐心劝导，给予精神心理的安慰和鼓励，帮助病人对病情进行恰如其分的分析，提出治疗方法，从而使他们精神愉快、身心舒畅地过好晚年生活。

五、性病科诊治工作中的伦理要求

性病是性传播性疾病的简称，按照世界卫生组织的解释，凡与性行为、性

接触密切相关的各种传染病统称为性传播性疾病。与一般的传染病相比，性病是一类比较特殊的疾病，其传播对象多为性病患者的性伴侣。性病除了具有传染性疾病的特点之外，还具有更强烈的个人隐私性质，不仅影响性病患者的家庭生活幸福、生殖器官健康，危害患者及其性伴侣的生育能力，而且还会对社会的卫生保健带来极大影响。因此，性病患者与其他疾病患者在治疗中有一个很大的区别是，性病患者就诊时常有较大的性顾虑，而医务人员的态度对病人的影响很大，为此，医务人员应该通过良好的道德行为，为性病患者解除身体和心理的双重痛苦。

1. 尊重性病患者，消除他们的心理顾虑

对性病患者要与对其他患者一样，要尊重他们的人格，不得歧视和嘲笑他们；医务人员对他们要礼貌热情，要维护他们的尊严，使他们积极配合治疗。治疗性病患者的疾病，首先要消除他们的心理负担。大多数性病患者都存在心理问题：一是中国几千年儒家传统文化的影响，淫乱被视为万恶之首，而性病多与淫乱有关，性病患者往往充满羞耻感；二是大多数病人不仅担心性病本身和怕性病传染给家人，而且还担心别人知道自己患性病后，会影响到自己的声誉、工作前途、自己的家庭生活和社会关系，往往产生焦虑恐惧心理；三是由于性病长期难以根治，给患者造成了沉重的经济负担，一些患者便产生悲观绝望心理，认为性病已无望治愈而自暴自弃，不配合治疗或放弃治疗，甚至更加放纵自己，可能把性病传染给更多的人。作为医务人员对性病患者应持帮助的态度，有责任帮助患者走出心理误区，使他们树立战胜疾病的信心，及早治愈疾病。

2. 准确诊断，积极治疗

由于性病治疗的成功与失败，不仅关系到患者个人的幸福和前程，甚至还关系到患者家庭的幸福，因此，医务人员诊断一定要慎重准确。要根据发病症状，科学检查，在没有获得全面准确的体征和病史资料，不要急于做出诊断，以免给病人造成不必要的心理负担，以至于影响他的个人声誉和家庭关系。在治疗过程中一些医务人员借机牟取私利，给病人作不必要的检查，这是很不道德的。医务人员一旦诊断明确，应当拟订全面合理的诊治方案，积极给予治疗，为了保证治疗的有效性，应向病人讲明治疗的有关情况和注意事项，争取病人的积极配合。

3. 及时报告疫情，防止性病扩散

性病是传染病，危害公众健康。为了对社会公众的健康利益负责，医务人员发现性病后，应按规定填写报疫卡，报告传染源和疫情，同时动员病人将性伴侣带往医院进行检查治疗，以减少对他人和社会的危害，减少病人日后的复发。在做好上述工作的过程中，应注意为病人保密，即不将病人的病情和诊断向其他人员扩散，以免引起歧视和恐慌。必要时还应以妥善的方法将病人隔离，以切断传染源。这是医务人员对社会负有的道德责任。

4. 积极进行普及性病防治知识的宣传教育

性病在世界范围内广泛流行，对人们的身心健康造成了严重的威胁。各国政府和社会各界都十分重视性病防治工作，我国性病防治工作已被纳入预防控制艾滋病中长期规划，作为控制艾滋病的基本策略之一。数据表明，性病已经取代结核病成为继痢疾和肝炎之后我国第三大传染病。1999 年全国共报告淋病、尖锐湿疣、梅毒等 8 种性病 46.1510 万例，比 1996 年增长了 15.85%。卫生部最新统计数字显示，我国性病报告病例数仍呈逐年上升趋势，仅梅毒一种性病，2005 年的报告病例数就比 2004 年的增长了 35.79%，高达 12.64 万例，列全国甲乙类法定传染病报告数的第五位。性病防治既是一项医疗工作，也是一项社会性很强的工作。医务人员有义务也有责任在治疗性病的过程中，加强性病知识的普及宣传。通过向群众宣传健康的性观念和性道德，讲解性病的防治知识，提倡健康、道德的性行为，从而提高他们的自我防护能力，是预防和控制性病最有效的方法之一。

5. 在维护社会公众健康利益的前提下，为病人保密

保密是医务人员的传统美德，通常情况下病人就诊期间有权要求医务人员为其保密，这也是医务人员应承担的道德义务。但为病人保密也是有条件的，并不是无原则的，其中社会公众的健康利益，就是医疗保密必须遵守的道德前提之一。如果为性病患者绝对保密，就完全可能危及他人甚至社会的健康利益。如果病人因此不来就诊，就会使病人的病情加重，给社会造成更大的危害。对此，医务人员应权衡利弊，为了维护公众和他人的健康利益，医务人员在诊治性病患者时，必须及时向防疫部门报告疫情，通知患者的性伴侣前来检查治疗。当然，医务人员在优先考虑社会公众健康利益的前提下，也必须维护和尊重病人的尊严和权利，有条件地给予保护，即为性病患者有条件、有限度地给予保密。具体方法应视病人的病情、家庭关系、社会关系及其他相关因素并与病人

商量后而定，其目的是更好地防治性病，维护社会和病人的利益。在充分考虑具体情况和各种关系的基础上，然后做出最佳的选择。

六、精神病科工作中的伦理要求

精神病科是临床特殊科室之一，其诊疗对象是精神疾病患者，包括对各种精神病的防治，对各种神经症和心理障碍的诊断和治疗工作，以及对各种精神发育障碍和精神患者的社会防治、服务等。因此，从事精神病科的医务人员除履行一般道德义务外，还要遵循精神病诊治中的特殊道德要求。

1. 尊重人格，同情爱护病人

精神病人因精神上的创伤，失去正常人的理智和思维，使认知、逻辑推理等背离了日常的道德规范，做出许多影响家庭生活安宁和社会正常秩序的举动，有的患者使亲友疏远，在社会上受到愚弄或凌辱，甚至被当作"疯子""傻瓜"看待，这是非常不幸的。因此，作为精神卫生科医生应该理解他们，不能有任何歧视、耻笑现象发生，要尊重病人的人格，要把他们当成人而且是遭受痛苦的人给以关怀、帮助和体贴，当遇到病人因发病而冲动时，应克制忍让，做到不计较，不还手。医务人员要充分理解精神病人在治疗、生活上的要求，对正当合理的要求予以满足，对不能满足的要求要进行耐心的解释，说明道理。要保护病人一切正当权益不受侵犯，对病人的隐私要严加保密，绝不能作为谈话的笑料。

2. 慎重诊断，准确医治

精神科医务人员对怀疑有精神病的患者，检查和诊断都要持慎重的态度，必须完整地收集与病人相关的病史、病症资料、检查资料和直接资料。只有准确地诊断才能为病人选择最佳的治疗方案，并通过有针对性的治疗，才能使其早日恢复精神健康；错误的诊断可以导致病人接受不适当甚至不需要的治疗，既痛苦又无效果，而且会造成额外的经济负担；有时也可能将正常精神状态的人误诊为有精神疾病的人，使其无端承受各种精神压力和不必要的治疗。

3. 注意语言文明，重视心理治疗

美国精神病学家和内科专家恩格尔曾在《科学》杂志上发表了《需要新的医学模式：对生物医学的挑战》，提出了"生物—心理—社会"新医学模式概念。新的医学模式要求重视病人的生物、心理、社会三个方面的致病因素，这在精神科各项工作中显得更为重要。精神疾病除了与生物因素有关外，心理、社会因素也关系重大。因此，医务人员在治疗中除了从生物角度使用药物及有关的治疗外，还应该运用文明科学的语言，进行人文关怀，恢复病人的心理健康，同时，还要同病人及亲属等一道争取社会的理解和支持，帮助病人重新回到正常的社会生活中去。

4. 为病人保密

为病人保密属于医德的基本范畴之一，他主要是针对病人的隐私而言的。在诊治各种精神疾病患者的工作中，为了全面掌握病情以便对病情做出正确的诊断，常需详细地了解精神病人所处的社会、家庭、家族状况、个人生活经历、婚姻状况、性生活情况，以及患病后的各种病态观念和行为等。医务人员对病人的这些资料，特别是病史、病情、家庭史、个人生活经历等均有保密的责任，不能对外人谈论或随意提供。当然，在涉及法律和国家安全的情况下，即使患者要求保密，也不在保密之列，可按法律程序和组织程序提供有关资料。另外，医务人员为了明确诊断及治疗病人的目的，相互提供和讨论病人病情是完全必要的，这是工作需要，不属于保密范围。

5. 高度负责，防止发生意外

精神病患者不同于其他患者，相当一部分精神病患者在生活方面不能自理，在治疗上也难以配合，因此，需要医务人员发扬白求恩同志那种高度负责精神，给予更多的关心、照料和对病情的严密观察，及时发现生活中的问题和病情的变化，采取相应的措施，并要时时注意防止发生意外。对那种拒绝治疗会给自己带来严重后果或不可挽回损失的精神病患者，医生可行使干涉权，否定病人拒绝治疗的要求，在必要时可限制其行为，当然应特别注意病人的安全。那种动不动就控制病人行为，或不闻不问以致引起其他并发症的行为都是不道德的。

6. 坚持原则，科学使用治疗手段

对精神病人在治疗手段的选择上，要从尊重病人，维护病人的利益出发，坚持原则。如坚持痛苦最小和安全无害原则；能用温和而无副作用的心理治疗等，就尽量不用药物治疗；能用药物治疗，则尽量不用昏迷、抽搐、外科手术或衰竭疗法；对一些副作用较大的治疗项目，选用时应慎重。对选择的治疗方法以及治疗后果等问题，应事先向家属交代清楚，取得其同意和配合。凡临床上认为疗效不佳，副作用又大的疗法，应慎用，少用以至逐步淘汰。对于拒绝治疗的病人是否实施"强迫治疗"，要从病人的实际情况出发。在1977年夏威夷召开的第六届世界精神病学大会上一致通过的《夏威夷宣言》中规定：不能

对病人进行违反其本人愿意的治疗，除非病人因病重不能表达自己的意愿，或对旁人构成严重威胁，在此情况下，可以也应该以强迫治疗，再取得其同意；只要可能，就应取得病人或亲属的同意。因此，对讳疾忌医的重症病人进行"强迫治疗"，是符合医德原则的，而出于个人恩怨，滥用医疗职权，对病人任意施行"强迫治疗"，把治疗手段作为威胁，恐吓病人的武器，是极不道德的。总之，医务人员在治疗过程中，要本着对精神病人高度负责的精神，恰当选择合适的治疗手段。

第八章

临床护理工作中的伦理

本章重点：
- ●护理工作的地位和作用
- ●护理工作的主要特点
- ●基本护理模式与伦理要求
- ●门诊护理与病房护理伦理
- ●不同群体的护理伦理

第一节　临床护理工作概述

护理工作是医疗卫生事业的重要组成部分，它担负着救死扶伤、保障人民健康的特殊任务，是一项既平凡、又崇高的事业。对从事护理工作的护士来说，不仅要掌握精湛的护理技术，广博的护理知识，还必须具有较高的护理道德水平。

一、护理工作的地位和作用

护理工作在整个医疗工作中发挥着重要的作用，有着特殊的重要地位。无论是保健、预防、临床治疗和康复，都离不开护理工作。

首先，护士是医院技术人员中的不可忽视的力量。护理人员的人数在医院各类人员中占50%以上。不仅人数多，而且护士工作面广量大。一个患者从入院到出院的各项处置中约有90%是由护士执行和配合完成的。护理人员除了要护理住院患者外，还要为社会人群做好保健服务。护理工作面向社会，面向人群，于人民有着密不可分的关系。人的生、老、病、死都离不开护理。社会上的各个角落，凡有人群的地方，就应有卫生保健工作，也就离不开护理。

其次，正确的诊断和治疗离不开护理人员的密切配合。在医疗过程中，护士既是医嘱的执行者，又是医生的密切合作者，她们参与门诊、急诊、住院治疗、手术及康复等医疗的每一个环节，与患者的接触最多，常常最早发现患者病情和情绪变化，被喻为临床诊治"哨兵"。正如原中国医学科学院院长黄家驷说的："护士和病人接触比医生多得多。病情变化觉察得比医生早，病人有什么话，时常很早对护士说，因此，病人健康的恢复对护士的依赖丝毫不低于医生。"只有正确的诊断和治疗同高质量的护理相结合，才能取得良好的医疗效果。

最后，临床护理人员的基本职责之一就是要为患者创造良好的环境，满足患者生理和生活的需要。随着护理学模式的转变，护理人员在对患者进行疾病护理的同时，还要承担着心理护理的重要任务，因此必须像重视药物和手术治疗一样，重视心理护理在治疗中的地位。护士必须熟悉和研究每一个患者的心理特点，耐心地、仔细地做好心理护理工作，帮助患者减轻痛苦、克服困难、战胜疾病。然而，无论是生活护理，还是心理护理护理，人员都必须有高度的责任心和强烈的道德感，这是护理任务顺利完成的保证。

衡量护理道德水平的重要尺度主要是护理的质量和医疗的效果，临床上一切护理工作都是围绕这两个方面进行的。一个高水平的护理质量和满意的医疗效果，往往都是良好的护理道德在实践工作中体现。

二、护理工作的主要特点

（一）服务性

随着医学模式和健康观的转变，护士工作的范围不再局限于医院和门诊，而是扩大到全社会，具有范围广、内容多且庞杂具体的特点。从护理的对象来看，护理人员面对的不仅是各式各样的患者，而且还要逐渐转向面对社会人群中的健康人。从护理内容上来讲，有基础护理、专科护理、特殊护理等。从护理方式上讲，有责任护理、心理护理、自我护理、家庭护理、保健护理等。

（二）技术性

现代的身心医学研究表明：生物的、社会的和心理的因素，对人的健康和疾病的发生、发展和转化都有直接或间接的关系。所以，护理学模式已经从"疾病"为中心向以"病人"为中心转变，即用整体的观念看待疾病和护理患者。一个护士如果没有扎实的医学、护理学、社会学的理论知识和熟练的护理操作技能，是不能胜任护理工作的。有人认为护理工作只是被动的执行医嘱、发药、打针、输液等一般技术操作而已，不需要什么学问，其实这是一种曲解。护理工作是科学性和技术性均很强的工作。发药零点几毫克，注射胰岛素几单位，测量血压观察值零点几千帕，手术后引流管液体颜色的轻微变化，患者面部表情的一丝改变等，看来都很小，但都可能出现病情的突变。护理人员要具有科学的头脑，丰富的专业知识，精湛的技术，审慎的态度，才能做好护理工作。

（三）严格性

护理工作是一项科学技术工作，必须严格地遵守各项规章制度和操作规程，在观察病情，查对和执行医嘱，进行各种护理技术操作，预防各种合并症等工作时，要做到及时、准确、无误。护理工作稍有不慎，就会造成不可挽回的损失。英国东伯明翰医院一护士，将医生处方上 0.1mg 地高辛看错了一位小数，用了相当于处方 10 倍的用量（即 1mg），结果造成婴儿死亡。德国柏林某护士给一位 14 岁学生注射止痛剂可卡因时，本来应用 2% 的溶液，由于该护士疏忽，误以 20% 的溶液注射，造成学生当场中毒死亡，该护士后悔莫及，最后自杀身亡。这些事实说明，严格遵守各项护理操作规程，不但是保证质量和患者生理安全的重要前提，也是护士工作者职业道德的重要内容之一。护士只有具备高度的责任心和高尚的护理道德，才有可能自觉地严格遵守各项操作规则。

在强调严格的同时，还要求护士有积极、灵活的主动性。在特殊情况下，如急诊患者的临时处置，病情观察中出现的紧急意外等，护士都要从患者的利益出发，灵活机敏地采取一些果断措施，以免延误抢救时机。这与护理的严格性并不矛盾。

三、护士的形象和道德要求

（一）护士的形象和品格

人们常常称护士是白衣天使，这是对护士心灵美和仪表美的赞誉。

护士的标准形象应该是："衣着整洁，态度可亲，性格开朗，言语谦逊，精神饱满，步履轻捷，动作轻柔，观察敏锐。反应灵敏，既温文尔雅，朴素大方，又意志坚定，临危不惧。"人们将护士的职业道德规范归纳为八个字：爱（专业）、亲（患者）、精（技巧）、雅（风度）、严（作风）、勤（工作）、诚（同行）、稳（情绪）。

由于种种原因，有些护士的形象不够理想。如有的专业思想不巩固，不热爱自己的专业，甚至鄙薄护理工作；有的缺乏探索和研究精神，不努力学习业务技术，知识面窄，结构单一，缺乏社会科学知识以及其他相关的自然科学知识；有的缺乏医德修养，工作懒散，不负责任；有的怕脏、怕臭、怕累；有的心理素养比较差，稍不如意就拿患者出气。这些都有损于白衣天使的形象。

为此，护理工作者应加强"自爱、自尊、自重、自强"修养，修炼和塑造白衣天使的内在美的品格。

自爱，首先是爱自己的职业。护理是一门以患者为中心、以促进其恢复健康为重点的独立学科，是一种救死扶伤的极其光荣而崇高的职业。护士是人类健康的保护者，护士对自己从事的工作充满热情，充满自豪感。其次是爱自己的声誉，护士有"白衣天使""临床哨兵""生命的守护神"等美誉，在实践中应该时时处处做到尽职，用实际行动维护自己和职业的声誉。不应以轻蔑的渎职来毁坏护士职业的荣誉。珍爱自己独特的荣誉就是钟爱自己。

自尊，尊重自己，尊重自己的职业和选择。不仅要求社会尊重护士，自己要看得起自己。要牢固地树立护士光荣的观念，以献身护理事业作为自己的崇高理想。如王绣瑛、林菊英等南丁格尔奖章获得者，就是众多护士中的典型代表。护士尊重自己，首先要尊重患者，尊重其尊严和权利。由于世俗的偏见或疾病的折磨，一些患者和家属的心情不好，往往会向护士发泄，在言行上出现不尊重护士的现象。作为护士应以高度的职业道德正确对待，并给予更多的同情和谅解，用自己熟练的操作技术和热情周到的服务来赢得患者的尊重和信赖。

自重，就是要注意自己的言行。护士的言谈举止都应庄重审慎，切记轻佻、娇作。护士与患者的关系应严格限于医疗护理工作方面。在上班时间，不与同事或患者谈论工作以外的事情，不利用工作之便与患者拉关系，等等。自重者贵在有自知之明，能正确估量自己的长处和短处，扬长避短，善于自制，严于律己。

自强，就是在思想道德上和业务上具有积极进取、自强不息的精神。现代护理工作领域的扩大，内涵的深化，新业务、新技术在护理过程中的不断运用，都要求护理工作者要有计划地进行知识更新，掌握新的诊疗护理技术，用业务上的高水平去取得工作中的高质量。

（二）护士的道德要求

1. 忠诚护理事业

忠诚护理事业，树立职业的自豪感，是护士最基本的道德素质。护士的职业道德素质往往与心理品质密切相关，应该充分注意自身心理品质的培养，尤其是护士的职业自豪感，这是建立在职业自尊心上的道德情感。一个优秀的护士要有"自尊、自爱、自重、自强"的优良品质，充分认识护理工作的意义、性质及专业的特点。要尊重和热爱自己所从事的职业。只有树立护理专业是为人类健康而劳动的高尚职业信念，才能对护理事业有深厚的感情和献身精神。

2. 高尚的道德情感

护理工作者所接触的患者，有的痛苦呻吟，有的疮口流脓，有的躯体畸形，有的生命垂危等，人们把他们送到医院，对护士寄予很大希望。当护士出现在患者面前时，就应该表达出护士对患者应有的真诚相助的情感。护士还应尊重患者的正当要求，不论发生什么情况，都不应指责训斥患者；对传染病或残疾的患者，都应尊重其生命价值，不能有任何歧视。

3. 刻苦学习业务，钻研技术

现代科学不断向深度、广度发展。科学技术知识更新周期的缩短，医学、护理学模式的转变，边缘科学的发展等，对护士的知识结构提出了更高的要求。一个合格的护士要有扎实的医学和护理学专业知识，以及熟练的操作技术，否则做不好护理工作。例如，生活护理是以医学和护理学知识同技能相结合为基础的护理技术，是衡量护士素质的一个重要标志。目前，许多医学新技术的使用，如显微外科、器官移植、危重患者监护、电子计算机断层扫描、核磁共振，以及新专科的出现和康复医学的兴起，使护理学的内容和范围不断扩大。要胜任这些新的护理工作，就需要不断学习，掌握新的医学、心理学、伦理学、社会学、管理学、文学、美学等多方面的知识。

总之，只有不断学习新知识，扩大知识面，提高理论和技术水平，精通本专业的业务，不断提高实际工作能力：才能适应护理工作的需要，成为一名称职的护士。当然，称职是相对的，今天可能称职，如果不学习，明天就可能不称职。

4. 良好的语言修养

语言是沟通护患之间感情的桥梁。护士的良好愿望、美好的心灵，要通过语言表达出来。一名合格的护士应该十分注意语言的修养，要使用礼貌性语言、鼓励性语言和治疗性语言。

正确使用语言,对护士来说具有特殊重要的意义。护士亲切的语言能给患者以安慰、信任、鼓励,提高患者战胜疾病的信心和勇气,促使同志间协调、合作、和谐,增强团结,搞好工作。护士的语言应该是科学、文雅、谦虚、和气与善良的,任何不利于患者健康的语言都应该注意避免。例如,态度冷淡,缺乏感情,讲话生硬,不分场合、地点,不照顾患者的心理,或随意透露一些诊断治疗中的保密性内容,语言粗鲁、刻薄,甚至恶语伤人,训斥患者等。值得注意的是:在繁忙紧张工作的时候,在遇到缺乏修养的患者的时候,在自己工作不顺心或各种意外引起情绪不佳的时候,在遇到缺乏修养的患者的时候,在不被患者理解而被错怪或误解的时候,护士应用理智战胜感情,控制自己的情绪,从大局、从患者的利益着眼,在语言上仍始终给患者以温暖和信心。这是护士道德情操高尚的体现。

第二节　护理模式与伦理要求

护理模式是依据患者在治疗和康复过程中生理和心理的护理需要而提出的,不同的模式存在不同的特点和不同的道德要求。

一、基础护理伦理

基础护理(Basic Nursing)是各专科护理的基础,是指不同科室的各种患者在诊治过程中,在护理上需要解决的共同问题。

基础护理的内容包括为患者创造和提供良好的治疗和康复环境,保持患者的个人卫生,保证患者有足够睡眠,维持患者的合理营养及正常排泄,解除患者的身心痛苦和避免伤害,采集患者的标本以供辅助检查,测定患者的生命体征(脉搏、血压、体温等)并做好护理记录,执行医生治疗和其他医嘱,观察患者的病情变化并随时配合医生抢救,物品的清洗、消毒、保养及敷料制备,传染病患者的消毒隔离等。基础护理是护理工作的重要组成部分。

(一)基础护理的特点

1. 常规性基础护理是每天例行的常规性工作,并以制度形式固定下来,如晨间、晚间护理,体温、脉搏和呼吸的测量,药物的口服、注射和静脉输液,定期的病房消毒，血、尿、粪便的采集和送验等。这些常规性护理工作必须合理安排，严格按时、按顺序进行，如卫生员的病房清洁必须在晨间护理以前进行，医生查房与各种无菌操作必须在晨间护理以后进行。这不仅使病房工作有条不紊，而且是为了避免发生交叉感染，保证患者安全。

2. 连续性基础护理工作昼夜 24 小时连续进行，通过口头交班、床边巡回交班及交班记录，护理人员换岗不离岗。由于基础护理是连续性的，就可以及时了解和观察患者，掌握患者的病情变化和心理波动，甚至可以获取某些被忽视的或直接询问得不到的体征信息。这些情况对制定下一步的诊疗护理措施、防止病情恶化或发现病情变化及时抢救，具有预见性和针对性。如一位内科护士巡查病房时，发现一名冠心病患者大汗淋漓、静卧于床，头部前倾 90°。这种不正常的姿势，预示可能是心源性休克的征兆。护士立即报告医生，经及时抢救而化险为夷。

3. 协调性大量的基础护理工作为医生诊治工作提供了必需的物质条件和技术协助，能及时执行治疗计划和落实医嘱内容。一方面，护理人员处于医、护、患三者之间的中间位置，护士接触患者的机会比医生多，接触医生的机会比患者多。因此，护患之间要多进行情感交流，医护之间要多进行信息交流，从而协调好医患关系，增加患者的安全感和信赖感。另一方面，护理工作不仅是技术性护理，而且是生活性护理。护理人员要掌握自己工作的特殊性，协助医生提高诊疗效果，帮助患者早日康复。如彻夜辗转的失眠患者，可以经过晚间护理，如擦身洗浴、更换衣服、梳理头发等，就会感到全身舒服和轻松；再加以有理有据的交流、谈心，让患者释放和减轻精神负担，在宽慰中帮助其睡眠。

4. 科学性基础护理是科学的，每一项操作，每一次处理，都有其医学根据，都必须严格按照科学原则办事，不然就不能获得预期效果。给药时应考虑药物过敏或中毒反应；几种药物配伍，要注意有无协同或拮抗作用；静脉推注去乙酰毛花苷注射液（西地兰）和钙剂时，应严格掌握速度，否则可能引起急性心律失常，甚至心搏骤停。护士的护理与医生的诊疗同等重要，同样具有两重性。违反科学原则，都会损害患者健康，甚至威胁患者生命。

（二）基础护理的伦理要求

1. 热爱事业，默默奉献热爱护理事业，有为护理事业献身的精神，有强烈的职业自豪感，这是从事基础护理的基本道德要求。护理是一门独立的专业，是提高医疗质量的基础性和广泛性工作，虽然平凡，却是关系患者生命安全的有价值的科学劳动。每一个患者就医治病的过程，都包含基础护理的成果、护理人员的辛劳及从事护理职业的价值和作用。一个护士，只有懂得为谁工作、为什么工作和怎样工作，才能忠心耿耿、兢兢业业地全身心投入到基础护理工作之中，对工作精益求精，在细微之处为患者的康复默默奉献。

2. 坚守岗位，精心工作基础护理工作昼夜不停，要求护士遵守纪律，坚守岗位，日夜守护患者，不仅准时执行医嘱任务，还要满足患者身心的基本需要。如应该提前 10 分钟交接班，并巡视病房，尽量多了解患者情况；上班时间富裕时，应该与患者多交流，开展诸如健康教育、心理疏导、文化娱乐等工作；下班前，应该及时处理好本班发现的问题，为下一班创造便利条件。基础护理要求护理人员像对待自己亲人那样，了解患者最痛苦的症状和机体功能障碍，了解患者对治疗的反应及其效果，了解患者的思想牵挂和各种要求，尽力创造一个宜于治疗的环境和利于康复的和睦气氛。

3. 严密观察，严防事故患者的最高利益一是保持生命，二是促进健康。基础护理是责任心很强的工作，必须把患者的安全放在第一位，严密观察患者症状和疗效的一切细微变化。患者神态反常都有症结所在，应以关切态度解开症结，消除不正常现象。如昏迷患者突然烦躁不安，做生活护理时应注意膀胱是否充盈，有尿潴留即需马上导尿，以帮助患者解除痛苦。又如腓骨骨折患者突然肝区疼痛，要考虑是否并发症，提请医生注意，以采取必要的医疗措施。基础护理都是平凡小事、"老一套"，一旦掉以轻心、草率从事，甚至偷懒取巧而无视规章制度和操作规程，就很可能发生护理差错和事故。如发药时错床号、错时间、错剂量、错药名、错用法，都是责任心不强所致。

4. 认真操作，减轻痛苦基础护理的内容中有很多具体的技术性操作，而这些操作应当尽量避免或尽可能减轻患者的痛苦。如肌内注射要做到"二快一慢"，即进针拔针快，推药慢；静脉穿刺要争取一次穿刺成功，防止多次刺针疼痛；各种引流管要保持畅通，并认真做好引流物情况的记录，以免发生多次插管或延误病情。应用新理论、新技术、新设备的基础护理，要更加审慎、认真，并注意收集反馈信息，以便提高应用新诊疗手段的能力。

5. 团结合作，协同一致基础护理的协调性特点，要求护士与其他医务人员为了治病救人的共同目的，必须团结合作，协同一致。其一，护士在基础护理中要与医生密切配合，既要主动、诚恳和友好地配合医生为患者诊治，又不要过分依赖医生而把自己置身于被动的从属地位。其二，与医务人员要平等交往交流，不要以患者为借口而盛气凌人。发生矛盾时，医护之间要共同商议，寻求解决办法。其三，要加强与患者及其家属的配合，获得他们对护理工作的理解和支持，促进患者早日康复。

二、责任制护理伦理

责任制护理（Primary Nursing）是运用系统论和行为科学的理论组织护理工作的方法，是道德化的护理，也是护理伦理化的一种形式。

（一）责任制护理的特点

1. 以患者为中心实施整体护理责任制护理的主要特点就是不以疾病为中心，而是以患者为中心，有目标、有计划、有分工系统地进行护理工作。也就是患者从住院到出院，由一名责任护士负责其身心健康的整体护理。这就要求责任护士摆脱过去护理工作靠医嘱加常规的被动工作方式，根据患者生理、心理、社会、文化、精神发展等需要解决的护理问题，制定计划、执行计划并及时评价护理效果。这是对患者个体针对性最强的护理制度，突出了人的地位和作用，可以扭转见病不见人的倾向。人是最宝贵的，人是一个包括生理、心理、社会、文化、精神发展各个层次的综合体，健康是人的各个层次的动态平衡。这是研究、探讨和实行责任制护理的道德基础。因此，责任护士应该具有独立工作能力，应该精通护理知识，还必须具有高尚的道德责任感，为负责的患者提供适合个体的最佳护理计划。

2. 综合性动态的计划护理责任制护理的基本内容是护理程序，护理程序的核心是计划护理。针对不同的患者给予不同的个体护理，提供一个适应患者独特需要的护理结构。它不仅是护理方法和护理形式的改变，也是护理理论的新发展，是护理工作维护人的权利和高尚护理伦理的体现。

标准护理计划包括护理诊断、患者预期结果、护理措施、护理评价等，其内容至少要考虑到3个方面：一是能反映患者目前的健康状况；二是能预见今后可能发生的护理问题；三是与患者健康有关的各种因素均考虑在内。护理程序理论认为，对患者的计划护理是一个科学的完整的过程，是一个综合的、动态的、具有决定和反馈功能的过程。综合是指护理手段来自各有关学科的知识，融会贯通地处理不同患者的疾病和健康问题。动态是指患者整个病程是发展变化的，应根据具体情况采用不同的护理手段。决定是指根据护理问题，可以自主决定有针对性的护理措施。反馈是指针对患者个体采用的护理措施，经过结果评价来影响和决定下一步的护理工作。其目的是满足患者的正当、合理的需要，有计划、有系统地解决患者身心健康需要的护理问题，提高护理质量。实现这个目的的前提是尊重和关心每个患者，建立和巩固直接的、稳定的护患关系。

（二）责任制护理的伦理要求

1. 坚持护理内容的科学性责任制护理的护理程序是护理人员的行为方式，使护理工作的多层面按照一定的关系，通过沟通、协调为患者解决问题。这就需要护理人员既要把患者作为服务对象，又要把患者作为研究对象，丰富和发展护理学的科学内容。

在实际护理工作中，护理人员应该不断充实和扩大知识领域，使平面性的知识结构变为交叉型的知识结构，坚持以科学原则指导护理实践，实现护理工作过程的科学化。由于社会环境和遗传因素的影响，每个患者有着不同的生理限度和心理状态，即使是同样疾患的人，其生理和心理的表现也有差异。责任护士应以严谨的科学态度，首先经过调查研究，准确地做出护理诊断，制订出护理计划和实施措施；然后经过具体实践及时评价护理效果与预期目标完成情况；最后根据护理对象目前的健康状况调整护理措施，引入护理程序的下一个循环。责任制护理需要每个责任护士以崇高的职业精神、科学的严谨作风、熟练的护理技术，确保护理工作全过程的优质高效。

2. 调动护理对象的能动性责任制护理是以整体论原则来纠正过去的片面护理方法。护理对象都是有生命、有思想感情和有意识的人，很多疾病症状往往是通过患者自我感觉与认识传递给医务人员，患者本身是认识疾病的主体。因此，要充分调动患者主观能动性，使患者主动与医生、护士合作，积极全面地提供自己症状、治疗和护理的体验，使医护工作达到最优化目的。责任制护理通过护理工作，必须达到：①患者对自己疾病有正确认识，能消除顾虑和恐惧，树立起战胜疾病的信心和勇气。②患者及其家属了解诊疗护理的意义和医院的规章制度，学会配合和参与的方法。③患者能挖掘自身潜力，调动积极性来克服病痛，了解和掌握自我护理和自我保健，减轻家庭的经济负担和精神负担，提高社会效益。调动护理对象的主观能动性，实质是对人的权利的一种尊重。

3. 保证护理质量的完整性责任制护理改变了功能制护理流水作业的方式方法，突出了护理患者过程的系统化、全面化。护理程序是具有综合、动态、决定和反馈功能的整体，其过程的每一个步骤都是相互关联、相互影响的。没有前一步就得不出后一步，每一步都有赖于前一步的正确性。保证护理程序的质量标准，首先采集患者的资料要及时、全面，并能科学地评价患者的健康状况；其次护理诊断要准确、清晰，并能对患者的健康状况做出概括性描述；再次护理计划要完备、稳妥，并能积极主动地实施好；最后效果评价的反馈意见要客观、实事求是，并及时修正目标和措施。上述的护理工作过程，必须做到有和谐的气氛、关怀的态度、科学的分析、完善的资料、严谨的作风、熟练的操作、系统的考察、全面的评估，以保证护理质量的完整性。

三、心理护理伦理

心理护理是护理工作的一个重要组成部分。随着医学模式的转变，人们越来越深刻地认识到心理因素与疾病的关系。现代医学科学证明，心理因素既可以致病，也可以治病。因此，研究患者的心理需要和心理问题，是护理人员面临的一个重要课题。

（一）心理护理的含义和特点

1. 心理护理的含义。心理护理（Psychological Nursing）就是护理人员针对患者现存的或潜在的心理问题，运用心理学知识和技术给予患者以心理上的关心、安抚和帮助，提高其对疾病以及疾病治疗过程的认识，促进患者身心健康、早日康复。心理护理的对象是得"心病"的患者。患者因疾病而引起心理上的苦恼，小则情绪不好和行为不当，大则导致精神紧张而加重病情，甚至消极对待治疗或放弃治疗。因此，心理护理要把"心病"与"疾病"结合起来，即把心理护理运用于生理护理之中，帮助患者以健康心态面对疾病以及疾病治疗过程。

2. 心理护理的特点

（1）心理护理强调个体化：每个人不仅有躯体的生理活动，还有认知、感情和意志等心理活动，同时也是社会的人，存在各种利益思考和选择。所以，患者在躯体疾病过程中不可避免会出现情绪反应，而情绪的变化又由于每个人对同类事物的认知不同而表现不同。就住院患者而言，可能来自不同的民族，具有不同的思想、不同的道德观念和不同的生活习惯，即使来自同一个民族的患者，也有不同的性别、年龄和文化水平。患者有的来自城市，有的来自乡村；有干部、有知识分子、有工人、有农民；有经济条件好的，也有差的；他们病情不同，承担着不同的家庭角色；脾气、性格、兴趣、能力更不一样。所有这些都会造成患者的需要不同、动机不同、期望不同，对待疾病的心理及行为也不同。护理人员的责任就是帮助千差万别的人转变患者角色，达到治疗和健康所需要的最佳身心状态。心理护理是在观察疾病变化的基础上，了解患者对疾病以及疾病治疗的认知、情绪和行为反应的个体特征，以便制定有针对性的护理措施。

（2）心理护理强调协助性：心理护理的协助性表现在两个方面。第一，心理护理与躯体护理是截然不同的。以肌内注射为例，肌内注射时只要针头扎进肌肉，药物注入人体内，躯体便开始吸收并产生作用。心理护理的目标是让患者在认知、情感和意志上发生变化，并付诸积极配合诊疗护理工作。因此，心理护理不能替代躯体护理，仅仅是在诊疗护理过程中起协助作用。患者的主观能动性始终在疾病治疗过程中起决定性作用，心理护理的目的是协助有"心病"的患者以积极心态面对疾病，而不是代替患者做决定。心理护理是一项复杂的工作。当患者没有愿望接受护理人员的帮助，或者情绪不允许他理智思考问题时，护理人员的努力可能达不到理想结果。反之，当护理人员不能站在患者角度思考问题，或者护患沟通不通畅，诊疗护理信息不能准确传递给患者，患者或患者家属就会不信任护理人员，甚至产生防御心理、排斥心理、逃避心理等。

（3）心理护理的最终目标是促进患者身心健康：患者的身心健康包括自我实现与自我接受、增强自信与个人完善、改善人际关系、适应环境变化的能力和获得现实的个人目标等多方面。为了身心健康，护理人员有责任提供帮助，患者也有责任积极参与。护患沟通是双向的，可以通过对话和讨论等形式，而不是护理人员单方面的行为。护理人员应该与患者一起探究患者生活的各个方面，鼓励患者表达想法和感受，并将这些所得与病例资料联系起来，发现患者内心冲突和焦虑的原因。护理人员在与患者沟通的过程中，要鼓励患者发挥自我优势，调整不良的人际关系模式，增强应对疾病以及疾病治疗过程的心理适应。护理人员应该处处以患者为中心，尊重患者的各种权利，任何情况下都不能因为自己是专业工作者，便认为可以替患者做决定，把患者置于不能自主的角色中。

（二）心理护理的伦理要求

1. 对护理人员的情感要求护理人员的情感对于患者有直接的感染作用，特别是对心理上比较敏感和脆弱的患者。

（1）同情心：护理人员应该以真诚的同情心对待患者，在各项临床护理中都要想到患者的心理需求，既要解释清楚诊疗护理项目，又要做好心理疏导，把解除患者痛苦当作是不可推卸的责任。护理人员有同情心，才能真诚地爱护患者，无微不至地关怀患者，满腔热情地为患者服务。

（2）事业心：护理职业是一项平凡而又伟大的事业，选择了护理工作，就要忠于职守。护理人员不管处于怎样境遇中，只要与患者接触时，就要保持振奋、热情、愉快和乐观的积极情绪。这不仅可以保证工作质量，而且能够感染患者，增强他们战胜疾病的信心和勇气。反之，如果护理人员不热爱护理工作，在职业岗位上有抑郁、消沉、焦虑、烦闷的消极情绪，也会感染患者，增加他们的心理负担。

（3）宽容心：护理人员宽容患者的"心病"行为是很重要的，不能采取针锋相对的反击措施来对付患者及其家属，以避免医患矛盾激化。对某些解决不了的问题或患者的不合理要求，应给予及时的、耐心的解释；对患者或患者家属不礼貌的冲撞，应善待和谅解，用"以理服人"方法去磋商和化解；对患者的怪异心理和行为，可以告知患者家属，不要四处张扬和传播，应像保护隐私一样对待患者的心理活动。

2. 对护理人员的能力要求

（1）观察能力：观察能力是指及时发现患者的病情变化和心理活动情况。护理人员要善于从患者的表情、言语和行为等方面，了解他们的性格、嗜好和习惯，了解他们的需要、期望和动机，发现他们的内心变化和病情变化的预兆。在此基础上，结合护理专业知识，预测这些现象的发展动向，给予有针对性的、有效的措施。

（2）思维能力：良好的思维能力和正确的判断力，是护理人员不可缺少的心理品质。在护理工作中，护理人员是凭借某些现象来揣摩和推测患者心理活动的。因此，护理人员要善于全面考虑患者心理因素与疾病的关系、生活情况与周围环境的关系、疾病变化与忍耐力的关系，及时做好心理疏导。

（3）语言能力：中肯的话语、和蔼的语调、清晰的语言，伴有良好的体态语言（手势、表情等），对患者来说犹如一剂良药。所以，护理人员要善于"讲话"，要用合理的语言与患者进行交流，帮助患者稳定情绪，变悲观为乐观、变怀疑为信任、变消极为积极，主动配合诊疗护理工作。护理人员对猜疑心较重的患者，要尽量避免低声细语讲话，与其交流时语言要谨慎；对有恐惧心理的患者，要多用安慰性、激励性的语言，增强其自信心；对处于恼怒状态的患者，要耐心劝导，不要使用过激语言。

（4）技术能力：熟练的护理技术操作能力，可以提高工作效率，减轻患者的痛苦，增加患者对护理人员的信任感。护理工作既繁多又复杂，环环相扣，必须按时按点执行医嘱和完成基础护理。因此，护理人员要有能力根据患者具体情况合理制订护理计划，干净利索、有条不紊、保质保量地完成各项任务。

3. 对护理人员的责任要求高度的责任感是做好心理护理的关键。患者患病中的心理需要与患病前的心理需要是不一样的，而这些心理需要满足与否，对于患者的诊治和康复又是至关重要的。因此，护理人员要有责任心，根据具体情况做好为患者服务的工作，帮助他们克服困难，战胜疾病。

（1）了解和满足患者的共性心理需要：候诊患者有尽快就诊、检验、取药等共性需要，护理人员要对他们进行门诊、急诊布局以及医院规章制度等的及时指导。住院患者有获得医疗安全的需要，护理人员要尽量防止医疗差错、医疗事故和医疗意外的发生，要预防交叉感染，观察并及时处理药物的副作用。患者都特别注重尊重需要，护理人员要一视同仁地尊重他们，满腔热情地对待他们，主动介绍医院环境和其他患者，使每个患者都能享受人道主义的温暖。

（2）了解和满足患者的个性心理需要：患者的个性心理特征受性别、年龄、收入、性格、病种、病情等影响，有很大差异性。护理人员应深入了解，并有的放矢地满足患者的合理需要。老年患者的自尊心比较强，护理人员要设法满足他们生活上的一些特殊要求，耐心诚恳地解释和回答问题。对儿童患者，护理人员应态度和蔼、表情亲切、说话温和，经常弯下身来抚摸和搂抱孩子，会增进护患之间的感情。低收入患者在治疗疾病与治疗费用间常常表现出心理冲突，护理人员不仅要注意节约诊疗护理费用，而且要保质保量地完成诊疗护理，缓解低收入患者的精神压力。

第三节　门诊护理与病房护理伦理

一、门诊的护理道德要求

门诊是医院面向社会的窗口，是医院工作的第一线，医护人员应提供优质的服务，使病人得到及时的诊断和治疗。

（一）门诊护理的特点

1. 管理任务重。普通门诊是防治常见病、多发病的窗口，是患者就医最集中的地方。一些特大医院日门诊量高达一万多人，并且还有许多陪伴者，这就造成门诊拥挤、嘈杂。为了保证患者有序地就诊，满足病人得到及时正确的诊断和有效治疗的需要，为了缩短病人的候诊时间，护理人员既要做好分诊、检诊、巡诊，还要指引病人去化验、功能检查、取药、注射和处置各项具体工作。门诊的管理任务就显得特别重。

2. 预防交叉感染难度大。门诊人流量大，患者比较集中，急慢性传染病人及其带菌者在就诊前难以及时鉴别和隔离，他们在就诊期间往往与健康人混杂在一起，极易造成交叉感染，因而预防难度很大。据有关资料显示，医院感染是一个世界性的问题，已引起各国医学界的普遍关注。

3. 针对性和服务性强。门诊是各种疾病患者汇集的场所，病人的病情各不相同，这就要求护理人员提供有针对性的医疗保健服务。从另一个角度看，门诊护理虽然也有治疗工作，但大量的是服务性的工作，如初诊患者不熟悉医院的环境和工作，需要护理人员做好就诊指导，对复诊患者需要了解心理状态，做好心理疏导，增强其战胜疾病的信心。总之，门诊护理的服务性工作量大，要求护理人员做到耐心、细心、热心和周到的服务。

（二）门诊护理的道德要求

1. 热情关怀、高度负责。门诊患者因疾病痛苦，心理紧张，加上对医院环境和制度的不熟悉，拥挤、嘈杂的环境更加重了心理负担。尽管患者的病种、病情不同，但他们都有一个共同的心愿，就是希望能得到医护人员热情的关怀，尽早解除病痛，恢复健康。因此，门诊护理人员要充分理解、同情患者，主动热情地帮助患者就诊。

2. 作风严谨、准确无误。在治疗护理中，门诊护理人员必须切记：尊重科学，实事求是，作风严谨，准确无误，严密观察治疗护理中的微小变化。比如，皮试可疑，要十分谨慎，不能有任何粗心大意，要严格执行查对制度和消毒隔离制度。对可疑病情或治疗反应意外，绝不能轻易放过，要让患者留院观察直到无事。

3. 环境优美、安静舒适。保持门诊环境优美、安静和舒适，可使患者心情稳定，提高诊疗护理效果。护理人员应将医院环境管理作为门诊护理的道德要求，使门诊科室整洁化，门诊秩序规范化，以利于提高门诊医疗护理质量。

二、急诊护理道德

急诊科是医院急重症患者最集中、病种最多、抢救和管理任务最重的科室，是所有急诊患者入院治疗的必经之路。与门诊不同的是，急诊是为急危重患者提供快速和有效的诊疗和处置的地方，具有急救性质。其工作特点是"急"，工作核心是"救"，工作关键是赢得"时间"。急诊护士是急诊科的一支重要力量，要求她们不仅要具有丰富的急救知识和熟练的抢救技术，而且还必须具备高尚的护理道德品质。

（一）急诊护理的特点

1. 随机性强。急诊患者的发病时间虽然也有些规律，如早晚患者多，雪雨天骨折患者多，夏季肠道患者多等。但就总体上说，急诊患者的来诊时间、人数、病种、病情危重程度等难以预料。急诊这种突发性、随机性的特点需要急诊护士处于常备不懈的状态，即平时有思想、业务、器材、药品、呼叫和应召组织系统等方面的准备，以随时应付各类急救患者。

2. 时间性强。急诊患者病情急，而且有些患者意识模糊或神志不清，不能提供疾病的详细信息，又不许按部就班地详细检查，而只能重点询问和重点检查后立刻投入抢救，这样医护人员往往冒一定风险。同时，由于病情危重，稍有疏忽，患者容易发生合并症或死亡，从而造成家属的不满，而追究医护人员的责任。因此，急诊科医护人员必须突出一个"急"字，必须高度负责，与时间争夺生命，全力以赴，在最短的时间内采取有效的措施，控制病情发展，防止合并症发生，为进一步疗争取时间。

3. 病情复杂。急诊患者，病情紧急危重、复杂、变化迅速，往往涉及多系统、多器官、多学科，治疗抢救时需要多科协同作战。因此，急诊护士应具有机敏的鉴别力，及时通知有关科室或专业的医生，进行迅速抢救。同时，在医生未到达之前，护士能够严密监护、细心观察患者的病情变化，为医生诊治提供依据。对某些病情紧急的患者，如各种中毒、出血不止、心跳呼吸骤停等患者，护士应主动地先予以处置，以免贻误病情。

（二）急诊的护理道德要求

1. 争分夺秒、全力以赴。对待急诊患者，护士要牢固地树立"时间就是生命"和"抢救就是命令"的强烈观念。急诊护士要做到急患者所急，争分夺秒，尽量缩短从接诊到抢救的时间，全力以赴地投入抢救。要做到这一点，平时必须做好一切准备，并且要坚守岗位，一旦遇到患者，要做到"急而不躁""忙而不乱"，能够立刻投入抢救和应付各种复杂的情况发生，以保证患者的抢救成功。如果急诊护士因怕担风险以种种借口推诿患者，这就是缺乏护理道德的表现。

2. 深切同情、周到服务。急诊患者不少是突然发病，缺乏思想准备，心理紧张、恐惧，甚至痛苦不堪、濒临死亡。因此，急诊护士要有痛患者之所痛的深切同情心，理解患者和家属的焦急与痛苦，并给予亲切的关怀和帮助，特别是对自杀、意外伤害的患者不要埋怨和责怪，他们更需要医护人员的高度同情和照料。护士应以高尚的情操、耐心的劝导，重新点燃患者生活的希望和信心，使其振奋起精神。对遭受意外伤害的患者及其家属，往往惊慌失措，容易把不冷静的情绪转移到医护人员身上，医护人员要予以谅解，同时沉着冷静地、快速地做出准确判断，制定出最佳的抢救方案，争取最理想的疗效。另外，对待留观，特别是意识不清的患者，医护人员不要放松警惕，要像住院患者一样给予周到服务。在单独面对失去监督能力的危重患者时，护士还必须具有"慎独"的品德修养，绝不降低护理标准。

3. 灵活主动、恪尽职责。急诊护士要从维护患者的利益出发，灵活主动而不失时机地处理患者的疾病，尽到自己对患者的责任。不能借口等待医生而耽误患者的病情，要根据患者的病情及时给予吸氧、洗胃、人工呼吸、心外按摩、止血、输液等工作，做好一切抢救准备。同时，急诊护士还要从社会公益出发，对可疑患者或有疑问的患者，要及时向医院值班、保卫部门联系，抢救记录要详细、准确，保留注射药的安瓿和患者的呕吐物、排泄物等；遇到有交通事故或有法律纠纷的患者，要公正的反映病情。因打架、斗殴而致伤的患者，医护人员也应从人道主义出发，以正确的态度对待他们，如在处理创伤缝合时，麻醉药应足量，消毒应严密，操作应轻稳，并施以劝导，绝不能粗暴、歧视、挖苦和讽刺等。

4. 齐心协力、敢担风险。急诊患者的抢救成功，是医护齐心协力、配合默契的结果。在医护配合上，急诊护士要发挥积极、主动的精神，不怕苦、脏、累，为医生抢救创造条件，并得心应手地配合抢救。同时，由于有些急诊患者是综合病、复合伤，病情比较复杂，风险也比较大，急诊护士要搞好与多科室、多专业的协同配合，主动参与抢救，并敢于承担责任。如果科室间、专业间发生推诿患者的现象，急诊护士应坚持首诊负责制，同时根据科室、专业的具体情况予以调节，以免贻误患者的抢救时机。

三、病房整体护理道德

整体护理是以现代护理观为指导，以护理程序为核心，将护理临床业务和护理管理的各个环节系统化的护理工作模式。整体护理的理论基础是系统论、马斯洛的人的基本需要层次论、解决问题的学说等。

（一）整体护理的特点

1. 系统性。整体护理是一个系统化体系，它包括护理哲理、护士的职责与行为评价、患者入院及住院评价、标准护理计划、标准教育计划及护理品质等，并且符合护理程序的框架，环环相扣，整体协调一致，以确保护理水平的全面提高。

2. 整体性。整体护理要求每一个护士围绕"人"这个中心，对人全面负责。护理工作是整体的、连续的，护士所考虑的是"为患者解决哪些问题"。同时，在护理管理中，护理部、护士长也以整体护理的标准和要求，对病区和护士的服务状态进行不断监督和改进，评价患者的需要是否达到了最大限度的满足。因此，它可以从整体上提高护理水平，促进良好护患关系的建立。

3. 全面性。整体护理以"人"为中心，视人为具有生理、心理、社会、文化及发展的多层面需要的综合体，并且各层面又处于动态变化之中。因此，护士要负责患者的全面护理，并满足不同个体的需要，促进患者尽早康复。

4. 专业性。整体护理运用护理程序即评估、诊断、计划、实施、评价的科学逻辑方法进行护理，从根本上改变了过去只靠医嘱加常规操作的被动局面，并且有了明确的方向目标，从而发挥了护理工作的独立性，充分展示了护理的专业性，提高了护理的自身价值，并将推动护理事业的发展。

（二）整体护理的道德要求

1. 认真负责，主动工作。系统化整体护理要求护理人员以增进或恢复服务对象的健康为目标，根据患者的具体情况，认真负责，积极主动地提供有计划的、系统的、全面的身心护理。护理人员要对患者的病情、文化程度、社会地位、心理状况、生活习惯等深入了解，及时解决患者的身心需要。帮助患者了解所患疾病的治疗、预防等知识，使患者和家属放心。要根据病情的变化，及时修订护理计划，评估护理问题，准确及时地实施护理措施，并作好护理记录，评价护理效果，以保证护理质量。系统化整体护理要求护士极端负责，并将责任感化为内心信念，审慎对待每一个护理工作。调动对患者一切有利的因素，促进患者的康复。

2. 周密分析，体现差异。人是一个与外界环境通过输入、输出、反馈等生理机制不断发生联系和作用的开放系统，很多疾病的发生和加重，既有物理、化学、生物等因素参与，也有心理、社会因素的参与。整体护理的程序本身，也是一个开放系统。通过输入问题—解决问题—求取平衡—出现新问题—再解决问题—再平衡，达到恢复和保持患者健康的目的。要求护理人员要对影响患者健康的诸因素进行认真具体地比较分析，然后，对患者健康问题做出估计，找出体现患者病因、病情、病态、护理等方面的差异，认真分析患者的不同情况及各自的基本需要，抓住主要矛盾，制订出相应解决健康问题的护理计划，并及时对患者实施身心整体护理。

3. 勇于开拓，不断进取。整体护理工作的宗旨是以人的健康为中心。开展整体护理是我国临床护理改革的"突破口"，是与国际先进护理模式接轨的正确途径，系统地贯彻护理程序，是使我国护理走向现代化的基础，也是护理学理论的新发展，它不仅扩大了护理学的范围，也丰富了护理学的内容。在整个护理过程中，始终贯彻以护理对象为中心，以满足护理对象的要求为基础，以解决护理健康问题为根本目的。从而带来了护理领域的一系列变化：改变了护理研究的方向和内容，除了各项护理技术操作外，还要充实"人"的研究；改变了护士的工作任务，护士不再是被动地、单纯地执行医嘱和各项护理技术操作，而是更全面、更系统地了解患者的整体状况；改变了护士的角色，护士不仅是患者的照顾者，而且是教育者、研究者和管理者；改变了护理管理，使护理管理不能光从护士出发，而是还要从患者出发，并重视个体差异；改变了护理教育，护理教育要摆脱单纯疾病的课程设置，建立以人的健康为中心的护理教育模式等。这一切都需要护士有刻苦钻研的进取性，要不断充实和扩大自己的知识领域，变平面型的知识结构为立体型的知识结构，要求护理人员必须以锲而不舍的钻研精神和坚韧不拔的毅力，刻苦学习护理专业及相关科学知识和技能，在注重知识的积累和更新的同时，不断加强护理道德的修养，勇于改革和创新。

四、手术护理道德

手术中的护理是指手术开始至手术结束的执理全过程。在这个过程中，由于患者处于一个特殊环境并接受不同的麻醉方式，同时它又是手术治疗成败的中心环节，因此给护理提出了较高的护理道德要求。

（一）手术护理的特点

1. 严格性。因为手术治疗具有损伤性、危险性和失误的不可逆性，所以手术护理具有严格性特点。如手术前有严格的术前护理准备要求，手术室有严格的无菌制度，手术中有严格的分工和操作要求，手术后有严密的观察制度等，而且要求认真执行、互相监督，确保手术的成功和患者的安全。

2. 连续性。手术护理包括手术前、手术中、手术后护理 3 个阶段，每个阶段的护理都有不同的护士担任，而且通过交接班连续进行。在不同阶段的辗转和变更中，护士都要主动地介绍患者的情况，以便做好衔接工作。如果各个阶段衔接不好，将会影响整个手术过程，甚至造成手术的失误。

3. 协作性。手术治疗较强的协作性也体现在手术护理之中，尤其在手术中护士与麻醉师、医生以及其他科室医务人员密切协作。不仅如此，护士还发挥着承上启下和协调手术现场的重要作用。

（二）手术护理的道德要求

1. 手术前的护理道德要求

手术前护理是指患者从确定手术治疗起至送入手术室时止的护理。术前护理是手术治疗的基础，护士应遵守以下医德要求。

（1）关心体贴患者，做好心理护理：手术对一般人来说都是陌生的，手术确定后的患者心情往往心很不平静，既盼手术时间的尽早到来以解脱疾病的痛苦和压力，又惧怕因手术带来疼痛、伤害而紧张不安和恐惧，从而表现出坐卧不宁，食不知其味，夜不能安眠等心理。因此，护士应设身处地地为患者着想，主动关心、体谅患者，耐心细致地做好心理护理，通过介绍手术相关知识，耐心解答患者提问，解除患者的顾虑等，指导患者做肢体放松训练和分散注意力的方法，消除患者的紧张情绪，使患者以良好的心境接受手术。

（2）优化术前环境，认真做好准备工作：为患者创造一个清洁、安静、舒适的环境，是手术治疗顺利的必要条件。为此，护士要让患者舒适、安静地休息，工作中要做到"四轻"，即操作轻、关门轻、走路轻和说话轻。术前的各项准备工作是保证手术顺利的基础，也是手术成功必不可少的条件。护士一定要周密细致、认真负责。

2. 手术中的护理道德要求

（1）加强督管，认真检查：安全的手术环境是手术中护理的重要内容，也是手术顺利进行的前提条件。为此，护士要严格遵守无菌操作技术规程，并严格监督其他医务人员；抢救药品要准备齐全，而且位置固定、标签清晰；各种手术器械、电器都要认真检查，确保功能完善和安全运转；氧气准备要充足且不漏气；保持手术室内清洁、温湿度适中等。同时，护士要认真核对患者手术名称、手术部位等，并询问检查患者术前是否按手术要求禁食等，确保手术安全。在手术过程中，护士应尽量使用手术语与其他工作人员协调工作，说话要轻声，不谈论与手术无关的话题，以免引起患者的不安。

（2）操作熟练，认真负责：在手术过程中，护士要全神贯注、熟练地进行各种操作，并且做到认真负责，一丝不苟。如：静脉穿刺、导尿等争取一次成功；传递器械眼明手快、准确无误；手术结束时，物品、器械要清点核对，核对无误后再让手术者关闭切口；护送患者到病房后，要认真给病房护士交班，手术标本要按规定及时送检，手术切除的组织或器官等征求患者或家属同意后进行处理等。

3. 手术后的护理道德要求

手术后的护理是指从手术结束回到病房直到患者出院期间的护理。手术后护理对于患者的康复和预防并发症等方面起着重要的作用。在术后护理中，护士应遵守以下道德要求：

（1）严密观察，勤于护理：患者从手术室回到病房，应认真做好交接班工作，迅速了解患者的手术经过，密切观察患者的生命体征，伤口有无渗血，各种导管是否畅通等。同时，要做好患者的口腔卫生以及伤口、皮肤、生活护理等，使患者顺利地度过术后阶段。相反，忽视术后观察和护理，而造成感染不能及时控制，术后出血、伤口裂开，甚至呼吸梗阻未能及时发现等，都是医护人员道德责任感不强的失职行为。

（2）关心体贴，促进康复：手术后，由于患者的伤口疼痛，活动和饮食都会受到不同程度的限制和影响，有的患者还会因为手术失去某些生理功能，手术后的患者特别容易产生焦虑情绪，严重的会产生抑郁心理问题。因此，护士应该体察和理解患者的心情，主动关心患者，协助患者翻身、饮食及下地活动，做好心理护理和健康指导，以促进患者早日康复。

第四节 不同群体的护理伦理

一、儿科护理道德

儿科的患者主要是婴幼儿、儿童，因其处于从生命开始到长大成人的阶段，其体格和智力均处于不断生长发育的过程中，在解剖、生理、病理、免疫、营养、代谢、心理等方面均与成年人有较大的差异，且其不同的年龄段亦有其各自的特点。因此，在护理上具有其独特之处。儿科护士必须了解婴幼儿、儿童护理的特点，才能做好这一特殊服务对象的护理。

（一）儿科护理的特点

1. 关系特殊。儿科护士与婴幼儿、儿童患者的关系是一种典型的亲情式的护患关系。因患儿入院后有紧张、恐惧心理且生活不能自理，儿科护士不仅要为患儿进行技术护理，而且需要进行心理护理和大量的生活护理。儿科护士既担负患儿的护理任务，又充当母亲或姐姐的角色。因此，在儿科护理中，护患关系具有特殊性。儿科护士是患儿的直接护理者，是患儿的代言人，也是家长的教育者，更是康复和预防的指导者，必要时还需担当协调者。

2. 难度大。儿科患者尤其是婴幼儿由于年龄小，理解能力和语言表达能力差，往往不会自诉病情，或不能完整、准确地诉说发病的过程和细节，只能以哭闹的方式表达出来；婴幼儿尚不具备独立生活的能力，缺乏自我防护能力，加之儿童好奇心强，生性好动，在病房里东摸西碰，常常容易发生意外伤害。因此，给儿科护理增加了相当的难度。

3. 紧迫性。处于生长发育阶段的儿童，其免疫力比成人差，易感染传染性疾病，而且发病急、来势迅猛、病情变化快。急性感染时，还可引起暴发性的疾病，甚至猝死。更由于孩子还不善于表达其自身的变化。因此，护理工作具有紧迫性。

4. 复杂性。儿童因其心智发育的特定阶段，心理承受能力差，缺乏适应环境及满足需要的能力，对于其熟悉的家庭环境和父母，具有较强的依赖性。当其患病后离开其熟悉的家庭环境和父母，来到医院这一陌生的环境，加上疾病引起的痛苦，患儿常常会产生紧张、恐惧心理，有的大声哭闹，有的不敢说话，有的东张西望、手脚乱动，与护理人员较难合作，需特别的保护和照顾。因此儿科护理与成人护理相比，具有其特殊的复杂性。

（二）儿科护理的道德要求

1. 密切观察，医护配合

儿童处于生长发育阶段，其免疫力比成人差，较易感染疾病，而且发病急，病情变化快，更由于孩子不善于表达自身的变化。因此，医护工作都有紧迫性，护士需配合医生尽快地做出诊断，迅速采取安全、有效的医护措施，以促进患儿的康复和防止并发症的发生。由于疾病的紧迫性和患儿病情变化不能主动呼唤医务人员的特点，要求儿科护士要善于观察患儿病情变化。通过观察患儿的精神状态、生命体征、吸吮能力、大小便性状、啼哭的声音等变化，了解病情变化的先兆，观察结果并分析、判断，及时向医生提供病情变化的信息并共同采取处理措施，及时有效处理病情。

2. 治病育人，尊重患儿

儿科护士要以高度的责任感对患儿进行认真观察、耐心护理，为孩子提供力所能及的教育，并注意自己的一言一行对患儿的道德品质形成的影响，护士应做到言而有信，不哄骗、恐吓患儿，以免使其染上说谎、不诚实的习惯。总之，护士既要努力尽早使患儿康复，又要培养患儿良好的道德品质，即治病育人的责任。常言道："好孩子都是夸出来的"，儿科护士既要对孩子多加鼓励，又要保护儿童的自尊心，这对增强孩子的自信心非常有益。

3. 加强沟通，家属参与

当前我国的儿童大多是独生子女，一旦生病，父母格外紧张、焦虑。家长的心理状态对患儿也有着直接影响，使儿科的护患关系显得更加复杂。因此，护士要运用有效的沟通技巧，不断地与患儿及其家长交流信息，全面了解患儿的生理、心理和生活环境情况。通过做好患儿的心理护理，加强对家属的心理支持，使家长安心，并主动配合诊治。为了减少患儿的陌生感，儿科护士应注重儿科特有的人际交流，了解患儿父母与孩子说话的态度、方式，然后在与孩子的交谈中尽量模仿，培养患儿对护士的依恋感和亲切感。

4. 认真细心，高度负责

儿科护士应做到观察病情细致，治疗护理操作细心。患病的婴幼儿不会自诉病情，年长的患儿虽能自诉，但理解能力、表达能力差，往往不能完整、准确地诉说自己病状的过程和细节。因此，儿科护士在询问患儿病情时要循循善诱，同时要耐心听取家长陈述；在体格检查时，护士要善于转移患儿的注意力，不要拘泥于常规的体位或常规检查顺序，应耐心地边哄边查，动作要细致且轻快、准确；对于住院患儿，因病情容易变化，加之有些年幼儿不会诉说，不能主呼唤医务人员，病情变化不易被及时发现。因此，护士要经常巡视病房，勤观察、细检查，及时注意孩子的各项信息变化，发现情况要及时报告医生，并迅速、准确、有效地予以处理。

二、妇产科护理道德

妇产科护理的对象既要面向妇女、孕妇、产妇或母亲，又要兼顾到现在或将来对胎儿、新生儿的影响，因此护理工作具有特殊性，其护理的道德要求也会更特殊。

（一）妇产科护理的特点

1. 咨询与护理并重。妇产科既要重视疾病的诊治和护理，也要重视生理性的护理。帮助妇女正确认识对待自身的生理性和病理性问题，除开展日常护理工作外，还要积极开展妇女的保健咨询工作，如对正常妇女、孕妇做好咨询和各期保健，使他们在月经期、更年期、老年期不致诱发疾病，使正常孕妇在妊娠期不发生合并症等。一旦患病和发生病理产科情况能及时就医，得到恰当的诊治和护理。

2. 保健任务重：产科学是保障孕产妇和胎、婴儿健康的一门科学，孕产妇保健和围产儿保健都是产科学的重要组成部分。随着人民生活水平的提高，科学文化知识的普及，孕产妇对保健的需求越来越高。优生、优育提高人口素质的基本国策对孕产妇保健工作也提出了更高的要求。随着卫生科技事业的发展，围产期保健已逐渐改变了以母体为中心的医疗保健。在我国，提倡一对夫妇只生一个孩子，做好围产儿的保健工作显得更为重要。

3. 心理复杂

妇女在生理上有孕、产和养育后代的繁重任务，躯体状况变化大，患病后耐受性差。由于几千年来妇女地位较低，而且妇女疾病常涉及生殖系统，加上传统道德的影响，患病后常产生非常复杂的心理特征。

（1）害羞心理：青少年女子的性征发育异常，女青年的未婚先孕，已婚妇女因病引起的性生活异常及不育症等，常使患者在就诊时感到难以启齿，尤其在男性医护人员面前。这种害羞心理导致患者有时拒绝妇科检查或不愿坦言真情，给诊疗和护理工作带来困难。

（2）压抑心理：由于患病部位和传统观念的影响，妇产科患者多不愿当众陈述病情，尤其是未婚怀孕和诱奸受害的患者，因怕名誉不好，怕别人评论讥笑，常常隐瞒一些情况，连自己的亲人有的也不肯告诉。因此，此类患者心理常处于压抑状态，甚至发生身心疾病。

（3）恐惧心理：和其他科患者相比，妇产科患者更担心疾病对健康、家庭和社会带来的不良影响，如担心性生活障碍引起丈夫的不满，担心怀孕后胎位异常、胎儿畸形、早产、难产、分娩时疼痛难以忍受或发生意外等。这些恐惧心理会进一步影响患者的康复，孕妇的病患还可能影响到胎儿的生长发育，或给母婴带来严重的并发症，导致难产和产后出血增多等。

（二）妇产科护理的道德要求

1. 态度和蔼，关心爱护。关心患者是妇产科护理的首要道德要求。妇科患者因患病部位均为生殖系统会产生种种不正常的心理状态，常因害羞不去检查，而延误诊断治疗加重病情。另外分娩过程中的妇女往往精神过度紧张，对分娩顾虑较大的，常导致病理情况发生。因此，护理人员应关心爱护患者，针对不同的心理反应，以关切的态度、和蔼的语言积极解除患者的思想顾虑和心理压力。

2. 尊重患者，保守秘密。妇女（尤其是未婚妇女）对月经不正常、未婚先孕、性功能障碍、性传播疾病等会产生害羞心理，性征发育异常、强暴受孕、病理性性生活异常以及不孕症等，都会使女性患者就诊时难以启齿，或隐瞒病史，或编造假情节，不愿透露真情。护士要充分理解和同情患者的处境，尊重她们的隐私权，严格执行保密程序，最大限度地保护患者的隐私。通过耐心疏导使她们认识到尽早诊治的必要性，积极配合治疗和护理。做妇科检查时要严格遵守操作规程，要充分尊重患者的人格，严肃认真，做好必要的回避措施，无关人员不得旁观。尤其要做好教学实习的组织工作，避免发生医疗纠纷。

3. 尊重患者的知情选择。护士在对妇女进行避孕环、药等的放取和埋植、人工流产、绝育和复杂手术、不孕症的检查诊治技术和措施等方面进行护理时，要配合医生做好宣传、指导和咨询工作。对育龄夫妻介绍、宣传各种避孕方法时，要向他们讲解性生理、性心理、性道德和性健康等方面的知识，使他们享有避孕方法的知情选择权，采取适宜的避孕措施，尽量减少人流和引产，实现生殖健康。现实中曾发生的乡级卫生院医生应乡长的要求为村里的育龄妇女一律放避孕环避孕的做法是对妇女知情选择权利的侵犯。

4. 高度负责，关心体贴。妇产科尤其是产科工作，产妇分娩时间无规律性，产科患者变化急剧等特点，不但使产科急诊多，而且容易使诊治工作措手不及。因此，要求护士要自觉地意识到自己的工作对患者、家庭和社会的责任，以高度负责的敬业精神对待每一个患者，兢兢业业地做好护理工作，做好妇女和孕妇保健，做好围生期监护，按技术操作规程正规操作确保母婴安全和家庭幸福。

三、老年患者的护理道德

我国老年人口系数已于 1999 年 10 月 1 日超过 10%，已成为老年型社会。预计到 2025 年我国老年人口系数将达到 20%，成为超老年型社会。老年人在生理和心理上都有一些不同于青年人的特点，护理工作者要充分掌握老年人身心变化的特点，在护理老年患者时遵循特殊的伦理要求，为老年患者提供最佳护理服务。

（一）老年患者护理的特点

1. 心理变化独特。老年人在心理上有很大的变化，感知觉减退，视力减退，听力衰退，常常出现听力失真而影响与外界信息的交流。由于年龄的关系，其人格特征的改变主要有：常感到孤独、寂寞、焦虑，猜忌心、嫉妒心加重，变得保守、好发牢骚、好回忆往事、性情顽固等，对身体舒适的兴趣增大。患病老人的心理则以悲观、恐惧、抑郁和孤独感为主，尤其听到同事、病友因病死亡，容易联想到自己，形成心理上的沉重负担。老年患者自我控制能力差，容易激动，并且有的不易与医护人员合作。

2. 护理任务重、难度大。老年人多患的是慢性病，且由于多系慢性退行性变化，机体正常与异常的界线也比较模糊。由于老年人普遍存在脑血管硬化的问题，因此不论他们患什么疾病包括血压的改变、感染、毒血症及水电解质紊乱等，都易发生意识障碍。意识障碍的出现，给老年患者的诊断、治疗和护理带来了困难。同时由于代谢功能降低，易出现药物不良反应，增加了治疗和护理的难度。老年人病后恢复缓慢，常易留有各种后遗症，加之，老年人器官功能衰退、自理能力弱、心理偏激、固执，不易合作等，因此，老年患者的护理任务重、难度较大，对医护人员在技术和业务上要求更高，在护理道德上要求自然也高。

（二）老年患者护理道德要求

1. 尊重理解。护士对待老年人应该尊重和理解，不论他们的职务高低都应一视同仁，像对待自己的长辈一样，称呼要恰当，言行要礼貌，举止要文雅。他们突出的要求是被重视、受尊敬、得到良好的护理。因此，护理人员要了解老年患者的心理状态，对他们表现出最大的同情心和耐心，以得到他们的信任。尊重老年患者，还需要尊重老年患者的自主性。只要他的视力、听力存在，哪怕不是全部，他们就不愿意依靠别人给他阅读或讲解；只要他的安全不受到伤害，他更加愿意享受他个人的自由，但家人可能担心他没法照顾自己而总是试图"看管"他；他们的味觉和嗅觉还是非常敏感的，可通过花盆或其他有芳香的气味使他们心情愉快。许多护士总是希望老年患者改掉一些护士认为不健康的生活习惯，但这可能引起老年患者的不快，应尽量帮助他们舒适即可，而不必改变已经成型的生活习惯，除非妨碍到治疗和他的健康。

2. 做好心理护理。老年人由于社会、家庭角色的改变和身体上的不适而情绪激动或沉默寡言，加上器官衰退、行动不便，常处于痛苦不堪的心理状态。患病后，他们对病情估计多为悲观，心理上也突出表现为无价值感和孤独感。老年患者来院就诊或住院治疗常常表现出精神过度紧张、瞻前顾后、忧郁、焦虑、惊恐不安等心理变化。加之，五官失灵、行动不便，心理上常表现出痛苦不堪的状态。因此从某种意义上说，对老年患者的心理护理比躯体护理更重要。护理人员应切实了解老年患者的需求，做好心理护理。

3. 耐心细致。老年患者一般有不同程度的健忘、耳聋和眼花，护士要勤快、细心、耐心、周到地给予护理。由于老年人生理功能的衰退，行动多有不便，因此，要求护理人员除了有良好的服务态度外，在就诊、检查、治疗和护理方面，想患者之所想，尽可能给予方便和帮助。

四、特殊病人的护理道德要求

特殊病人护理是指对各种特殊疾病的护理，如危重病患者、精神病患者、慢性病患者、传染病患者等。因为特殊疾病的患者往往病情特殊，心理活动复杂，意外情况多，所以，特殊疾病的护理难度大、范围广。病人顾虑多，疏导难、掌握难、满足难、合作难。因此，要求护理人员不但要具备精湛的业务素质、良好的身心素质，而且还要有高水平的职业道德素质。

（一）危重病人的护理道德要求

病情严重随时可能发生生命危险的各种病人，称之为危重病人。危重病人的病情急，来势猛，病情变化快，常危及生命，需要在最短的时间内以最快的速度实施有效的救护。有时病人因痛苦不堪、神志不清或意识模糊，不配合护理人员的工作，这给护理人员带来了护理难度。因此，危重病人的护理不同于一般护理，关系到患者的生命安危，对护理质量要求高，对护士的道德要求也高。

1. 机警与敏捷。危重病人病情变化急剧，发展迅速，稍有疏忽或迟缓就可能延误抢救时机。因此，在危重病人的护理过程中，要求护理人员必须做好抢救危重病人的准备工作，牢固树立时间观念，头脑机警，一旦发现危险信号和险情，立即敏捷有序地投入抢救行动，以便病人转危为安。

2. 胆识与审慎。危重病人的病情常常瞬息万变，这要求护理人员要沉着、冷静，不怕危险，能迅速正确地进行判断，果断地配合医生处理。要在关键时刻勇于为病人担风险，救人于危难之时，表现出护理人员高度的责任感和高尚的医德境界。但是，胆识还需要审慎地行动，面对危重病人，护理人员还要周密思考、认真细心，不能惊慌忙乱，贸然行事；对于已经度过险期的病人，仍然需要细心地观察病情变化，预防并发症和病情复发，避免前功尽弃。

3. 责任与奉献。危重病人症状多、痛苦大、顾虑重，对护理人员的依赖性强，要求多。因此，护理人员对病人要有高度的责任感和无私的奉献精神，工作要主动、热情、不怕脏、不怕苦、不怕累，同时，要不惜牺牲自己的休息时间，不管白天或黑夜，不管有无人监督，要保持护理工作的正常进行，使病人得到最佳的护理。

（二）精神病人的护理道德要求

精神疾病是在内外各种因素的影响下，大脑活动机能发生紊乱，导致认识、情感、行为和意志等精神活动发生不同程度的障碍。与其他病人相比，精神病人一般无自知力，不承认自己有病，不配合治疗，常常言行怪癖，举止异常，发生伤人、伤己、毁物等情况，这给病房的管理和治疗带来一定的难度。因此，护理精神病人的工作人员除履行一般道德义务外，还要遵循精神病诊治中的特殊道德要求。

1. 尊重病人的人格和权利。尊重病人的人格和权利是护理人员应当遵循的首要道德规范，尤其对精神病人具有特别重要的意义。精神病人由于精神创伤，失去正常的理智和思维，理应得到人们的同情和关照。作为护理工作者应该关心、帮助和体贴病人，以礼相待，尊重他们的人格，不能有任何的歧视，或者拿病人的病态表现当作谈笑的话题，侮辱病人的人格。护理人员还应正确对待他们在治疗和生活上提出的问题和要求，正当合理的要求应尽力满足，不合理的婉言解释，讲清道理。总之，要维护病人的正当权益不受侵犯。

2. 保密隐私。精神病人的病情复杂，它与个人经历、家庭教养、社会环境以及各种因素的影响有关。为明确诊断，需要了解病人家庭、家族情况，个人兴趣、爱好、性格特征、生活和工作等经历，其中，有些内容涉及病人的隐私。为患者的隐私保密是护理人员应当遵循的道德规范。在尊重病人人格的基础上，要恪守保护性医疗制度的原则，不向无关人员泄露病情隐私。否则，会侵犯病人隐私权，伤害病人和家属的自尊心，影响治疗效果或发生意外。另外，护理人员也不可向病人谈论医院内部事情及工作人员家庭情况和地址，以免发生不必要的麻烦。

3. 保证安全。精神科的护理人员要强化安全意识，严格执行安全制度。加强病房巡视，对于那些有自伤、自杀、伤人毁物的病人，要特别注意其病房不能有刀、剪、绳及玻璃制品等危险品，并要随时查看，排除隐患，避免意外事件发生。精神科的治疗方法或多或少带有一定的强制性，也存在一定的毒副作用，其中有不少治疗有一定危险性，护理人员在整个治疗过程中要严格按照技术常规操作，注意观察和护理，以防发生意外。

（三）慢性病人的护理道德要求

慢性疾病缺乏特效的治疗方法，病程长，影响病人的正常生活、工作、学习；同时，慢性病人长期遭受疾病的折磨，心理负担重，顾虑多。因此，护理人员对慢性病人要遵守以下的道德要求。

1. 加强心理护理，增强病人的信心。慢性病人容易产生焦虑、孤独、不安、失望等心理，有的甚至产生绝望轻生的念头，这些消极心理直接影响了治疗效果，甚至形成了病态心理。因此，护理人员要加强对慢性病人的心理护理，主动与病人谈心，热情地为他们服务，与患者建立起平等、尊重和信任的关系，要仔细观察、分析病人的内心活动。无论是面对疑虑的病人，还是悲观失望的病人，都要做耐心诚恳的解释，给病人以引导和鼓励，使患者精神上得到支持，树立战胜疾病的信心。

2. 充分调动患者的主观能动性。慢性疾病的患者大多对自己所患的疾病有一定的了解和认知。因此，护理人员要与慢性病人建立起指导—合作型或共同参与型的护患关系模式，即让病人参与治疗、护理，充分调动病人战胜疾病的主动性和能动性。护理人员应该经常听取病人对治疗、护理的意见和要求，介绍一些新的诊治、保健方法，以提高病人的自我护理能力，促进病人的康复和护理质量的提高。

3. 创立良好的人际关系和优良的休养环境。慢性病人长期住院，往往产生对疾病的忧虑、寂寞和孤独感，因此，护理人员要协助患者建立良好的病房人际关系，使病员之间互相了解、互相帮助、互相鼓励，满足他们对友谊的需要，恢复心理上的不平衡，增强战胜疾病的信心和毅力。

慢性病人长期住院，病房生活单调、压抑容易使其产生不愉快的心理。因此，医院要努力创造一个优美的病房外活动场所，护理人员协同其他医务人员创造一个优美、安静、清洁、舒适、空气新鲜的病房内环境，使患者产生良好的心理效应，有利于患者的康复。

（四）传染病护理的道德要求

传染病是各种致病性病原体通过呼吸道、消化道、昆虫叮咬等直接或间接接触等途径侵入人体并相互传播的一种疾病。由于传染病的传染性、流行性等特征，使传染病房护理管理难度大；传染病人的心理问题多，心理护理任务重；护理人员被传染病感染的概率高、风险大。这就为传染科的护理人员提出了更高的道德要求。

1. 热爱本职，无私奉献。传染病院（科）是各种类型传染病集中的场所，护理人员每天接触传染源，时刻都有被传染的危险，加之一些人对传染病专业有不正确的认识。这就要求护理人员热爱本职工作，树立奉献精神，不惧危险，尽职尽责，以精湛的护理技术和强烈社会责任感对待工作。

2. 尊重病人，调节心理。同其他类型的病人相比，传染病人心理压力较大，常出现的心理问题是孤独感、自卑感、忧虑感和不安全感等。这就要求传染科护理人员要尊重病人的人格和权利，设身处地地为病人着想，理解他们的苦衷，针对不同病人的心理特点，做好心理护理，帮助患者解除顾虑和心理负担，增强战胜疾病的信心，以达到尽快康复的目的。

3. 严格执行消毒隔离制度，防止交叉感染。传染病的突出特点是传染性，护理人员必须尊重科学。以科学的态度对待传染病，根据传染病的传播规律，严格执行消毒隔离制度，如对呼吸道传染病患者施行病种隔离，对消化道传染病患者施行床边隔离，传染病患者用过的物品、器械等最好是一次性的或实行彻底消毒。牢固树立无菌观念，正确掌握无菌操作技术，切断各种传播途径，防止交叉感染。

4. 预防为主，对全社会负责。"预防为主"是传染病防治工作的基本方针，也是传染病护理人员的社会责任和道德要求。传染病科护理人员应从社会公共利益出发，以高度的责任心做好传染病的预防工作。如加强卫生宣传教育，普及卫生知识，动员群众积极做好预防接种；配合相关人员做好病房污水、污物处理工作等。

第九章

生命伦理学

本章重点：
- 生命伦理学的概念
- 生命的标准与意义
- 生殖伦理学
- 死亡伦理学
- 器官移植伦理

第一节　生命伦理学概述

生命伦理学于 20 世纪 50 年代起源于美国，最有名的研究机构是华盛顿的乔治敦大学肯尼迪伦理学研究所和美国纽约的海斯汀中心。范伦塞勒·波特在他的《生命伦理学——通往未来的桥梁》中首先使用了生命伦理学一词，他给生命伦理学的定义是："利用生命科学以改善人们生命质量的事业，同时有助于我们确定的目标，更好地理解人和世界的本质。因此，它是生存的科学，有助于人们对幸福和创造性生命开出处方"。但他所说的生命伦理学实际上是一门应用科学，而不是具有规范性的伦理学。

一、生命伦理学的含义与内容

（一）生命伦理学的含义

生命伦理学是一门边缘学科，是多种学科交叉融汇的结果。它不能脱离社会文化而独立发展，不同文化相互之间的碰撞及其各自的特点影响着生命伦理学。生命伦理学不仅具有生命论、人道论、美德论、义务论的内涵，而且还具有社会公益论的思想，它实现了人的生命神圣论、生命质量论和生命价值论的三者统一。

（二）生命伦理学的兴起与发展

20 世纪 60 年代以来，美国的生物医学技术发展十分迅速，在医学实践中，人们由于遇到许多技术问题而激发出来对权利运动与生育控制、稀有卫生资源分配、人体实验问题、器官移植和新的死亡标准等伦理难题的思考。生命伦理学就是探讨如何应用生命科学的问题，也就是生命科学中的价值选择问题。因此，生命伦理学开始讨论一直被禁忌的死亡、濒死及安乐死问题，哈佛大学医学院于 1968 年还提出脑死亡标准。这一切都是促进生命伦理学产生的重要因素。

目前，生命伦理学发展中遇到的主要难题包括：①人工授精、体外受精、代理母亲和克隆人的问题；②器官移植、安乐死和听任死亡的问题。这些问题的争论，涉及的伦理问题不容回避。

（三）生命伦理学基本原则

在比彻姆（Tom L. Beauchampt）和查尔瑞斯（James Childress）合著的《生物医学伦理学原理》一书中，提出了生命伦理学的四条基本原则：

1. 自主性原则

自主性原则即保证病人自己做主，理性地选择诊治决策的伦理原则。实质是对病人自主权利的尊重和维护。

2. 不伤害原则

不伤害原则的真正意义在于强调培养为病人高度负责，保护病人健康和生命的医学伦理理念和作风，正确对待医疗伤害现象，在实践中努力避免病人受到不应有的伤害。

3. 尊重原则

尊重原则指医患双方交往时应该真诚地尊重对方的人格，并强调医务人员尊重病人及家属的独立而平等的人格和尊严。

4. 公正原则

公正原则是现代医学服务高度社会化的集中反映，其价值在于合理协调日趋复杂的医患关系，合理解决日趋尖锐的健康利益分配的基本矛盾。

（四）生命伦理学研究的主要内容

生命伦理学研究包括五个层面。

1. 理论层面。主要探索生命伦理学的思想和学术基础，如：后果论与道义论这两个伦理学理论在解决生命科学和医疗保健中的伦理问题时的相对优缺点；德性论、判例法和关怀论的地位如何，其伦理原则与伦理经验在解决问题时起着什么样的作用等。

2. 临床层面。主要探索在护理病人时应该采取的合乎道德的决策，研究和解决各临床科室的医务人员每天都面临的各种伦理问题，尤其是与生死有关的问题。例如：人体实验、器官移植、辅助生殖、产前诊断、遗传咨询和临终关怀等。

3. 研究层面。主要探索在人体研究中如何保护受试者、保护病人的决策，从事流行病学调查，临床药理实验，基因普查和分析、干预试验以及其他人体研究的科学都会面临的如何尊重和保护受试者以及他们所属的家庭与人群的问题，同时也提出了必须进行伦理决策等问题。

4. 政策层面。主要探索医学伦理学及生命伦理学中应该做什么以及应该如何做的问题，探索在解决问题时应当制定的政策、条例、法规和法律等。

5. 心理文化层面。主要探索生命伦理学与历史、思想、文化和社会情境的联系。根据新文化而提出的伦理学原则或规则是否必然的适用于其他心理现象和文化现象，是否存在统一的伦理学或全球的医学伦理学与生命伦理学等。

另外，生命伦理学还有：生命伦理学理论；遗传与发育；人体实验；人的行为控制；健康保障；死亡和濒死；人口控制；生态伦理学；科学研究；其他问题 10 个研究的议题。

二、生命的标准与意义

生命是地球上最美丽的花朵，人类是生命的最高形式。善待生命是社会文明进步的具体表现，是医学伦理学的永恒主题。

（一）关于生命的定义，目前还没有一个公认的结论。一般情况下，把人的生命分为人的生物学生命和人的人格生命两部分。

1. 人的生物学生命

（1）生理学把人的生命定义为具有进食、代谢、排泄、呼吸、运动、生长、生殖和反应性等功能的系统；

（2）生物学把人的生命定义为生命系统具有与外界经常交换物质能量但不改变其自身性质的特征；

（3）生物化学把人的生命定义为生命系统包含储藏遗传信息的核酸和调节代谢的酶蛋白；

（4）遗传学把人的生命定义为通过基因复制、突变和自然选择而进化的系统；

（5）热力学则认为人的生命是一个开放的系统，通过能量流动和物质循环而不断增加其秩序。

2. 人的人格生命

主要指具有自我意识、自我控制和自我创造能力的个人活动的存在，即以生物学生命为基础，具有感觉、思维、情感和意志等功能，表现为全部精神现象的生命过程。

人的人格声明强调自我意识能力和社会关系。自我意识和社会关系是判断人的人格生命出现和消失的基本标准，也是人的人格生命的两大要素。但值得注意的是，如果医学伦理学只是建立在人的人格生命基础上，那将是一个很危险的事。因为新生儿还缺少自我意识，还不具备人格生命，那么杀婴就成为合乎道德的事了，医学伦理学绝不能为此做辩护。因此，医学伦理学不仅应关心人的人格生命，也应该关注人的生物学生命。人的生命是人的生物学生命发展到出现了人的人格生命时期，实现了人的生物学生命和人的人格生命这两者的高度统一的有机实体。所以，要对人进行全面的认识必须从生物学生命和人格生命两个方面入手，缺一不可。同时，我们也可以这样去表述人的概念，人是在一定的社会关系中扮演一定社会角色的有意识或自我意识的实体。

（二）生命的标准与意义

人的生命是医学伦理学研究的一个基本问题，也是当今医学伦理学有关生命问题讨论的焦点。由于人的生命具有生物性和社会性，人的生命的开始时限一直争论不休。其争论的焦点是胎儿到底是不是人？从何时开始才算独立的生命个体？如果要确定某一取舍点，其根据是什么？美国1973年做出妊娠在3个月前终止为合法的决定。1981年反对人工终止妊娠的一些团体，试图以生命法案的形式规定：人的生命从受精的瞬间开始，从这时起的胚胎就具有人权。但关于生命开始的问题，至今没有找到一个公认的解决途径。

第二节　生殖伦理

一、生殖权利与生育控制

（一）生殖权利

1. 生殖权利的含义

生殖权利是人的自然权利，是人类的生存和延续所不可缺少的权利，是人权的基本组成部分。人，生而具有生殖权利，同时肩负着社会和历史责任。所以，尊重人权是一切人文科学的出发点和归宿点。

2. 生殖权利的内容

（1）男女平等的权利。

（2）人身自由、安全和自主的权利。

（3）结婚和组织家庭的权利。

（4）获得有关信息、咨询和教育的权利。

（5）获得生育健康和医疗保健服务的权利。

（6）分享科学进步效益的权利。

在历史上，由于人类的平均寿命很短，人口稀少，生产力水平低下，人们崇尚生育。如希波克拉底就把节育和绝育称为"堕落及害人的行为"，并明确表示："尤不为妇人施堕胎术"。在我国封建社会，尽管民族众多，习俗各异，但生育观则是大同小异的，早生，多生，重男轻女，成为人们普遍的生育意愿和生育行为，把生育看成是祖辈行善积德的直接报应，形成儿孙满堂，多子多福，"不孝有三，无后为大"的封建道德生育观。即使到了现在仍然还有"生育是性的一部分，不能干涉"，"人应该有生育之权""计划生育侵犯自由"的说法，从而形成生儿育女完全是个人之事的生育动机。

其实，任何个人的生育都不仅是个人问题，而且是一个社会问题。因为孩子要吃穿、上学、求医、就业必须依靠社会。当然，我们也不否认个人的生殖权利，而且这种权利在规定的范围内会得到法律的保护。但人口增长太快，会引起环境恶化，资源枯竭，我们不得不考虑这种灾难性的后果。

所以，我们既要保护生殖权利，又要适当限制人口的数量，而限制人口增多的可行办法就是生育控制。

（二）生育控制

1. 生育控制在我国被称为"计划生育"

1980 年开始制定并逐步健全和完善。1982 年制定的《中华人民共和国宪法》第 25 条规定："国家推行计划生育，使人口增长同经济和社会发展计划相适应"。第 49 条规定："夫妻双方有实行计划生育的义务"。特别是 2002 年 9 月 1 日起施行的《中华人民共和国人口与计划生育法》，是我国人口与计划生育领域的首部法律，标志着我国的计划生育工作已进入法制化管理阶段。

我国现行的计划生育政策是：鼓励公民"晚婚晚育""少生优生"，提倡"一对夫妻生育一个子女"。我国生育政策中的"晚婚""晚育""少生""优生"这 4 项主要内容，其中的"晚婚"指在女 20 周岁，男 22 周岁的基础上推迟 3 年以上结婚。"晚育"是指在 24 周岁以上生育第一个孩子。"少生"是只生育一个孩子。"优生"是生育身心健康的婴儿，繁衍体力、智力双优的个体。为此，我们必须全面贯彻现行的计划生育政策。

2. 生育控制的手段及道德要求

（1）避孕：是指运用一定的技术或方法防止或阻止妇女怀孕的一系列措施。

避孕是人类计划生育和人口控制的关键环节，已经被越来越多的人所接受，但同时也产生了相应的伦理问题。因此，医务人员在避孕技术指导中应遵循这样的道德要求：坚持自觉自愿的原则，做好宣传教育；坚持一视同仁的原则，做好技术指导；坚持医学标准，严格掌握适应证和禁忌证；坚持计划生育政策，从严把握终止避孕的技术服务。

（2）人工流产：是指由孕妇本人或他人以人工手段有意施行的堕胎以终止妊娠。通常使用药物流产或手术流产两种方法。因此，医务人员在实施人工流产技术服务时要遵循这样的道德要求：执行国家计划生育政策，医务人员要掌握人工流产者的真实目的，坚持自愿原则；维护受术者的切身利益，术前要仔细检查，做出正确诊断；正确对待非婚妊娠者，她们同样享有平等的医疗权利；严禁滥用人工流产术，施行手术必须在医院进行。

（3）绝育：就是通过手术等方式剥夺人的生育能力。一般采用对男性输精管或女性输卵管切断、结扎、电凝、环夹或用药等手段阻止精子与卵子结合，以达到长久或永久避孕的目的。

一般说来，无论是个人还是社会，从合理、合法的愿望出发，要求夫或妻实施绝育，应该说是可取的。但实施过程却产生伦理上的争议。其争议的伦理问题集中在能否对患有严重遗传性疾病的患者实施强制性的绝育，这需要认真地进行伦理思考。通过社会干预，阻止严重遗传病患者生育似乎合乎道德，但必须慎之又慎，最后尽可能由本人做出决定。

绝育手术一般是不可逆的，医务人员在施行绝育手术技术服务时应遵循这样的道德原则：坚持知情同意的原则；坚持因人制宜的原则；提高技术水平，保护受术者利益原则。

二、人工辅助生殖的伦理问题

（一）人工授精及其伦理问题

1. 人工授精技术概述

人工授精即人工体内受精，它与传统生育方式的主要区别在于，它不是通过正常性交，而是用人工方法收集精子并直接注入女性生殖道内，使卵子和精子在女性官腔内结合，以期达到受孕的生殖技术。这一技术的医学价值主要在于补偿男性的生育功能，解决男性不育症。该种生殖技术包括以下三种：

（1）同源人工授精。此种方法是夫精人工授精，即用丈夫精液的人工授精。该技术用于因生理或其他原因不能通过性交授精，或弱精、少精症的男性，也用于因宫颈的免疫因素而难以受精的女性。

（2）异源人工授精。此种方法是供体人工授精，即用捐献者精液的人工授精。该技术应用于男性无精症、男性患染色体显性遗传症或男女双方均是同一染色体隐性杂合体或男性为 Rh 阳性血型，而妻子为 Rh 阴性血型的夫妇。

（3）借腹生子。此种方法又被称为代理母亲，它是因为妻子不能排卵或其子宫不能使受精卵着床，而将丈夫的精液注入愿意代理妻子怀孕或能够供卵的另一女性宫腔内受精、怀孕、分娩，所得子女交由提供精液的男子和其妻子抚养的生殖方式。

2. 人工授精技术的伦理原则与规范

由于辅助生殖技术突飞猛进的发展及其所涉及的伦理道德问题逐渐引起社会的重视，因此，首先要求从事该专业的人员及其有关人员，包括医学、社会学以及法律界的各类人员，提高对医学伦理道德的重视，做到认真研究，努力探索，逐渐形成符合我国国情的操作规范，并通过一些法律的制定，以保证辅助生育技术真正造福于人类和社会。其次，应坚持生育技术为不孕症夫妇及其所生子女进行非营利服务的观点，充分认识从精子商品化发展到卵子商品化和胚胎商品化所带来的负面影响，规范执行生育辅助技术的有关规定，并能顶住商品化所带来的经济上的诱惑。最后，生殖医学的发展是靠多学科的交叉渗透、结合互动的。因此，从事辅助生育技术的人员要密切注视当前科技的发展，借鉴其他学科的科技成果，不断推动本专业的前进；同时从中寻找理论的支撑点，建立符合整个人类发展的道德规范。

（1）实施人工授精技术的伦理原则。

①有利原则。人工授精技术应该维护和促进夫妻、家庭和社会的利益。有利原则包括"不伤害"和"确有助益"两个方面，即在进行辅助生殖时应避免给夫妻双方带来肉体上和精神上的痛苦和损害，要给夫妻、家庭带来幸福和快乐。

②尊重原则。人工授精技术的尊重原则包括：接受者和供者的自主权、知情同意权、保密权和隐私权。人工授精的尊重自主权指在做人工授精决定时，医务人员应和接受者、供者、家属之间进行充分协商，最后决策由接受者、供者和家属做出。

人工授精的知情同意权包括信息告知、信息理解、自愿同意三个方面。即向接受人工授精者提供能够理解和能做出理智决定所必需的信息，如目的、程序、可能的好处和风险。经同意后，签订知情同意书。

人工授精的保密权和隐私权是指在进行辅助生殖前、中、后的各个过程中必须进行严格保密，对接受者和供者均应保密，不能相互泄密。保护出生孩子的隐私，不得随便泄露，避免引起家庭纠纷和社会的歧视。

③公正原则。人工授精技术应不分性别、肤色、种族、经济状况和地位高低公平对待。在进行异源人工授精、借腹生子前要严格进行供者精子、卵子代理母亲的选择，防止遗传缺陷。如不慎出生有缺陷的孩子，应和其他孩子一视同仁，平等相待。联合国普遍人权宣言中"人类生来平等"的原则，在人工授精技术中应得到尊重。

④互助原则。人工授精技术是一项促进社会各成员间相互照顾、互相帮助、和睦相处和社会稳定的公益事业。为此，要充分认识精子商品化会带来的负面影响。坚持团结互助是推进人工授精技术健康发展的重要伦理准则。

（2）实施人工授精技术的伦理规范。

人工授精可解决男性不育问题，使用供体的精子进行人工授精应遵循以下的伦理规范：

①应对供精者进行检查，在供精者中排除肝炎、性病、艾滋病病毒感染者，供精者应为无遗传性疾病者。

②设法扩大供精来源，避免依靠少数供精者提供精子，防止利用这些少数供精者的精子向一大群接受精子者授精，并反对供精者商业化。

③接受人工授精的妇女如果未婚，会引起一系列家庭和社会问题，应尽量避免。在中国目前经济文化条件下，未婚单身妇女抚养一个通过人工授精的孩子，对母子双方都会产生不利影响，因此应加以劝阻。

④接受人工授精需经已婚夫妻双方同意，避免引起家庭纠纷，医务人员应向接受供体精子的夫妇说明人工授精机理和可能产生的问题，及其可采取的防治措施。在接受者获得充分理解的基础上，要求他们签署知情同意书。

⑤应努力保护妇女和孩子的利益，孩子出生后具有与通过自然途径出生的孩子同样的地位和权利，对母亲和孩子不得歧视。

⑥应对供精者严格保密，不允许他知道他所提供的精子的去向。

⑦应明确告知供精者仅提供遗传物质，不能成为孩子的父亲。

⑧医务人员要向有关各方做好知情同意工作，并要求供精者和接受供精的夫妇在互不知情的前提下，分别在不同的同意书上签字。

⑨为保障妇女和孩子的权益，参与者应严格遵循保密原则。

（3）代理母亲的伦理准则。

代理母亲可解决因妇女子宫不能怀孕而引起的不育问题。将代理母亲商业化难以得到伦理学的支持，因为人体任何一个部分作为商品出卖或出租，都是不合伦理的。非医疗目的的商业性代理母亲，普遍认为在法律上应该禁止或视为非法行为。代理母亲仅为孩子提供发育的营养环境，不能成为孩子的母亲。但怀胎十月，毕竟存在感情问题，最后将她与孩子分离，对于有些妇女可能是不能承受的，即使强行分离，也会引起纠纷或终身遗憾。因此，实施这项技术必须慎重，并需得到法律认定。鉴于我国的国情，原则上不得实施代孕技术。

（二）体外受精及其伦理问题

体外受精是用人工方法让卵子和精子在体外培养皿中受精，待受精卵发育至第一阶段而植入母体子宫内着床、发育和分娩的一种生殖技术，国际上把这样诞生的婴儿称为"试管婴儿"。根据精子、卵子及怀孕者是否为配偶组合方式，这种生殖技术共有4种方式：即丈夫的精子与妻子的卵子；丈夫的精子与第三者女性的卵子；妻子的卵子与第三者男性的精子：第三者女性的卵子与第三者男性的精子。上述4种方式体外受精后均可分别植入妻子的子宫或第三者女性的子宫（代理母亲），所获子女为不育的夫妇扶养。

1. 体外受精的伦理问题

（1）亲子血缘关系的破裂。

传统伦理道德的亲子观念非常重视父母与子女之间的生物学联系，即血缘关系，而体外受精技术的应用却使父母与子女间的生物学联系发生了分离，使传统的伦理道德发生了动摇。现代体外受精技术把精子或卵子的来源扩大到夫妇以外的第三者，使得生物学的父母与社会学的父母发生了分离，遗传学的父母与法律的父母发生了分离，从而扰乱了血缘关系和社会人伦关系，使传统的婚姻、家庭的伦理，亲子观念的道德受到强烈的冲击。

（2）精子库对生育伦理的冲击。

人工体外受精的成功率随着现代技术的发展越来越高。到目前为止，全世界通过人工生殖技术所生的孩子已达百万以上。人工体外受精成功与否取决于精液的质量和受精的时机。由于要使用供体精子，必然涉及如何贮存供体精子以确保精子质量的问题。为此，诺贝尔奖获得者缪勒建议设立精子库或称"精子银行"，在精子冷冻贮藏的过程中，由专门的小组对精子捐赠者的性格、健康，特别是他的智力和业绩各方面的情况进行审查判断，建立档案，需要者可以从中选择优质的精子进行人工体外或体内受精。但对人类精子库的建立仍存在很多争议：

①人类精子库是否侵犯了人权。有人认为，人类精子库的建立是"人类进化史上的创举"，可随时根据需要采用现成的供精者的精子做体外受精或人工授精，这是有益于人类的，合乎道德的。而有人认为，人类精子库的建立"是对人权的侵犯，是对人性的亵渎"，因而坚决反对建立精子库。

②精液、卵子和胚胎是否可以商品化。围绕精液商品化，同样存在伦理纷争。赞成精液商品化的主要理由是：精液和血液一样可以再生，适量地收集一些，对供体并无损害，既然血液可以商品化，为什么精液就不能商品化呢？在精液商品化中，可以通过一定措施控制好精液的质量。持反对意见者认为提供精液是一种人道行为，应该是无偿的，精液商品化可能使精子库为追求盈利而忽视精子的质量，供精者也可能为金钱隐瞒自己的遗传缺陷或传染病，从而影响用辅助生殖技术所出生后代的身体素质；精液的商品化也可能使供精者多次

供精，从而造成同一供精者的精液为多数妇女使用，那么这些妇女所生的后代是同父异母的兄弟姊妹，这些孩子长大成人有可能近亲婚配；精液的商品化会产生连锁反应，促使其他人体组织或器官的商品化，如卵子和胚胎的商品化。世界总的趋势是反对精液、卵子和胚胎的商品化，有些国家还倾向于立法，以禁止其商品化。

（3）体外受精后剩余的胚胎能否用作科学研究争论不休。

体外受精后剩余的胚胎具有科研价值，是否可以用它们做实验材料，由于人们对人的生命标准的认识、观点不同，对该问题的看法也有所差异。比如在德国和法国，不允许用胚胎进行研究；在英国，允许用 14 天前的受精卵进行研究，同时还要征得人工体外受精的夫妇的同意。

2. 实施体外受精技术的伦理原则。

为安全、有效、合理实施体外受精技术，保障人民健康，在我国实施体外受精应坚持以下伦理原则：

①知情同意的原则。医务人员对要求实施体外受精技术且符合适应症的夫妇，须让其了解实施该技术的程序、成功的可能性和风险以及接受随访的必要性等事宜，并签署知情同意书。医务人员对捐赠精子、卵子、胚胎者，须告知其有关权利和义务，包括捐赠是无偿的、健康检查的必要性以及不能追问受者与出生后代的信息等情况，并签署知情同意书。

②维护供受双方和后代利益的原则。捐赠精子、卵子、胚胎者对出生的后代既没有任何权利，也不承担任何义务。遵照我国抚养—教育的原则，受方夫妇作为孩子的父母，承担孩子的抚养和教育。通过体外受精技术出生的孩子享有同正常出生的孩子同样的权利和义务。如果父母要离婚，在裁定对孩子的监护权时，不受影响。

③互盲和保密的原则。凡利用捐赠精子、卵子、胚胎实施辅助生殖技术，捐赠者与受方夫妇、出生的后代须保持互盲。参与操作的医务人员与捐赠者也须保持互盲。医疗机构和医务人员须对捐赠者和受者的有关信息保密。

④维护社会公益的原则。医务人员不得对单身妇女实施体外受精技术。医务人员不得实施非医学需要的性别选择。医务人员不得实施代孕技术。一个供精者的精子最多只能供给 5 名妇女受孕。

⑤严防商品化的原则。医疗机构和医务人员对要求实施体外受精的夫妇，要严格掌握适应症，不能受经济利益驱动而应用于有可能自然生殖的夫妇。供

精、供卵、供胚胎应以捐赠助人为目的，禁止买卖。但是，可以给予捐赠者必要的误工、交通和医疗补助。对实施体外受精后剩余的胚胎，由胚胎所有者决定如何处理，但禁止买卖。

3. 实施体外受精技术的伦理规范。

体外受精可解决妇女因输卵管堵塞而引起的不育问题。医生需要向接受体外受精者阐明以下伦理问题：

①体外受精的成功率目前仍较低，在一定程度上其成功率取决于转移到子宫内的胚胎的数量。

②体外受精可能导致多胎妊娠。

③对未使用的胚胎，保留还是舍弃应经协商后由母亲决定。

④预先告知体外受精技术的费用。

⑤接受体外受精者也必须签署知情同意书。在从事体外受精过程中应格外关注母亲的身体情况和心理压力，尤其是对经历过失败的妇女。

⑥体外受精不是为了男人的传宗接代而使妇女遭受身心的痛苦。体外受精出生的孩子会给家庭和婚姻带来幸福。

第三节　死亡伦理

什么是死亡？死亡的本质是什么？人体生物学认为，死亡是人体的器官、组织、细胞等整体衰亡，是人的生命的终结。死亡不可逆转，不可能"死而复生"。显然，生物学的死亡观是"纯"科学的，它把人体、人的生命视为客体，仅从躯体的生存与消亡着眼，完全摒除了人的社会属性和人的丰富精神世界的一面。

众所周知，人类除自然死亡与意外死亡以外，大多数人是病理性的死亡，即身患疾病最后不治而亡。许多人是在临床上被诊断为死亡的，医务人员在作死亡判断时，通常是以心肺、循环功能的丧失为依据。近三四十年来，国外开始以脑死亡作为判断死亡的标准，或以心、肺循环终止、脑死双重标准予以衡定。

一、死亡标准及其伦理之争

　　传统的医学死亡标准是心肺和循环功能的丧失，即呼吸、心跳、血液循环的完全停止。自古以来，人们在生活实践中都是沿袭这一死亡标准。然而，这个传统标准受到了当代医学科学的挑战：一方面，在临床实践中，不时会出现因心跳、呼吸停止数小时的"死者"，经抢救而复苏的例子；另一方面，现代医学技术的发展，又使一些濒临死亡者，因人工心肺机的使用而健在。然而，按照传统死亡标准，那些已经脑死或者处于不可逆昏迷状态的病人，就是因为心肺复苏、体外循环等医疗装置的运用，被延续着毫无质量的"生命"。在这种情形下，促使人们不得不去思考和探讨新的死亡标准。

　　1968年，美国哈佛大学医学院特设委员会提出了"脑死亡"的概念，并制定了4条相应的诊断标准：①对外部刺激和身体的内部需求毫无知觉和完全没有反应；②自主运动和自主呼吸消失；③反射，主要是诱导反射消失；④脑电波平直或等电位。同时规定，凡符合以上4条标准，并在24小时内反复检查多次结果一致者，就可宣告死亡。但有两个例外：体温过低（＜32.2℃）或刚服用过巴比妥类药物等中枢神经系统抑制剂。此后，世界医学科学组织委员会、加拿大、日本等都相继出台了"脑死亡"的标准。

　　脑死亡标准的提出反映了医学科学的发展和对生命本身认识的深入。它不仅意味着人们对死亡的认识与把握更加科学，而且还突破了纯生物医学的界定，接近于对死亡的本质理解。脑死亡标准隐含这样一个命题：人的生命的本质是意识，意识既是人脑对客观世界的反映，又包含自觉区别自身与他人、自身与周围环境的自我意识状态。健全的人脑承担着这些功能，从而使个体生命作为自然人和社会人的存在得以完整的统一。在此意义上，死亡就是人的生命本质特征——意识不可逆的丧失。一个人如果脑功能已完全丧失，就意味着他的意识也随之丧失殆尽，即使他暂时还可能存在心跳与呼吸，或依靠医疗装置维持着心跳与呼吸，也只不过是无质量的"生命"。如果要勉强维持这样的"生命"，不仅会给家属带来沉重的经济与精神上的负担，而且还极大地浪费了社会的卫生资源。显然，伴随现代医学发展而产生的脑死亡标准，是人类文明的进步。

　　脑死亡概念及其标准的提出是科学的进步和时代的产物，它要取代数千年传统的死亡标准而为人们广泛接受，还需要假以时日；而且，它的实施需要依靠先进的仪器设备、丰富的医学知识和临床实践经验，在死亡鉴定上具有相当的难度，因而在短时间内也不易推广实行。1983 年，美国的医学会、律师协会、生物医学与行为研究伦理委员会等组织向美国各个州提出建议：可以采取循环和呼吸功能不可逆停止的医学标准，也可以采用整个大脑，包括脑干一切功能不可逆丧失的医学标准。这就是说，在死亡的临床诊断上，允许实行"心死"和"脑死"的双重标准。

我国自 20 世纪 80 年代初，也开始探讨脑死亡的概念与标准问题。由于我国的医疗水平与国外发达国家相比还有一定的差距，国内各地的医疗水平、医疗设施与条件也参差不齐，尽管有越来越多的人了解、认识脑死亡的概念及其进步意义，但至今尚未把脑死亡作为新的死亡标准。1998 年 5 月在武汉召开了全国脑死亡标准专家研讨会，初步制订了《脑死亡临床诊断标准条例（讨论稿)》，随后，由国家卫生部脑死亡法起草小组制订的《中国脑死亡诊断标准（成人)》也已三易其稿。这个脑死亡诊断标准（草案）指出：脑死亡是包括脑干在内的全脑功能丧失的不可逆转的状态。先决条件：昏迷原因明确，排除各种原因的可逆性昏迷。临床诊断：深昏迷，脑干反射全部消失，无自主呼吸（靠呼吸机维持，呼吸暂停试验阳性）。以上必须全部具备。确认试验：脑电图平直，经颅脑多普勒超声呈脑死亡图形。体感诱发电位 P14 以上波形消失。此三项中必须有一项阳性。脑死亡观察时间：首次确诊后，观察 12 小时无变化，方可确认为脑死亡。有关专家一再强调，脑死亡是永久的，不可逆的。

我国专家认为，倡导脑死亡标准，为脑死亡立法，其意义主要有如下几点：

首先，实施脑死亡标准可以放弃无效的抢救，让患者死得有尊严。

其次，可以适时地终止无效的医疗救治，减少无意义的医疗资源消耗。

最后，有助于推进器官移植医学的发展，使成千上万器官终末期病人能获得再生的机会。目前，我国心、肝、肾等器官移植在临床上已达到相当高的水平，但器官供体质量不如国外，器官来源的正常程序会有某种干扰，如果实施脑死亡标准，就能使广大患者受益。

但是，在实施脑死亡标准上，也存在不同的意见，这些意见主要不是反对脑死亡标准，而是认为在提出脑死亡标准的原因或意义时，必须符合伦理原则。在上述三个意义的说法中，对前两点，一旦人们接受科学的脑死亡概念，应该是没有什么问题，但对第三点的说法必须十分谨慎，因为这很容易使人误解为脑死亡立法就是为了便于获得质量好的移植器官。正因为这样，就非常有必要加强对公众进行有关科学的死亡观念、脑死亡概念的宣传。有的专家还指出，考虑到眼下公众传统的心跳、呼吸停止的死亡观念，以及相应的心理感受，目前不宜过多的谈及器官移植与脑死亡标准的联系。要以立法的形式来保障公众的自主、自愿的原则，即通过法律来赋予患者本人或家属同意还是拒绝捐献器官供移植的权利，法律并不规定脑死亡者自动成为器官移植的"供体"。同时，还应在一定的时期实行"心死"与"脑死"的双重医学标准，并由患者在生前自愿做出选择。

二、临床关怀

1. 含义

指对临终病人及其家属提供医疗、护理、心理和社会等方面的全面照顾，使临终病人的生命质量得到提高的一种特殊服务。

临终时期是病人精神上、身体上最痛苦的时期，为了使临终病人度过生命的最后时刻，国外学者提出了"临终关怀"这个概念，旨在为临终病人提供一个安息场所。

2. 临终关怀的主要特点

临终关怀以病人为中心，针对住院病人各自的特点，以控制症状、姑息对症和支持疗法为主，采取生活护理、临终护理和心理、精神上的安慰。临终关怀的目的不以延长临终者的时间为重，而是在生理、心理、社会等方面对临终病人进行综合的全方位的"关怀"，使临终病人的生命得到尊重，症状得到控制，生命质量得到提高，使临终病人临终时能够无痛苦、安宁、舒适、坦然、满怀尊严地告别亲友，走完人生的最后旅程。

由此可见，临终关怀对临终病人实行的是一种人道主义服务，其目的不是要盲目地投入大量的医药去挽救回天无望的病人，而是让临终病人了解死亡，进而接受死亡的事实，同时也给予家属以精神支持。

3. 临终关怀的伦理意义

首先，临终关怀显示了人道主义精神。人道主义精神在生命问题上的体现，不仅表现在解除病人肉体上的病痛，而且还体现在注重病人精神上的危机以及临终阶段的关怀上。

其次，临终关怀顺应社会发展的需要。临终关怀是现代社会最具人性化的一种处置死亡的最佳方式，它不仅顺应了医学模式转变的发展趋势，而且还适应了人口老龄化的趋向。临终关怀的发展，同样也符合我国国情。我国现代生活模式的重要特点将是上有四老，中有双亲和下有一小，即"四二一"的家庭模式越来越多，临终病人单靠家庭照顾困难很多，无论在人手上，精力上和经济上都难以承受。而临终关怀服务则能妥善地为其解决就医难，照顾难，救治措施选择难等一系列问题。因此临终关怀完全符合社会发展需要，也是我国医疗卫生事业在新的历史条件下"尊老敬老"优良传统的体现。

最后，临终关怀是一种更易被人们接受的临终处置方法。和安乐死相比，两者的对象都是临终病人，但在处置上有所不同。临终关怀是贯彻生命末端全程的全方位的服务，它偏重活的尊严，既延长临终病人生命的量，也提高生命的质，同时兼顾其家属的照顾，又和病人家属联手共同给病人以全面的照顾。始终维护着病人临终期的生命价值与尊严。因此临终关怀在现实中可以被绝大多数人所接受，也更容易得到伦理与法律的认可。

4. 临终关怀对医务人员的道德要求

当临终病人在濒死时，不但要求医务人员做好药物上的治疗，更需要做好心理上的护理。这给医护人员提出了更高的道德要求：为病人创造舒适的治疗环境，保持房间清洁美观；努力控制疼痛，尽量减轻病人躯体上的痛苦；重视心理抚慰，尽量解除病人精神上的痛苦。

三、安乐死

1. 含义

安乐死源于希腊文，本意是指无痛苦、幸福、快乐地死亡。这类似于中国人的寿终正寝、无疾而终的"优死"之意。

现代意义的安乐死被定义为："对患有不治之症的病人，在危重濒死的状态下，由于精神和躯体处于极度痛苦之中，在病人和家属的强烈要求下，经过医生和有关部门的认可，用人为的方法使病人在无痛苦状态下度过死亡阶段而终结生命的全过程"。

2. 安乐死的历史发展及立法

在安乐死问题上，真正有组织地进行倡导并展开活动起始于20世纪30年代，英国率先成立了自愿安乐死协会，英国的上议院也曾为安乐死提出建议，最终被否决，但倡导安乐死的观念很快感染了欧洲各国。随后美国于1938年，澳大利亚和南非于1944的也相继成立了类似的协会。到目前为止，丹麦、瑞士、瑞典、比利时、意大利、法国、西班牙和荷兰等国家都成立了安乐死协会。荷兰还于 2001 年正式颁布了《安乐死法》，成为世界上第一部安乐死法。

我国对安乐死的研究始于 20 世纪 70 年代末。1982 年邱仁宗教授在一次会议上正式提出应该研究安乐死的问题，随后报纸杂志相继发表了一些探讨关于安乐死的文章，而且邱教授于 1987 年出版了专著《生命伦理学》一书，对安乐死的概念、对象及方法进行了详细的介绍，引起了学术界的广泛重视。1988 年，在上海召开了关于安乐死的社会、伦理和法律学术研讨会，就安乐死问题展开了的讨论，中央电视台对其进行了报道，从而将安乐死的研究推向一个新的高潮。

3. 安乐死的伦理争议

1986 年，陕西汉中发生了安乐死的诉讼案，历时 5 年才告判决，此案从案发到一审判决，可谓一石激起千层浪，社会各界反响强烈，议论纷纷，审理此案的意义已远远超出案件本身。我国医学界、法学界、哲学界、伦理学界及其社会各界以此为契机，掀起了关于安乐死问题的大讨论。

赞成安乐死实施的人从病人自主原则、生命价值原则和社会公益原则出发，提出如下伦理依据：

第一，安乐死对患者而言，是人道主义的表现。实施安乐死的对象仅限于不治之症、濒死的病人。这种病人受不治之症的折磨，无论精神上还是躯体上都处于极端痛苦之中，任何的治疗措施除能维持和延续其生命外，丝毫不能解除其痛苦，实际上延长其生命就等于是延长他的痛苦。对这种病人来说，安乐死既是他的强烈要求，符合他的自身利益，也是人道主义的表现。

第二，安乐死对家属而言，可以解除他们的心理和经济负担。为了病人无法挽救的生命，亲属出于亲情，承担着精神和经济上的双重负担，所以，合法地实施安乐死，可以使亲属减轻因患者无望的病痛引起的心理痛苦和经济负担。

第三，安乐死对于社会而言，符合社会公益原则。如果运用现代医疗技术让毫无生命价值的植物人长期活下去，把有限的卫生资源用在无可挽救的、濒死的绝症病人身上，实际上违背了社会公益的原则，损害了国家、社会和他人的利益。

反对安乐死实施的人，从传统的生命神圣论、病人利益原则和义务论出发，提出如下伦理依据：

第一，违背医学人道主义精神。生命是神圣的，受法律的保护，只要病人一息尚存，就应尽力救治，否则就是不人道。

第二，践踏了人权。人的生命是任何人都无权任意处置的，人死不能复生，实施安乐死就等于剥夺了病人的生命权。

第三，阻碍医学科学的发展。从医学角度讲，没有永远都治不了的疾病。今天的不治之症，可能成为明天的可治之症，实施安乐死削弱了医学对不治之症的攻克，有碍于医学的进一步发展。

第四，不符合法律要求。只有法律部门才有结束人生命的权利，其他任何部门和个人都没有这个权利。

总之，安乐死事关人的生命，而人的生命只有一次，生命失去了就再也无法挽回，涉及如此生死大事必须慎之又慎。

第四节　器官移植伦理

一、器官移植的伦理问题

器官移植是指将健康的器官移植到另一个人体内的手术，以取代受者体内已损伤的、病态的或者是丧失功能的相应器官。广义的器官移植不仅包括肾、心、肝、胰、肺等实质脏器的移植及其联合移植，还包括了骨髓、角膜、胰腺等组织和细胞的移植。

（一）器官移植发展状况

器官移植的设想古已有之。古希腊诗人荷马在《伊利亚特》中就描述过狮头羊身蛇尾的嵌合体，后来这种嵌合体成为古希腊建筑物的装饰。我国古代也有医生给两个人做心脏交换手术的神话故事，直到 20 世纪，随着医学科学的发展，才使神话变成现实。

器官移植从 20 世纪 50 年代初期开始，至今已经成为临床上挽救重危病人生命的有效手术。进入 80 年代，器官移植开始了新的飞跃。在肾移植方面，从 1954 年，美国医生墨莱第一次在同卵双生子之间进行了肾移植手术并获得成功之后，全世界在肾移植方面以每年 4 万多例的速度增长，成活率达 86.6%，最长的存活期已达 29 年以上。在肝移植方面，从 1963 年美国做了第一例常位肝移植手术至今，肝移植手术总数已达 3 万多例，5 年生存率达 70%，生存最长的已超过 22 年。

我国器官移植起步较晚，但从 20 世纪 80 年代以来发展较快，先后开展了心、肝、肺、肾、角膜等多种器官移植手术，其水平已经居世界先进行列。中国的第一例心脏移植由上海瑞金医院在 1978 年实施，但患者术后只活了 109 天，死于排异反应引起的肺部感染。14 年后，也就是 1992 年，才有 3 个单位同时获得心脏移植手术成功。按照手术时间顺序分别是北京安贞医院、哈尔滨医科大学附属第二医院和牡丹江心血管病医院。北京安贞医院和牡丹江心血管医院的两例手术患者存活时间分别为 8 个月和 1 年。1992 年 4 月 26 日，当时的哈尔滨医科大学附属第二医院心外科主任夏求明教授主刀，为杨玉民成功实施了同种异体原位心脏移植手术，供体心脏来自一名 23 岁的脑死亡患者。手术进行了 4 个小时，全院动用上百名医护人员，仅手术缝合就达 1000 余针。术后杨玉民出现过两次急性排异反应，但是都被准备充分的医生们成功化解。2008 年 4 月 26 日，这位普通农民迎来了自己 16 岁的"生日"，缔造了一项生命奇迹——中国乃至亚洲心脏移植最长的存活纪录。为他主刀的夏求明教授获得了中国医生协会颁发的"金刀奖"终身成就奖。

（二）器官移植是否合乎伦理

器官移植中有一个不可缺少的环节是从一个人身上取得能够成活的器官移植给另一个人，这一行为究竟是否符合伦理道德，一直存在着争论。第一个探讨器官移植伦理学问题的人是美国的学者肯宁汉（B. T. Cunning Han），他在 1944 年所著的《器官移植的道德》一书中，针对当时的对器官移植的种种怀疑甚至责难，对器官移植的伦理合理性作了肯定的论述，推动了人类对器官移植的伦理学研究和探讨。有人认为一个人为他人的生命献出了自己的某个器官在道德上应该是更加完美的人，是一种利他的、善的行为。但是，由于传统思想观念的影响，文化背景的不同，尤其是在具体施行器官移植中遇到的一系列与社会、经济、文化、法律、心理密切相关的难题，围绕器官移植出现了种种伦理道德困惑。例如，现有受体的存活率和存活期以及生存质量能否体现道德上的完满性，高昂的医疗费用是否与卫生资源的公正、公平分配相悖。受体、供体的选择怎样才能真正体现人道主义公平原则，如何及时有效地从供体身上获取器官又不至于变相杀人，等等。这些问题都涉及人们对伦理道德领域的思考和疑虑，有些问题，似乎变得越来越复杂化。

（三）器官移植的价值问题

价值问题的实质是代价与收益的比较。有人对器官移植的价值持怀疑的态度。首先是沉重的经济负担。在整个移植手术中，检查、诊断、手术及护理的每一个环节都需要大量的新型药物、技术和器械，现代高科技为器官移植手术提供了最佳条件，但也使其成本变得很高。在中国，做一例肾移植手术平均花费在 10 万元人民币。在美国，医疗中所使用的高技术更要收取十分高昂的费用，一般心脏移植手术费用达 15 万美元，相当于 11 900 人次保健门诊所需要的费用。同时，高新技术开发研究成功，往往是国家投以巨额的科研经费才得以实现的，如果计较成本的话，那就根本不可能研究出来，人体器官移植需要高昂的费用，低收入家庭根本无法承受。在国外，得益者往往是中上阶层的人，以及享有卫生医疗保险的人。人们不禁要问：花的是国家的科学研究经费，成果却只是被少数人（有钱人）享用，这样公平吗？在有限的卫生资源条件下，会影响其他更有效、更需要的项目。其次，器官移植的成活率也是一个值得思考的问题。就大器官而言，除肾移植外，其余的移植成活率都很低，且存活期较短。最后，长期的免疫抑制剂的运用使人的免疫功能低下，易使患者感染疾病，甚至产生精神问题、心理问题和人格问题。

二、供体采集的伦理问题

器官移植目前最大的难题之一是供体严重不足。器官供不应求是已经开展器官移植各国的一个普遍现象。美国每年做肾移植 3 500～4 000 人次，而要求接受肾移植的逾万人。我国有 2 000 万盲人渴望重见光明，但每年只有 400 人有幸能做角膜移植，比例是 5000∶1。显然，可供移植的器官短缺，已经成为器官移植中一个伦理争论的焦点问题。目前，器官移植的供体，其来源是活体供体、尸体供体、胎儿供体、异种器官供体、克隆器官供体、人工器官供体、干细胞移植供体，都涉及诸多伦理问题。

（一）活体供体

在器官移植中献出移植物（器官、组织或细胞）的个体称作供体或供者。活体供者，包括有血缘关系的活体亲属、非血缘关系的配偶和自愿者器官市场。活体供者的一个最基本的伦理学原则是不能危及供者的生命，对其未来生活不致造成大的影响。例如，心脏是人独一无二的器官，若来源于活体等于是杀一人而救另一人，这显然是伦理学、法学不能接受的。所以只能是健康器官或者是代偿能力较强的部分器官，才能来源于活体，如肾、睾丸、皮肤、骨髓、肠或肝脏等。

活体供体包括亲属活体供者，指有直接血缘关系的亲属间的供者；非亲属活体供者，指没有血缘关系的活体供者。到目前为止，世界上的国家或地区，法律上都是反对器官买卖的。器官商业买卖受到绝大多数伦理学家的坚决反对，许多国家已制定了专门相关法律禁止商品化器官买卖。

活体器官移植中的社会与伦理问题。世界各国达成了伦理原则性的共识：

（1）同意捐献器官的人应该是能胜任的、自愿（捐献）的、没有受到强迫的、医学及社会心理学状态适宜的人；

（2）捐献者应该完全了解作为活体器官提供者的风险、利益，以及接受器官捐献的人所面临的风险、利益和可行的治疗；

（3）供者捐献的器官不能用于临床上已没有希望的患者；

（4）供者、受者的利益必须超过活体器官捐献和移植的风险，即要符合"冒险—获益原则"。

（二）尸体供体

从目前世界范围来看，尸体器官是构成器官移植的主要来源。随着人们文化观念的更新，越来越多的人表示愿意死后捐献器官。以尸体做供者的器官移植称尸体器官移植，包括无心跳的尸体供者和有心跳的脑死亡供者两种。以无心跳的尸体供者的器官做移植时，供者被切取器官时心跳、循环已停止，但心跳停止的时间不能过长，因移植类别不同而异。如：肾一般不超过30分钟，而肝在8分钟内。以脑死亡供者的器官做移植时，因供者的循环、心跳、呼吸仍可用人工辅助方式维持，切取移植物时在接近正常呼吸循环功能的情况下进行，缺血时间短，移植较易于成功。

尸体器官的获取，主要可以分为四种类型。

（1）自愿捐献。自愿捐献是指器官的捐献完全以捐献人的意思表示为根据，捐献人明确表示愿意捐献器官供移植时，可以提取器官供移植；捐献人生前明确表示死后愿捐献器官的，当其死亡之际，医师可以摘取其器官供移植。因此，自愿和知情同意是器官移植的基本伦理原则。

（2）推定同意。指法律规定公民在生前未做出不愿意捐出器官的表示，可被认为是自愿的器官捐献者，也称"法定捐献"。推定同意原则是针对人口中大多数既未表示同意，又未表示反对捐献器官的人而提出的。那么谁有权推定同意呢？有两种情况：一是医师推定同意，这实际是指由政府授权医务人员，只要死者生前未表示反对，医师就可推定其同意摘取其器官，不考虑亲属的意愿；二是亲属推定同意，即医生与死者亲属交涉，在明确家属无反对意见、同意捐献时才可进行摘取器官以供移植。

（3）有偿捐献。西方有的国家尝试通过一些财政手段鼓励器官捐献，如给死者家属减免部分治疗及住院费用，还可以给捐献者家庭一些非金钱的特殊利益，如减免某些地方税等。这种做法存在较多争论，主要是担心可能破坏利他主义价值观，损害人类尊严，给器官移植带来消极影响。

（4）需要决定。根据拯救患者生命的实际需要和死者的具体情况，决定是否摘取其组织和器官，按规定的法律法规程序办理审批手续，不必考虑死者及家属的意见。采取"需要决定"的国家，主要是苏联。近年来，有些国家也在向"需要决定"原则靠近。如土耳其规定，本人生前同意捐献的，可以移植。但同时又作了变通性规定："因意外事故死亡者，如果有病人急需移植器官，在未取得同意的情况下，也可以摘取之。"

以上几种尸体供者的器官移植，必然受到一个国家的社会政治、经济、文化、生命观、价值观等因素的制约。我国是社会主义国家，应根据国家人道主义原则，结合我国国情，开展尸体器官移植，并逐步完善法律法规，做到有法可依，依法办事。

（三）胎儿供体

胎儿供体指利用不能存活或属淘汰的活胎或死胎作为器官供体，也可为细胞移植提供胚胎组织或器官。胚胎器官因其独特的优点（易得到，排斥反应弱，生长力强）而为器官移植医师所青睐。但胚胎器官只能来源于晚孕胎儿，而中、晚期引产，尤其是晚孕妊娠引产在许多国家是被禁止的。因此，实际上的胎儿器官移植只能着眼于严重畸胎或缺陷儿（包括无脑儿）。尽管有人对畸胎的器官素质（质量）提出质疑。在胎儿产下尚有生命时器官容易受损，断气后靠维持心肺活动以保持器官质量也并非理想，但因为淘汰性胎儿资源丰富，且较少医学伦理的干涉及牵连，胎儿器官移植仍是器官移植较为理想的选择。

以淘汰性有生命胎儿一个或多个器官的部分或整体作为器官移植的供体，关键是对严重畸胎、缺陷儿舍弃的认定。凡认定为"完全舍弃"的畸胎或缺陷儿，如无脑儿、重度脑积水、重度内脏缺损、唐氏综合征、克汀病等用于器官移植的供体，伦理学应予支持，当然，也应有相关的法律法规作保证。

我国医学伦理学家、医学专家一般认为，胎儿供体器官移植应遵循以下伦理道德规则：

（1）作为供体的淘汰性胎儿应局限在避孕和怀孕失败后引产和流产的小于5个月胎龄的胎儿以及围产期内无脑儿等有严重先天缺陷胎儿的范围。

（2）供体胎儿必须以征得其父母一致的知情同意和医院相应委员会（包括医院伦理委员会）的审查和认可为前提。

（3）必须禁止供体胎儿过程中的商品化行为和方式。

（4）必须禁止直接以治疗需求为理由而流产的胎儿用于供体。

（5）在胎儿供体利用的程序上，必须坚持淘汰在先，然后方可考虑利用。不可因急需供体而随意淘汰胎儿。

（四）异种器官供体

异种器官供体，是以某一物种的细胞、组织、器官作为移植物，移植到另一物种体内，也称为异种移植。在医学界，期望将动物如猪、狒狒的细胞、组织或器官移植于人体达到治疗疾病的目的，是研究异种移植的出发点与愿望。

异种器官移植，面临的伦理问题主要有：

（1）违反了自然进化法则（原理）。不同物种间生物物质的混杂，实际上是与人类自然进化的规则相违背的，有人认为贬低了人类的尊严、价值。

（2）物种间的感染问题的存在。例如，把猪的器官移植给人，人们最担心的就是猪的病毒会不会传播给人。

（3）异种器官移植出现的"混合人"，会使他们在社会生活中感到不自在，有异类感，带来心理上的问题，而且会导致他们在婚姻、就业、保险等方面受到歧视的社会问题。

（4）动物的权利问题。有人认为异种器官移植是"人类中心主义"观念的产物，漠视动物的权利。以汤姆·里根为代表的动物权利主义者认为，动物享有和人一样的权利，反对任何形式的在人和动物间权衡利益的选择。因此没有必要讨论"牺牲"动物去挽救一个人是否有伦理道德上的合理性。动物保护是应该遵守的道德。黑猩猩、狒狒等灵长类动物属于珍稀动物，受到越来越多文明国家的法律保护。从环境保护、动物保护的角度来看，异种器官移植也不是器官移植的未来方向。

三、受体选择的伦理

受体选择伦理学的根本问题是病人的选择及医药资源的微观分配问题。包括：谁有资格享受这种昂贵的器官移植；选择接受器官移植者的标准是什么；器官移植后病人身体恢复的程度能否与花费的代价相当；移植受体的选择是否要考虑医学心理、社会和经济因素，等等。

伦理学家们认为，一般应从医学标准、社会价值、个人及社会应付能力以及医学发展的科研需要进行综合判断。受体选择受功利主义和人道主义两种思想的制约。从功利主义的观点分析，病例的选择原则应着眼于科学发展及手术成功的远景因素，如同一器官移植给一个年轻人比移植给一个老年人，无论是从成功的相对因素、预期寿命因素，还是将来贡献潜力来讲都大得多，道德上也无可非议。若从人道主义观点分析，只能由医学观点来选择移植对象，用非医学因素挑选手术对象不符合平等原则。我们的态度应该是动机与效果的统一，承认功利、绝对平等行不通，不反对一般人道主义。

医学标准，即移植的适应症与禁忌症。医学标准是对病人能否获得成功治疗的估价，主要应考虑以下几点：①原发疾病。一般说来，身体各个器官病变引起功能衰竭后均可进行器官移植，但要考虑到原发疾病，如果是全身因素引起的该器官功能衰竭就应慎重采用移植术。②受者健康状况及并发症。除需移植有病变的器官外，其他脏器功能要求良好。③年龄一般在 15～45 岁，4 岁以下，65 岁以上应列为相对禁忌症。④免疫相容性选择。一般要求 ABO 血型相同和相配合，HLA 配型位点相配较多，交叉配合及淋巴毒试验为阴性。随着医学的发展，医学标准会随之变化。

社会标准是指在有器官移植适应症的病人中选择谁作移植，谁先作移植。由于器官来源极其紧缺，器官分配只能相对公平，因此产生了可供选择的社会标准参考项：①社会价值；②在家庭的地位及作用；③经济支付能力；④受者病情需要的紧急程度；⑤受者行为方式与疾病的关系。上述标准按何次序排列，取决于一个国家和地区通行的社会规范和价值观念，但基本的原则是先考虑医学标准，再考虑社会标准。受体的选择除遵守上述标准外，还应遵循必要的伦理原则。第一是效用。效用是代价—收益、风险—收益的比较。在进行某一例器官移植时，经权衡比较，当收益大于代价和风险时才是有意义的。其比较参照因素就是供者的"失"与患者的"得"。所以，在选择受体时，首要的是受者移植后的生存质量、生活前景、康复潜能、余年寿命；而不仅仅是他的适应症、社会地位、经济条件等。第二是公平，社会标准体现了一定的公平性，但不是全部。为了使受体选择尽可能公平，必要的参照条件是需要的。如病人的自我愿望、心理承受能力、社会支持度、经济条件、对社会的意义等。美国伦理委员会就曾制定过一个指导卫生资源公平分配的原则，大致是：回顾性原则，即照顾病人过去对社会的贡献；前瞻性原则，即考虑病人对未来社会的作用；家庭角色原则，即在家庭中的地位；科研价值原则，即有科研价值者优先于一般病人。此外，一些移植组织采用了广为人知的中性原则，即排队原则。第三是对患者的忠诚。器官的分配在实践中是个体化的，几乎不可能设计出适用一切病人或包揽一切的原则。比如当一个等候长时间的终末期肾病患者和一个外伤致肾毁伤的病人同时需要做肾移植时，究竟先选择谁？这就需要医生根据自己的判断进行选择。医生在做出此类价值判断时唯一信守的是对病人忠诚的原则，坚持从预后的效果去考虑，排除一切可能的干扰，包括来自上司的、金钱的、亲情的干扰。

第十章

前沿医学技术伦理

本章重点：
● 人体试验的伦理
● 基因研究与诊疗伦理
● 人类干细胞研究伦理
● 克隆技术研究伦理

第一节　人体试验的伦理

一、人体试验的概念

人体试验的概念有广义和狭义之分：广义的人体试验包括所有以人为研究对象的科学研究；狭义的人体试验是指以人为受试对象，以发展医学和生命科学为目的，以精心设计的实验方案为指导，有计划、有控制地进行研究的科学实践活动。其中"人"既可以是患者，也可以是健康的受试者。人体试验是医学科学研究中一个极为重要的方面，很多医学成就都是通过人体试验而取得的。

二、人体试验的类型

1. 从医学的角度，人体试验通常分为两种类型非治疗性人体试验和治疗性人体试验。非治疗性人体试验主要用于医学研究，目的在于积累医学知识，完善医学理论，探索医学规律。治疗性人体试验主要用于治疗疾病，目的在于应用医学理论知识治病救人。

2. 从实验的场所、目的及方法的角度，人体试验可分为 4 种类型：

（1）自然试验：是指在自然现象发生过程中进行的人体试验。

（2）志愿试验：是指受试者在一定的社会目的、健康目的或经济目的的支配下，自愿参加的人体试验。

（3）强迫试验：是指实验者利用一定的政治、军事或组织的强大压力，强迫受试者参加的人体试验。

（4）欺骗试验：是指利用受试者的某种需要或欲望，编造谎言，进而诱惑或欺骗受试者所进行的人体试验。

后两类试验严重违背医学科研伦理，是禁止进行的人体试验。

三、人体试验的价值

1. 人体试验是医学存在和发展的必要条件医学的发展始终没能离开过人体试验。

第一，人体试验伴随医学而产生。第二，近现代医学的快速发展是建立在近现代以人体为试验对象的大量物理、化学、生物学技术在医学领域的应用基础之上的。

2. 人体试验是医学科研成果转化为临床医学实践的重要环节在医学研究中，人体试验是医学新技术、新药物在基础理论研究和动物实验之后，常规临床应用之前的中间研究环节。

四、人体试验的伦理原则

1. 有利于医学和社会的发展

人体实验必须是以研究人的生理机制、探求疾病的病因病理、发展及其演变规律，改进和提高疾病的防治措施与方法，以促进医学发展和增进人类健康为目的。随着人类疾病谱和死亡谱的变化，新的高危害性、高传染性疾病随时都有可能发生，这些因素直接影响着人民群众的生命健康，也影响着社会的安定和国民经济的发展。凡是为了上述目的和社会利益而进行的人体实验都是合乎道德的；任何违背这一目的和社会利益的人体实验，都应该受到谴责，都是不道德的。

2. 受试者知情同意

自从《纽伦堡法典》规定人体实验"受试者必须知情同意"之后，便被认为是人体实验的基本伦理原则。所谓的"知情同意"，是指人体实验应在受试者完全知情同意，没有任何压力和欺骗的情况下，自愿自觉地进行。知情同意是对病人和其他研究对象权利的尊重。一切人体实验都应在实验前将实验目的、方法、预期效果、可能出现的后果及危险、实验者将采取的保护措施、资金来源等内容提供给受试者，在取得受试者自愿同意后的前提下，还要签署知情同意书，方可进行实验。

3. 维护受试者的利益

人体实验必须以维护病人和受试者的健康为出发点，病人和受试者的利益始终放在优先考虑的地位，不能以科学和社会利益为名，更不能以实验者个人的名利为目的，而牺牲受试者的利益。人体实验必须以动物实验为前提，经过动物实验并获得充分科学依据，确定某种新药物、新技术无毒无害后，才能在人体上进行。人体实验前必须制订严密科学的实验计划，实验必须在具有较高科学水平的医学专家和经验丰富的医生参与或直接指导下进行。避免不必要的冒险，实验中一旦出现严重意外，危害或侵犯了受试者的利益，无论实验进行到何种程度，都要立即终止实验。

4. 严谨的科学态度

人体实验是科学实验，实验设计、过程、评价等必须符合普遍认可的科学原则。要以严谨的治学态度进行实验。实验设计要遵循统计学的随机、对照、重复三原则进行，实验设计方案必须经过严密的科学论证；严格按照设计方案进行实验，实验过程中，要密切观察，真实、准确地记录各项指标；客观、精确地对实验进行评价，科研资料也要妥善保存。不可为了一己私利伪造数据，弄虚作假，书写不真实的结果。虚假是对科学、病人和社会利益的最大不负责任，是一种极不道德的行为，应该受到社会的谴责，甚至法律的制裁。

第二节　基因研究与诊疗伦理

基因医学技术是20世纪以来科学领域令人瞩目的成就之一。科学家首次在分子水平上揭示了遗传的本质：基因是遗传的基本单位，是 DNA 螺旋链上的功能片断，它指示细胞去完成某一特殊的使命。随着遗传物质 DNA 的发现和分子生物学技术的进步，促进了基因工程、人类胚胎干细胞、克隆技术的产生和发展。新的研究成果层出不穷，生命科学攀向新的高峰。它们既具有巨大的潜在价值，同时，又迫使人类必须面临许多新的伦理问题。

一、基因研究及概况

（一）人类基因组研究概况

20 世纪 50 年代科学家首次揭示了基因（Gene）是遗传的基本单位，它不仅决定着生物的性状、生长和发育，更重要的是与许多疾病有关。1985 年美国科学家率先提出人类基因组计划（HGP），并于 1990 年在美国正式启动，英国、日本、法国、德国科学家相继加盟，中国于 1999 年获准加入该计划，经过许多科学家 10 年的努力，终于在 2000 年 6 月 26 日国际人类基因组计划公益协作组公布：人类生命的蓝图——基因组序列"工作框架图"绘制完成。2002 年 10 月，人类基因组研究领域又启动了"国际人类基因组单体型图计划"，此计划由美国、加拿大、英国、中国、尼日利亚和日本科学家共同承担，预计 3 年完成。随着人类基因组排序的进行，基因的结构、功能和在细胞内表达的研究也逐步开展起来，基因的应用将愈来愈广泛，并将导致 21 世纪的医学革命，使医学真正成为"治本"的医学。

（二）基因研究与诊治中的伦理学问题

1. 基因歧视

基因诊断可以识别正常基因，检测缺陷基因，特别是在人类基因组计划完成之后，根据个人基因谱，在人们一出生时就可预测将来的疾病倾向，发育状况和智力水平，若某人的缺陷基因或疾病基因被泄露出去，那么这个人的升学、就业、结婚等方面会受到社会的歧视，而另一些人因拥有某些"优势"基因而傲视人群。通过产前基因诊断，发现胎儿有遗传疾病或将来可能发病的基因，那么是应该保留还是舍弃呢？

2. 基因安全

（1）基因治疗是否安全：是首先应予以关注的问题，不安全因素主要来源于技术方面。基因治疗或在临床研究过程中，被处理过的病毒与未经确定的病毒发生重组而具有感染力，如果逃脱或从实验室泄露出去，而感染公众或在其他动物中蔓延，有可能会威胁人类社会。且基因治疗尚处于试验阶段，还未进入大规模的临床试验，因此，基因治疗必须慎重。

（2）人类基因库蜕变：基因治疗是在人体正常细胞内附加正常基因，而有缺陷的基因仍在人的细胞中，并可以传给后代，长此下去人类基因库在有缺陷的基因数目增加，是否会造成人类基因退化？生殖细胞的基因治疗，可以从根本上消除疾病的垂直传播或遗传，可能会改变人类的多样性，但也可能导致非人类的性状特征出现，或可能使后代成为某些疾病的易感者等，那将是人类极大的悲哀。

3. 基因掠夺

在基因技术领域，由于发达国家研究早、资金足、、效率高，技术先进等特点，研究工作也取得了丰硕的成果，而发展中国家刚开始基因方面的研究，且人口多、民族多、病种多、基因资源集中。为此，发达国家的基因勘探者来到发展中国家，开始了新一轮的"殖民掠夺"，即所谓的"生物殖民主义"，寻找稀有和不寻常的基因或遗传性状，以作研究和开发具有商业价值的新产品之用。

4. 基因专利之争

上面提到的生物殖民主义扩张的结果，就是发达国家利用发展中国家的基因资源，通过申请专利、技术转让或开发新产品等商业化途径，获得了巨大的商业利润，发展中国家不但不能分享这一财富，相反的，当其要利用此类基因产品时还要付出巨额费用。因此，国际社会已开始广泛关注有关基因资源的管理与保护问题。

二、基因诊疗的伦理原则

（一）尊重病人的原则

通过基因诊断发现有基因缺陷的病人，研究者或医务人员应该像对待健康人或其他病人一样，尊重其人格和权利，不能歧视病人，更不能在某种利益或压力的驱动下损害病人的利益，侵犯病人的人格。

（二）知情同意的原则

基因研究、诊疗是一项全新的科学技术，还处于试验、探索阶段。临床试验或诊疗前，应告知受试者、患者或其家属，所做研究的性质、目的、风险、效益等相关信息，使其认识到即将进行的诊疗方案对本人或科学有何益处，然后做出是否接受基因诊断、治疗的决定。

（三）保密的原则

基因信息属个人隐私，个人有对自己的基因信息保密的权利。只要是与公共利益无关的基因信息，当事人都有权隐瞒。如发现基因缺陷，应早期预防和诊治以获得最大限度的康复。对接受基因诊断、治疗的患者保守秘密，是医务人员的道德义务。

（四）有益与无伤的原则

人类基因组计划是一场生命技术的革命，是一项有益于探求人类疾病的奥秘、增进人类健康的研究。研究者应将其利弊告知受试者，使其能够自愿地提供基因信息。基因研究者，在基因技术获得专利后，不应独享其研究成果，而置基因提供者的权利于不顾，应给予基因提供者以一定的经济补偿。

第三节　人类干细胞研究伦理

一、人类干细胞的概念及分类

干细胞是机体在生长发育中起"主干"作用的原始细胞，它具有自我复制更新、无限增殖扩容及多向分化的潜能，是国际生命科学领域众所关注的热点。

干细胞的分类有按其功能分类及来源分类二种。按其功能分类可以有：第一，全能干细胞又称胚胎干细胞，能分化成人体各种细胞类型、发育成器官或完整的个体；第二，多能干细胞，能分化为各细胞组织的潜能，但失去发育成个体的能力；第三，专能干细胞，只具有向一种类型细胞或相关类型分化的能力。

干细胞按其来源分类，可以有：第一，胚胎干细胞是胚胎发育早期的细胞，它的最大特点就是具有发育的全能性和通用性；第二，组织干细胞或称成体干细胞，是指除胚胎干细胞之外的机体组织多能和专能干细胞，如：造血干细胞、神经干细胞、心肌干细胞等。从流产胎儿尸体的原始生殖组织中能分离出胚胎生殖细胞，由于它尚处于原始未分化阶段，是一种多能干细胞。

二、人类胚胎干细胞伦理争论

由于干细胞有多向分化与无限增殖的特点，可以诱导分化为心肌、神经、胰腺、软骨等组织细胞，被认为在医学应用方面具有巨大的价值和广阔的发展前景。来自成人组织中的干细胞可塑性有限，而来自早期胚胎的于细胞才具有多能性和全部潜能，成为科学界研究的热点。

在胚胎中取得干细胞必然要通过胚胎实验并损及胚胎，由此引发了一场激烈的伦理争论，争论在于对胚胎地位的认识以及胚胎实验的合理性持对立的观点。

反对人类胚胎实验的观点：胚胎就是人，具有完全的道德地位，胚胎实验不论出于何种目的都是亵渎神圣的，损毁胚胎就是谋杀。

支持人类胚胎实验的观点：前胚胎期还是内细胞群，世界各国凡支持胚胎作干细胞实验者，都同意英国华诺克委员会的建议，即所有胚胎之实验不能超过卵子受精后 14 天。因为 14 天后人的系统发育开始，这时的胚胎逐步发育了神经系统、心血管系统等，才属真正意义的胚胎。前胚胎是不具人格意义的"人"，治病救人是最高道德准则，只要在严格管理条件下进行前胚胎实验，探索治疗人类疾病的新途径，在伦理上应是可以辩护的。

三、人类胚胎干细胞研究的伦理规范

（一）谨慎对待胚胎实验

人类胚胎干细胞研究会涉及损毁胚胎，必须十分谨慎对待。要严格准入制度，坚持采用辅助生殖多余和自愿捐献胚胎作研究，实验胚胎不超过发育期的 14 天，并不再植入子宫，反对人的配子与动物配子混合，除进行基础性研究之外，一般应严格限制人的体细胞与动物配子结合。

（二）禁止胚胎干细胞研究用于克隆人

人类胚胎干细胞研究中会涉及体细胞核转技术，运用人的体细胞核与去核卵细胞结合，形成研究用实验胚胎，从中取得胚胎干细胞用于基础研究，这一技术路线与克隆人早期是一致的，因此应特别注意伦理评审和监督，严格禁止用于复制人的个体为目的的任何实验。

（三）支持为医学目的的干细胞功能研究

支持干细胞的性质与功能的研究，进一步弄清成熟体细胞核如何发育成不同的特异性组织类型，积极开展治疗性克隆的研究。目前，人类皮肤细胞培养干细胞已获成功，如能将其改良成多能性，切实排除致癌风险，则可绕开伦理争论，对人类健康事业有利。

（四）遵循应用辅助生殖多余的捐献胚胎进行胚胎干细胞研究的伦理规定

1. 只允许使用自愿捐献辅助生殖多余的胚胎，研究者应向捐献者说明该胚胎将在研究过程中被损毁。

2. 胚胎在体外的发育不能超过 14 天。

3. 不允许将捐献胚胎实验后重新植入妇女子宫。

4. 不允许将人类配子与动物配子相结合。

5. 胚胎捐献的操作者与胚胎干细胞研究者应严格分开。

（五）遵循应用流产胎儿尸体采集多能干细胞的伦理要求

为了医学研究的需要，可以从自愿捐献的流产胎儿尸体中采集多能干细胞，这样做可以比照自愿器官捐献，是符合伦理准则的，但在操作中应坚持自愿、拒绝商业行为，而且一定要妇女决定结束妊娠在先，自愿捐献流产胎儿尸体在后，反之则违反了伦理准则。

（六）遵循应用体细胞核移植术创造胚胎进行胚胎干细胞研究的伦理要求

1. 卵母细胞必须是辅助生殖多余的，并由不孕夫妇自愿提供。

2. 用体细胞核移植所创造的胚胎，只能在体外培养并不能超过 14 天。

3. 严格禁止将体细胞核移植术所形成的胚胎植入妇女子宫或其他任何物种的子宫。

4. 人的体细胞与动物配子结合的嵌合体胚胎只能用于干细胞的基础研究。

（七）要贯彻知情同意和非商业化原则

在胚胎干细胞研究征集受试者时，要特别注意脆弱人群行使真正的自主选择权。这些处于脆弱地位的人，包括处于缺乏自我保护能力的孕妇，和处于从属地位的医学生、护生、医院下属人员、实验室技术员等，一定要在充分知情同意基础上，做出决定参加和退出的自由，而不受任何不满、惩处和报复。

在胚胎干细胞研究中配子征集应以自愿捐献为原则，严禁商业行为，不允许有任何金钱买卖的关系。

（八）要建立和健全生命伦理委员会的审查、监控和评估机制

生命伦理委员会和专家委员会应严格审查人类胚胎干细胞研究的计划，并对研究的进程和成果进行伦理评估，务使人类胚胎干细胞研究符合国际上有关的章程、宣言或准则，符合我国的有关政策法规，有利于为人类健康服务。

第四节　克隆技术研究伦理

克隆技术是现代生物医学工程中的尖端科学技术。20 世纪中期以来克隆技术有了突飞猛进的发展。1996 年，英国"多莉"克隆绵羊的问世，使克隆技

成为生命科学领域中的新亮点，成为人们广泛关注的热门话题。同时，有关克隆技术伦理问题的争论也尤为强烈。

一、克隆技术研究概述

（一）克隆技术

克隆技术又称为无性生殖技术，就是运用现代医学技术，不通过两性结合，而进行高等动物（包括人）生殖的技术。自然界早已存在天然植物、动物和微生物的克隆，例如同卵双胞胎实际上就是一种克隆。植物的无性生殖更是司空见惯，一段植物的根、茎都有可能长成完整的植物。然而，天然的哺乳动物克隆的发生率极低，成员数目太少（一般为两个），且缺乏目的性，所以很少能够被用来为人类造福，因此，人们开始探索用人工的方法进行高等动物克隆。

1938 年，德国科学家首次提出了哺乳动物克隆的思想。从 1952 年起，科学家们首先利用青蛙开展细胞核移植克隆实验，先后获得了蝌蚪和成体蛙。1963年，我国童第周教授领导的科研组首先以金鱼等为材料，研究了鱼类胚胎细胞核移植技术，获得成功。

哺乳动物胚胎细胞核移植研究的最初成果是在 1981 年取得的，卡尔·伊尔门泽和彼得·霍佩用鼠胚胎细胞培育出发育正常的小鼠。1984 年，施特恩·维拉德森用取白羊的未成熟胚胎细胞克隆出一只活产羊，其他人后来利用牛、猪、山羊、兔和猕猴等各种动物对他采用的实验方法进行了重复实验。到 1995 年，在主要的哺乳动物中，胚胎细胞核移植都获得成功。但到 1995 年为止，成体动物已分化细胞核移植一直未能取得成功。

以上事实说明，在 1997 年 2 月英国罗斯林研究所威尔莫特博士科研组公布体细胞克隆羊"多莉"培育成功之前，胚胎细胞核移植技术已经有了很大的发展。"多莉"的重大意义在于它是世界上第一例经体细胞核移植出生的动物，是克隆技术领域研究的巨大突破。这一巨大进展意味着：在理论上证明了，同植物细胞一样，分化了的动物细胞核也具有全能性；在实践上证明了利用体细胞进行动物克隆的技术是可行的，将有无数相同的细胞可用来作为供体进行核移植，并且在与卵细胞相融合前可对这些供体细胞进行一系列复杂的遗传操作，从而为大规模复制动物优良品种和生产转基因动物提供了有效方法。

（二）克隆技术研究的意义

克隆技术作为生物工程的关键性技术，在基础生命科学、医学、农业科学研究与生产中，都具有广阔的应用前景。

1 隆技术有利于生命科学基础研究深入发展。克隆技术的新发展可以建立基因模型完全一致的动物模型，为深入研究发育生物学及人类疾病发生的机制等提供重要手段。

2. 克隆技术有利于农业生产的发展。20 世纪 70 年代后，人们利用克隆技术的发展，用基因工程育种促使农作物在品种改良、提高产量等方面有了长足进步。近年来，一批与植物多种生理过程有关的基因相继被克隆，在培育高产、抗虫、抗盐碱等农作物方面已获成功。

3. 克隆技术在医药卫生领域中的应用，在研究人类疾病发生和发展的机制方面，起了非常重要的作用。国际已确认的人类遗传疾病，包括心血管、内分泌、呼吸、消化、血液等 20 多个临床学科，通过基因克隆有力地推动了临床疾病的基因诊断治疗实践与机制的研究。例如，通过无性繁殖的方式，将有利于人类健康和治疗需要的蛋白质相应基因导入哺乳动物细胞，克隆出转基因动物，可以成为生物制药工厂，产出有治疗作用的蛋白质，如基因工程生产治疗糖尿病的胰岛素、治疗侏儒症的人生长激素及抗肿瘤的干扰素等。它比从血液或组织中提取更为安全，可避免各种肝炎病毒、艾滋病病毒等的侵袭，使其更为有效。通过基因工程还可生产生物医药材料的替代品，如人造皮肤等，极大改变现有的器官移植理论和治疗手段，给人类带来福音。

（三）克隆技术存在的问题

作为一个新兴的研究领域，克隆技术在理论和技术上都还很不成熟。

在理论上，分化的体细胞克隆对遗传物质重编的机理还不清楚；克隆动物是否会记住供体细胞的年龄，克隆动物的连续后代是否会累积突变基因，以及在克隆过程中胞质线粒体所起的遗传作用等问题还没有解决。

在实践中，克隆动物的成功率还很低，生出的部分个体表现出生理或免疫缺陷，而且动物的残废率相当高并伴有早衰现象等。威尔莫特研究组在培育"多莉"的实验中，融合了 277 枚移植核的卵细胞，仅获得了"多莉"这一只成活羔羊，成功率只有 0.36%。同时进行的胎儿成纤维细胞和胚胎细胞的克隆实验的成功率也分别只有 1.7% 和 1.1%。以克隆牛为例，日本、法国等国培育的许多克隆牛在降生后两个月内死去。到 2000 年 2 月，日本全国共有 121 头体细胞克隆牛诞生，但存活的只有 64 头。观察结果表明，部分牛犊胎盘功能不完善，其血液中含氧量及生长因子的浓度都低于正常水平；有些牛犊的胸腺、脾和淋巴腺未得到正常发育；克隆动物胎儿普遍存在比一般动物发育快的倾向，这些都可能是死亡的原因。即使是正常发育的"多莉"，也被发现有早衰迹象。

除了以上的理论和技术障碍外，克隆技术在人胚胎方面的应用引发了对伦理道德的冲击和公众对此的强烈反应。"多莉"的诞生在世界各国科学界、政界乃至宗教界都引起了强烈反响，并引发了一场由克隆人所衍生的道德问题的讨论。许多科学家对克隆技术可能产生的负面作用表示严重关注。人们不禁疑问：我们会不会跟在羊的后面被克隆？这种疑问让所有人惶惑不安。然而，反对克隆的喧嚣声没有抵过科学家的执着追求，伴随着牛、鼠、猪乃至猴这种与人类生物特征最为相近的灵长类动物陆续被克隆成功，人们已经相信，总有一天科学家会用人类的一个细胞复制出与提供细胞者一模一样的人来，克隆人已经不是科幻小说里的梦想，而是呼之欲出的现实。

二、克隆人技术研究的伦理争议

克隆技术中哺乳动物无性繁殖的成功，像一把双刃剑，使人们在看到克隆技术给人类带来福祉的同时，也为它可能被滥用给人类带来祸害而担忧，特别是能不能运用无性繁殖的手段克隆人本身，已经涉及人类社会生存和发展的根本利益，在各国伦理学界引起了激烈争论，在全球关注的支持与反对克隆人的争论中产生了两种完全对立的观点。

（一）支持克隆人技术的理由

支持克隆人技术的人包括一些科学家认为克隆人研究有利于人类的发展，其理由主要是：

1. 克隆人技术可以用于弥补不育缺陷 克隆人是有性生殖的一种补充，其创造出来的人，同样是神圣的。克隆技术对人类的危害可以通过法律来控制，如规定克隆人的法律身份等。

2. 克隆人有利于疾病治疗 可以为器官移植提供供体。

3. 克隆人技术研究可以促进科学技术的进步和发展 克隆人技术研究将使人类认识和掌握人类遗传和发育的全过程，促进人体科学、生物医学的发展。

（二）反对克隆人技术的理由

反对克隆人的呼声更高，目前国际社会已经形成禁止生殖性克隆的共识。在"多莉"羊报道后，美国政府首先发表声明，禁止政府资金用于一切与人体无性繁殖有关的研究。接着，法国、德国、日本、意大利、阿根廷、印尼等国政府和欧盟以及世界卫生组织也都表示反对克隆人的研究。我国卫生部于2001年11月30日明确表示了对研究克隆人的态度，即不赞成、不支持、不允许、不接受任何克隆人实验。各国科学家对克隆人采取了坚决抵制的态度。

反对克隆人技术的理由主要有：

1. 克隆人是对人权和人的尊严的挑战 人是具有双重属性的，是生物、心理和社会的集合体。克隆人也就是人工无性生殖的人，只在遗传性状上与原型人一致，其心理、行为、社会特征和特定人格是不能克隆和复制的。因此克隆人是不完整的人，是一个丧失自我的人。如果只是把克隆人"物化"，这就违反了人权、人类尊严的道德。联合国教科文组织、国际人类基因组织以及各国政府和科学界，均以各种方式表达了克隆人是对人类尊严的触犯这一观点。

2. 克隆人违反生物进化的自然发展规律 自有人类以来，有性生殖就被认为是自然的，克隆人技术违背了自然的本质，它把神圣的人降格为物，从而使人成为技术操纵的对象，损害了人的独特性。自然人起始于受精卵，来源于父母双方的遗传物质，具有独特的基因型，生命力极强，逐渐发展为新个体，同时具有进化意义。而克隆人是人工无性繁殖，遗传因子主要来自单一男性或女性的体细胞，是同一个人的生物复制品，谈不上基因自由组合的多样性，因此人的人工无性生殖，不存在任何进化意义。

3. 克隆人将扰乱正常的伦理定位 克隆人的提出对人类社会现有的伦理道德体系产生了以往任何科学技术所从来没有过的巨大、深刻而全面的冲击。人类社会经过漫长发展演变，形成了一夫一妻制和一夫一妻制家庭的社会基本细胞。尽管当今世界出现了多样化家庭类型，但一夫一妻和子女所组成"核心家庭"，仍然是这个世界家庭的主要形式。克隆人的出现将彻底搅乱代际关系和家庭伦理定位。因为，克隆人只是具有与单亲一样的遗传性状，意味着只要有女性存在，人的生殖繁衍就可继续，只要提供成熟卵细胞和子宫，任何人包括女性本身的体细胞核，均可生育。这样，就直接冲击了性伦理的传统关系，男性对人类的繁衍不再是必要的因素，从而瓦解了人类性爱与生育密切结合的关系，一夫一妻的婚姻家庭社会规范将会解体。

克隆人的父母子女关系就更加复杂了。通过克隆技术出生的孩子，如果进入体细胞提供者的家庭，将面临非常复杂的家庭关系，克隆儿与提供体细胞者是父（母）子（女）关系还是兄弟姐妹关系？同一个人提供的体细胞克隆出的后代之间是否为兄弟姐妹关系？克隆儿作为社会人，是否会被社会看成特殊儿童，受到社会的歧视？在法律上，如何规定他们之间的赡养和抚育义务，等等。

4. 克隆人技术的安全性在伦理上难以确认　目前，高异常率极大地阻碍着通过体细胞核移植技术克隆灵长类，单从技术层面上看，人类还根本无法解决克隆人的安全性问题。尚不成熟的克隆人技术很有可能导致大量的流产与残障婴儿，以此作为推动克隆技术发展实验的代价显然是违反人道的。

三、克隆人技术研究的伦理思考

克隆技术的发展，标志着生物技术革命的新纪元已经到来，克隆技术已经在改良农作物、培养优良家畜、发展生物制药、探索人类疾病诊治的新技术等方面发挥了作用。对于克隆操作的绝对高效安全及克隆技术中的伦理问题，仍需要谨慎思考，谨慎对待。克隆技术用于人体的研究应慎重对待。

克隆人的问题再一次说明：在技术上有可能做到的事情不一定就是伦理学上应该做的事情。虽然克隆人在技术上有可能做，但在伦理学上却不应该做，没有充分的理由可为克隆人的行为在伦理学上进行辩护。因此，"发展克隆技术而不要克隆人"的方针是正确的。可以预见，在不断完善的法律规范下，克隆技术一定会朝着造福人类的方向健康发展。

第十一章

医学伦理学的评价

第一节 医德评价的含义和作用

医德评价是医学伦理学中一个至关重要的问题。通过医德评价能帮助医疗卫生工作者明确各种医疗卫生行为的道德是非界限，对于他们选择正确的道德行为，培养高尚的道德品质，自觉树立道德责任感，加强医德修养，提高医德境界，树立社会主义良好的医德风尚，促进社会主义精神文明的建设，都具有重要意义。

一、医德评价的含义

医德评价是人们依据一定的道德标准，对医疗行为进行道德评价，也就是对自己或他人的医疗行为在履行道德规范和体现道德品质之后进行善恶的判断，表明褒贬的态度，进行道德的评价。医德评价是医德实践活动的重要形式，是医学伦理学不可或缺的重要组成部分。

医务人员的医疗行为是一种自觉的社会行为，既应合乎科学规律，又应合乎价值目的。

医务人员在医学实践活动中总是自觉或不自觉地在用一定的道德标准衡量自己或他人的医疗行为，并用这样的道德标准来规范和评价自己和他人的行为。

医德评价可分为两种类型：社会评价和自我评价。社会评价是行为当事人之外的组织或个人，通过各种形式对医务人员职业行为进行评估，表明倾向性态度，或支持、赞扬和鼓励高尚道德的行为，引导、影响良好的道德意识形式；或批评、谴责和制止不道德的医疗行为。自我评价是行为者本身对自己已发生的品行，在内心深处进行道德审判，自我"起诉"，自我"裁定"，以内疚、自责等形式反省自己的不道德行为，警戒不再发生，自觉地择善而行。

医学活动的特殊性质、目的决定了医务人员的自我评价往往比社会评价更为重要、更为深刻。

二、医德评价的作用

科学合理的医德评价活动能够形成一种精神力量，对医务人员的行为进行规范，形成道德激励和谴责的有效机制，并对医院的各项工作产生重要影响，促使其不断提高医疗服务质量，并在经济效益与社会效益两方面取得和谐和统一。

正确地进行医德评价，对于促进医务工作者医疗技术和医德水平的提高，促进社会主义医德医风建设，加速医学伦理学学科建设，完善医疗卫生体系政策和法规的制定，推动医疗卫生事业的健康发展都具有十分重要的作用。

（1）医德评价有助于提高医务人员的医德水平，对医疗行为的善恶起到裁决作用。从某种意义上来说，道德评价也就像道德法庭，评判各种医疗行为的道德与不道德的性质，而这个无形的法庭常常比有形的法庭更有震慑性，因为它触及人的灵魂。

（2）调节和规范医疗从业人员的行为。通过医德评价可以防止医疗过失和协调医患关系，促进医疗行为的健康有序进行。

（3）对医疗机构的管理者来说，医德评价可以揭示管理中存在的医德医风问题，从而转变管理者的工作态度和工作方法，提高管理效率。

（4）对患者来说，医德评价可以使他们花最少的钱选择最好的医疗服务，避免在治疗过程中受到身体和心理的伤害。

（5）科学地开展医德评价活动，也有利于提高医疗卫生投资的经济及社会效益，有利于我国的社会主义精神文明建设，促进社会主义市场经济的健全发展。

第二节　医德评价的标准和依据

医务人员在医疗实践中从事的各项活动同样要受到来自自身或社会的评价，

以此来规范其行为。但这一切都必须以医德的可评价性为前提，即承认善恶质的区别，承认道德行为、道德主体、道德客体是客观存在的，人们有能力认识、分析和评价。医学行为作为人的一种社会行为，因此具有可评价性，人们可以借助一定的判断标准对行为的价值进行评估，评价其影响、作用、意义以及结果。价值较大的医学行为将得到社会的支持与肯定，而没有价值的行为则将遭到社会的反对。

一、医德评价的标准

医德评价的标准，即在医德评价中用来衡量被评价客体时，评价主体所运用的参照系统或价值尺度。由于人们所处的地位和世界观的不同。人们对道德是非评判的标准也不同。医德评价的标准还受到时代、环境、民族等因素的影响。

在伦理思想发展史上，这是一个长期争论不休的问题。客观唯心主义把道德标准归结为上帝的意志、理念或绝对精神，主观唯心主义把道德标准归结为先天的善良意志或道德激情。唯心主义的共同之处是仅看到医德标准的主观性，否认客观性，如中国古代的庄子。而一些资产阶级伦理学家则用人的自然属性作为判断人们行为的永恒的道德标准。斯宾诺莎说："所谓善是指一切快乐和一切足以增进快乐的东西而言，特别是指能够满足愿望的任何东西而言。"这些看法都是错误的。

辩证唯物主义认为，道德评价标准是客观存在的，其内容是主体对客观利益关系进行加工整理而形成的以道德原则和规范为表现形式的参照系统，会随经济关系和利益关系的变化而变化。它是主观和客观，相对和绝对的统一。在道德评价上，没有永恒的善恶标准，它必然随社会制度的更替，社会道德的变化而变化，即使在同一时代，不同国家或民族在评价同一医疗行为时，其判断也可能不同。例如，在器官移植、安乐死等问题上，不同国家地区乃至同一个国家的不同时期，人们的认识都不同。在道德评价中的善与恶，是人们复杂的医德关系的反映。"善"是指符合一定阶级或社会的道德原则和规范的行为，"恶"是指违反一定阶级或社会的道德原则和规范的行为。我们医疗行为的评价的客观标准就应充分反映社会主义医学道德的基本原则和群众的根本利益。目前，我国医德评价的客观标准主要有以下三条。

（一）疗效标准

这是衡量医务人员医疗行为是否符合道德以及道德水平高低的主要标准。如果医务人员采取某些明知对疾病的缓解和根除不利的医疗措施，不管其主客观原因如何，都是不道德的。医生对病人负责就是指对病人的生命健康负责，要做到这一点。医生不能投其所好，应对症下药，严格按照医疗规定遵循科学的医治原则，尽量减少病人痛苦，缓解疾病，挽救生命，时时处处把维护病人的身心健康利益放在首位。这就要求医生业务上要精，要善于学习和掌握先进的医疗技术。目前，在市场经济条件下，医院和医生都面临竞争压力，为了追求经济效益，有些医务人员乱开药，多开药，不从病人实际病情出发，为拿取"高额药品回扣"，有的甚至夸大病情，把不该住院的病人通知其住院，以获取更大的经济效益。这些以经济利益至上不顾患者的身体健康，严重侵害其生命健康权的行为是极端不道德的，严重的还将受到法律的制裁。当前形势下，强调这一评价原则已成为衡量医务工作者是否合格的最起码的道德标准，它对于纠正行业不正之风，大力倡导"以病人为中心"的行风教育，有极其重要的现实意义。

（二）科学标准

当今科技发展日新月异，以高新技术为标志的现代科技正日益深刻而广泛地影响着我们的生活，医学科学在许多新技术的运用推广下得到很大发展，人们的健康水平普遍得到提高。但先进技术的应用，尤其在生命科学和医疗保健领域遇到了某些传统观念的抵制。

例如，由于发展和应用了生命维持技术，一些本来马上会死亡的处于脑死亡或永久性物状态的人可以靠呼吸器和人工喂饲维持生命。这种病人还是"人"吗？对"救死扶伤"负有天职的医务人员能撤除这种治疗吗？医生采取何种行为才是善或恶呢？我们是维护传统道德操守而阻碍或限制新技术的发展，还是去重新建立一种适应社会进步发展的新的伦理观念？在21世纪，生命科学技术可能面临基因工程、辅助生殖技术、克隆技术等方面的挑战。我们认为应立足人类长远发展的未来来评价医疗行为的价值。如果这种科学技术对挽救病人的生命、发展医学科学有价值，那就应该认为是道德的。

（三）社会标准

有利于人群的健康、长寿和优生。医学事业的目标不仅关注个体健康、医治好疾病，而且从根本上讲应立足于人群整体的健康优化。因为人类的健康问题是一个整体系统工程。我们应树立可持续发展的战略思想，关注人类的整体生存质量以及与之相关的系列问题，其中特别应关注生存环境的保护和改善。医疗机构的门诊、病房、化验室、手术室以及洗衣房、厕所等地方每天都有大量的污染物排放出来，经下水道流入江河湖海；还有一些未经消毒灭菌处理与生活垃圾混杂一道的污物，也严重污染环境。如果只顾把有害物质排出医院，而不顾社会的环境卫生，这必然会危及人民群众的身体健康。因此，严格处理医院的废弃物，是个十分重要的问题。否则，我们前门给人治病，后门又使人致病，这是不道德的。

上述三条基本标准是一个统一的整体，其中，患者的利益是确立医德评价标准的基本点，总的目的是维护人类的健康和幸福。

在医德评价中，要坚持医德评价的这三条标准，做出正确的评判。医务人员的行为如果完全符合这三项标准，可称之为医德高尚；如果有些行为符合，大多数不符合，可称之为医德不良；如果基本不符合这三项标准，可称之为医德低劣。坚持用这三项客观标准来评判医务人员的行为，对一些争论不休的问题，也就容易做出比较确切的评价。

二、医德评价的依据

对医学行为进行道德评价时，除掌握评价标准以外，还需对医学行为的内在要素进行分析，医学行为的产生，总是在一定的动机、目的支配下，采取一定手段进行的，最后必然会产生一定的行为结果。因此医学行为中的动机与效果，目的与手段是我们根据评价标准对医学行为进行道德评价的依据。

（一）动机与效果

考察医疗行为的善恶必须既看动机，又看效果，把二者统一起来，我们反对只重动机的唯动机论和只要效果不考虑动机的唯效果论。动机与效果是相互联系，相互包含的，必须联系动机看效果，透过效果看动机。

第一，分析动机与效果的一致性与非一致性。一般说有什么样的动机就有什么样的效果。医务人员带着美好愿望进行的医疗行为通常会产生理想效果。反之不良用心终会产生恶果，动机与效果的一致性是比较简单的医学道德评价。

医学实施过程涉及多方面因素，动机与效果有时会出现不一致的情况。好的动机可能会带来不良的效果，不良的动机却产生好的效果。例如，"非典"刚刚来时，一些地方医院隐瞒不报，也许是考虑会造成群众的恐慌，给社会带来不安定因素，动机是好的，但正是这种不宣讲，压制不报造成医护人员没有及时重视疫情，结果一些医院的医护人员被传染的人数不断增加，甚至失去生命，使疫情在初期没有得到很有效的控制，产生了不好的结果。

正是由于动机与效果的不一致性，我们应通过全面分析医学行为的全过程来判定。医学人员出于善的动机出现恶的结果时，由于事情发生的原因，处理方式，医学人员的态度等会在整个行为过程中表现出来，从而展示他的道德品行，如果医学人员真正出于好的动机，也能够总结教训，改进行为，最终会达到好的效果。如果医学人员出于不道德的动机，尽管一时产生好的效果，迷惑于人，但在行为的全过程中，终会暴露其不良居心的。

第二，分析动机与效果的复杂性，在具体分析医疗行为的动机与效果时，我们既看动机又看效果，但应根据行为的具体情况有所侧重。俗话说，百善孝为先，论心不论事，论事则天下无孝子，这说明孝不孝重动机。万恶淫为首，论事不论心，论心则举世无完人，这说明生活作风，主要看效果。因此分析具体情况时，应客观公正、实事求是地评价医疗行为。

医疗行为的动机与效果十分明确时，应多注重动机。而在二者情况都不明确时，应多考察效果。另外医学行为发生在不同场合时，也应区别对待。如对于临床急、危病人，评价医学行为时，偏重效果，对医学科研中的医学行为进行道德评价时，可偏重动机。

总之，人的思想、行为十分复杂，道德评价时要是非分明，评价得当，避免简单化，应对医学行为做出客观、公正、全面的评价。

（二）目的与手段

医疗行为要实现医务人员的主观动机，最后达到客观效果还需要目的与手段这一中介环节，因此医学道德评价时，除依据动机与效果的辩证统一，还应坚持目的与手段的辩证统一。

医学目的是指医务人员所期望达到的目标。医学手段是指医务人员为实现医学目的所采用的各种途径和方法。医学道德评价是依据目的呢？还是依据手段？我们反对唯目的论：即只要目的合乎道德，采取何种手段都是允许的。同时也反对唯手段论：即手段就是一切，目的不重要，为保持手段的道德性，可以放弃远大目标。目的与手段是对立统一的关系，目的决定手段，手段为目的服务。既要看其是否选择了正确的目的，又要看其是否选择了恰当的手段。

总之，医德评价依据要坚持：动机与效果、目的与手段的辩证统一。

第三节 医德评价的方式

医德评价同一般的道德评价一样，其方式有四种：社会舆论、内心信念、传统习俗与量化考评。社会舆论、传统习俗是医德评价的外在形式；内心信念是医德评价的内在形式。

一、社会舆论

所谓社会舆论，就是众人的言论。在不同历史条件和不同情况下，多数人对某一事物常常形成相同的看法和态度，然后逐渐形成社会舆论。

作为一种舆论，必须具备两个基本条件：一是必须有一定人群，甚至是多数人的明确态度或看法；二是这些看法基本上是一致的。当然，在某些情况下，可以有几种不同的舆论，但每一种舆论都代表着一定人群的看法，都有一定的群众基础。显然，社会舆论是社会上人与人之间关系的一种客观存在反映，它是通过自觉和自发这两种方式出现的，但无论是自觉形成还是自发形成的社会舆论，都是有着鲜明的时代性和阶级性的。社会主义社会的自觉的舆论，是我们党和国家利用报刊、广播、电视、书籍、曲艺等宣传工具和宣传形式，对不符合社会主义医德要求的行为加以否定和谴责，形成一种抵制力量，制止某种行为再次发生，起到抑恶扬善的作用。自发形成的社会舆论，是人们遵循实际生活经验和已有的传统的情况下形成的舆论，这种舆论多是分散的、不集中的。这种舆论有的是支持有利于社会主义医德医风建设的，有的是谴责不利于社会主义医德医风建设的。正确的社会舆论能激发和增强人们的道德责任感和荣誉感，有效地提高人们的道德觉悟，有益于人们的道德行为和道德品质的培养；而错误的社会舆论则起相反的作用。

在社会主义制度下，医德舆论是有利于人民群众利益的，是人们意志的体现。党和政府利用报刊、电台、电视、影剧等宣传工具，对那些全心全意为人民身心健康服务的优秀医务人员予以褒奖，要求医务人员以他们为榜样，批评那些违背社会主义医德原则和医德规范的医务人员，形成强大的社会舆论，教育广大医务人员自觉贯彻社会主义医德原则和医德规范，并以此为准绳来检查自己的行为。正确的社会舆论，表现了社会主义社会对医务人员道德品质和道德行为的要求，表达了绝大多数人的愿望和意志。在社会主义的医德评价中，要广泛而恰当地运用社会舆论，倡导、赞扬、鼓励高尚的医德行为，贬责、鞭挞恶劣的医德行为。促使医务人员自觉反省自己。这样，就会使被褒奖者内心受到鼓舞，继续为善，使被贬者内心感到惭愧、羞耻，使其弃恶从善。社会舆论能帮助医务人员明辨是非、善恶、荣辱，增强责任心、荣誉感，自觉地选择有利于社会和病人的行为；社会舆论可以起到监督作用，帮助医务人员纠正自己的错误行为。

二、内心信念

内心道德信念是医务人员发自内心地对医德义务的真诚信仰和强烈责任感，对自己的行为进行善恶评判的精神力量。辩证唯物主义告诉我们，外因要通过内因起作用。医德的特点不仅在于社会舆论外在的强制，而且在于内心信念发挥作用。一个人某种内心信念的形成，并非一朝一夕的事，而是在对生活实践有长期、深刻观察的基础上。由感性认识上升到理性认识的结果，是医务人员在医德实践中形成的医德意识、医德情感和医德意志的统一，是其世界观、人生观的集中表现，是实践的产物。要确立高尚的内心信念，必须以树立正确的世界观和人生观为前提。

内心道德信念也是道德评价的一种重要方式，内心信念是通过职业良心来发挥作用的。现代英国作家毛姆说："我把良心看作一个心灵中的卫兵，社会如果要存在下去，制定出的一套礼规全靠它来监督执行，良心是我们每个人心头的岗哨，它在那里值勤站岗，监督着我们别做出违法的事情来。"良心不仅对医务人员的行为有监督作用，而且具有裁判作用。良心是医务人员内心的"道德法庭"，他们自觉地在良心法庭上做自己的起诉人和审判官，自己检查和审判自己的言行，对自己符合于医德要求的言行，得到良心上的安慰和满足，对自己违背医德的行为，即使不被人发现，也要在内心深处感到羞耻，加以审判，进行自我谴责，并努力避免再发生类似的行为。

三、传统习俗

传统习俗是医德评价的一种不可忽视的力量。所谓传统习俗，是指由历史沿袭下来的人们习以为常的行为倾向、行为规范和道德风尚。传统习俗由于源远流长，常同民族情绪、社会心理交织在一起，成为民族风俗。它具有相对稳定性，不容易改变，是一种根深蒂固的习惯势力。传统习俗对人们的行为有很大的影响，被人们视为一种不言自明的行为规范。凡是违背传统习俗的行为，人们常常加以谴责；凡是符合传统习俗的行为，人们就加以赞扬。因此，传统习俗在医德评价上有特殊的作用，对医务人员的医德实践行为有一种很大的约束或鼓舞力量。

　　传统习俗有新与旧、进步与落后的区别和对立，旧传统习俗的落后部分是推行新的医德的阻力。有时在医德评价中，尽管有些行为是高尚的，合乎医德的，也得到社会舆论的支持，但由于传统习俗的影响，常遇到种种非难。如为了发展医学科学进行人体实验和人体解剖，本来是合乎医德的，但往往受到阻挠和指责。对这种传统习俗的落后部分应该加以摒弃，要多做宣传解释、说服教育工作，用社会主义道德及有利于医学科学发展的道德观念来改造旧的传统习俗。而对于进步的传统习俗，则必须加以继承和发扬。如我国医德传统中，被人们广泛称赞的"神农尝百草，一日而遇七十毒"这种为了人民的利益而勇于献身的精神，对于今天的医德建设仍有积极意义。同时，还要积极宣传、扶植符合医德的新风尚，新的医德风尚被人们作为医务人员诊疗行为规范形成习惯时，又会成为新的习俗力量。在医德评价中，要正确发挥传统习俗的作用，就必须依据医德评价的标准来决定对它的态度。支持和遵循符合时代要求的传统习俗，批评和改造不良的传统习俗，促进新的有利于医学发展的良好道德风俗习惯的形成。

　　三种评价方式之间的关系。社会舆论、内心信念和传统习俗既有区别又有联系。其区别在于：社会舆论和传统习俗是由多数人组成的群体力量，而内心信念是单个人的力量；社会舆论和传统习俗是来自外界的社会力量，而内心信念是发自人本身的自我力量。然而，它们又是相互联系的：内心信念的形成要受到舆论和习俗的影响；社会舆论和传统习俗的作用则要通过内心信念来实现，这种关系是内因和外因辩证关系在医德评价中的表现，它们在医务人员的医德实践中统一起来。

　　社会舆论、传统习俗和内心信念三者相互渗透、相互作用。从舆论和习俗的关系来看，习俗影响舆论。传统习俗不仅影响社会舆论的内容，而且影响社会舆论力量的发挥。社会舆论与传统习俗的方向一致时，它们形成共同的道义力量，促进或制约医务人员的行为；两者的方向不一致时，传统习俗力量可以抵消某些舆论力量。而社会舆论也可影响传统习俗，如当某种传统习俗阻碍医德医风发展时，通过社会舆论可以逐渐改变不良传统习俗。从内心信念和传统习俗的关系来看，内心信念制约着传统习俗。每个医务人员都从自己的内心信念出发，遵循良好的传统习俗，抵制不良的传统习俗。从社会舆论和内心信念的关系来看，社会舆论和内心信念相互影响。一方面，社会舆论增强内心信念，是内心信念发挥的环境和客观凭借。正确的社会舆论，能够促使医务人员在思想上开展内心斗争，培养医务人员的善恶观念，培养医务人员的医德责任感，提高对诊疗行为善恶的自我评判能力，增强医务人员的内心信念。另一方面，内心信念的增强和医德责任感的增强，又是舆论的精神支柱，又会促进医德舆论的形成，使舆论发挥更大的作用。良好的舆论环境和正确的道德信念统一起来，就能对医务人员的诊疗行为产生巨大的影响，促进医德水平的提高。

四、量化考评

量化考评是指对医德的具体情况进行量的分析和掌握，然后作善意的评价。任何事物都是质和量的对立统一，医德也一样，不仅有质的规定性，而且有量的规定性。医德的质就是善与恶，医德的量就是善恶的程度。以往我们偏重于质的判断，如这种行为是合乎道德还是不合乎道德，而忽视了量化分析，因而对医德的评价缺乏科学的分析。现在采取量和质的综合分析，不仅使人们对医德评价有更科学的认识，而且对于医务人员的医德教育和修养具有重要意义。

如何进行量化考评呢？目前许多医疗单位采取记分统计法，把各种医德表现分为一些项目进行量化计分，比较各部门各人的分值，并依据分值多少分别做出评价。有的单位还规定道德量化内容，如：坚持社会主义服务方向；文明行医、礼貌待人的服务态度；认真负责、严格执行规章制度的严谨作风；刻苦钻研技术、虚心好学的学风；遵纪守法、廉洁奉公的优良作风；团结协作、共同进步；正确处理国家、集体、个人之间关系的优良品质等。然后根据这些量化指标进行自我评价、医务人员之间评价、病人及其家属评价、领导评价，评出每个人的分数，再根据每个人的评分多少来衡量医德优劣程度。有些单位运用模糊数学计算法进行考评，有的单位还采取社会民意测验、单位领导与同行评议方法进行评价，对严格遵守医德规范、医德高尚的个人和单位给予表彰奖励，对不遵守医德规范者进行批评教育，对严重违反医德规范，经教育不改者给予必要的纪律处分等。

上述这些量化考评方法，是在实践中不断总结出来的评价方式，是社会评价、自我评价的综合运用，对医德建设起到了推动作用。

总之，社会舆论的抑扬、传统习俗的调控、内心信念的自律和量化考评的约束 四种基本方式，是相互补充、相互联系的。此外，各级医疗卫生工作行政部门把医德医风作为单位单项评估及医务人员考核的重要内容，也是医德评价的具体措施。

良好医德风尚的形成和更新，都是通过社会舆论、内心信念、传统习俗和量化考评的起伏与消长表现出来的。我们要充分地、恰当地运用这四种方式对医务人员的诊疗行为做出正确的判断和评价，不断提高医务人员的医德水平。

第四节 医德评价的实施

医院有组织的医德评价实施方法基本上可分为两大类，即定性评价与定量评价。

一、定性评价

医德定性评价是指在一定范围、环境、条件或时限内，通过社会评价、患者评价、同行评价、自我评价等多种形式对医务人员的医德给予定性的评价。

1. 听取患者反映是最直接、最具体、最普遍和最有效的一种方法

患者亲身感受医疗单位或医务人员的医德表现，是医德最具权威的评价者。当然少数通常是依据医务人员的服务思想、服务态度、敬业精神、遵章守纪、医技水平等的情况来确定。

2. 听取同行反映也是定性评价的好方法

同行可以充分利用相同的工作、相同的专业和相同的环境，较为真实准确地反映出医德现状，并能从专业的角度具体分析医疗行为是否符合医德要求。采用这一方法需要注意上级与下级、老年与青年同行之间的差异，防止在评价中掺入个人成见，排除片面性。

3. 自我评价是实施医德评价的重要方法

自我评价就是将医德标准具体化，对照自身进行剖析和反省，使医务人员按照医德标准思想和行动，排除外界干扰和影响，使自己悟彻修身、从善如流。

二、定量评价

医德的定量评价则是指把医德评价所包含的内容具体化和数字化，用图表和分值得出量化的结果，然后经过系统的分析做出较为客观的评价结论。

医德的定量评价方法实用性较强，能够对具体问题进行具体分析，并可克服定性评价中存在的主观性、模糊性和表面性等弊端，具有较强的可操作性。医德定量评价的具体内容通常是依据医务人员的服务思想、服务态度、敬业精神、遵章守纪、医技水平等的情况来确定。

（一）百分制评分法

采用最常见、最普通和最直观的 100 分制评价的考核方法对医德进行考核评价。根据医德评价标准和医德评价的内容列出各项指标，并制订相应的奖分和罚分标准。例如，设置评分的内容包括服务态度、敬业精神、协作精神、技术水平、劳动纪律、廉洁行医等内容，并将其内容进行细化分解，添加适当的分值进行评价，这样可以让参与评价的人员拉开档次，分出优劣，以利于奖惩。

（二）重点要素评分法

对"德、能、勤、绩"四种重点要素进行定量评分，做到全面、准确、客观、公正地反映医德量化后的水平。首先，把以上的四要素进行细化分解为若干子项。"德"可以分解为政治态度、政策水平、法制观念、组织纪律、职业道德等方面的内容；"能"可以分解为技术能力、科研能力、解决问题的能力等内容；"勤"可以分解为事业精神、责任态度、工作作风、协作精神等内容；"绩"可以分解为学术成果、人才培养、工作质量等内容。然后，对以上各主项和子项设置适当分值和权重。最后，通过综合计算得出打分后的量化结果，并配以文字说明对重点要素的评分结果进行总结。

（三）综合指数法

即是将评价对象的各项指标和分值按照时序通过图表组合起来反映其医德量化后的结果，它通过综合多个指标的信息定量地反映出不同指标综合变化的过程，这是一种综合考评的方法，也称综合指数法。通过确定综合指数计算模式设定奖惩指数的范围，并可进行等级评价或医德指数评价。

医德评价的定量化使医德评价由主观的、笼统的、模糊的评价模式转化为客观的、准确的、清晰的科学评价模式，从而使医德评价更加科学化、规范化和制度化，起到赏罚分明、鼓励先进、惩戒后进、端正医风、提高医疗服务质量的积极作用。

在实施有组织的医德评价中，还必须注意正确处理以下问题：

1. 合理的评价指标。既要全面又要有重点；既要注意定量指标，又要注意难以定量而且非常重要的指标；既要注意客观指标，又要注意病人的主观体验。具体而言，评价指标需要具备六个条件：一是针对性评价指标，医德评价既要有共性又要体现针对性；二是实践性评价指标，结合医务人员的工作实际和工作特点，突出重点，体现可操作性；三是导向性评价指标，激励医务人员明确努力方向、提高医德水平；四是可评性评价指标，使评价工作有一个可衡量医学道德水平高低的客观指标；五是可比性评价指标，反映出不同专业、不同学科医务人员医学道德素质的共同属性，以利于不同时期的对比，促进医院管理工作的发展；六是可操作性评价指标，即制定的评定指标应简易可行。

2. 合理的评价主体。医德评价至少需要四类评价主体，一是患者及其家属，他们是受众，是医德好坏的直接感受者，他们的评价应该占有最大的权重；二是其他医务人员，他们才能从内行的角度评判服务者的优劣；三是管理者和领导者，他们从组织管理的角度评判，也不可缺少；四是医务人员的自我评价。

3. 合理的评价周期。道德的形成不是一蹴而就的事情，对道德的评价也应考虑时间周期，将短周期和长周期的评价结合起来，从时间维度上做出更加全面的评价。

4. 良好的评价环境。医德评价应该在严肃、认真、公平、公正的环境下开展，避免随意、造假、舞弊、包庇等恶劣情况的发生。